云南社科普及系列丛书

云南省社会科学界联合会 编

# 体检数据与大众保健

曹杰贤 卯 建 ◎ 主编

云南出版集团

YNK 云南科技出版社

·昆明·

图书在版编目（ＣＩＰ）数据

体检数据与大众保健 / 曹杰贤 , 卯建主编 . -- 昆明：
云南科技出版社 , 2023.5
（云南社科普及系列丛书）
ISBN 978-7-5587-4922-3

Ⅰ . ①体… Ⅱ . ①曹… ②卯… Ⅲ . ①体格检查—基
本知识②保健—基本知识 Ⅳ . ① R194.3 ② R161

中国国家版本馆 CIP 数据核字 (2023) 第 082493 号

## 体检数据与大众保健

TIJIAN SHUJU YU DAZHONG BAOJIAN

曹杰贤　卯　建　主编

出 版 人：温　翔
策　　划：胡凤丽
责任编辑：唐　慧
封面设计：长策文化
责任校对：秦永红
责任印制：蒋丽芬

书　　号：ISBN 978-7-5587-4922-3
印　　刷：昆明亮彩印务有限公司
开　　本：787mm×1092mm　1/16
印　　张：24.5
字　　数：320千字
版　　次：2023年5月第1版
印　　次：2023年5月第1次印刷
定　　价：98.00元

出版发行：云南出版集团　云南科技出版社
地　　址：昆明市环城西路609号
电　　话：0871-64190886

# 编委会名单

# 序

## / Preface /

　　我作为云南省医学会健康管理学分会主任委员，见证了《体检数据与大众保健》这部科普书的整理、编写、出版过程。这凝集了医学会多位健康管理委员们的艰辛劳动。其中主编是曹杰贤委员，副主编是杨尽梅副主委和魏星委员，编委是李琼珍委员等。值得高兴的是《体检数据与大众保健》已完成并顺利结题了。

　　本书是一个省级研究项目的成果，由昆明医科大学申报，由附一院曹杰贤老师领衔主编，旨在利用体检和检查数据，来引导大众养生保健的科普图书。采用通俗且图文并茂的方式，解读晦涩难懂的医学数据。让普通老百姓，特别是一些自己没有任何症状，但体检指标有异常的人或亚健康患者，可以对自己的身体状况有一个基本的了解，也可通过动态观察体检数据的变化，来修正自己的饮食习惯、生活习惯、运动习惯，以期达到服务大众，增强养生保健意识的目的。同时，可避免或减少患者稍有疑问就往医院跑，缓解医院挂号难、就医难问题。让大家健康地生活，幸福，快乐，充满阳光。是利国利民，一举多得的善举。

　　编委会特别集中了40多位优秀的临床一线专家倾力编撰，他们来自云南省15家各级医疗机构，阵容强大，他们技术实力扎实，临床经验丰富，医学背景丰厚，对于本专业的精华，亦都倾囊分享，比如，妇科主任杨丽娟、赵粉花，遗传科专家邹团标，体检中心主任杨尽梅、李琼、魏星、吴晓涓、李琼珍、邓笠，医学检验专家曹杰贤、栗秀芳、袁云祥、钟敏，呼吸技术专家范木英，神经内科技术专家刘庆，输血专家吴穗等。通俗易懂的编写让普通老百姓尽可能看懂，了解自己的健康体检或检查报告，是实现自我保健的一个尝试。同时，本书出版后，也为广大老百姓提供了一个自我学习的途径和机会。因此，本科普读物的编写大

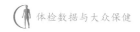

大方便了广大老百姓。

由于本书是科普读物，我们更加强调的是通俗性，以老百姓需要为目标，以服务为宗旨。因为就医时，医生的关注点和患者的关注点是有所不同的。比如腹泻，老百姓只关心止泻等症状消除。而医生侧重关注是否有感染，严重程度，细菌、病毒、其他病原体感染，治疗后效果如何。因此，只看一个检测项目来诊疗疾病，那是远远不够的。虽然容易看懂一些，但也容易误导大家，因此，大家参阅时要综合考虑分析。最好请医生结合临床症状、体征，场景，联检，作出综合判断，疾病才能明明白白。

本书在疾病及检查描述上浅显易懂，图文并茂，这些都是鉴于服务群体和受众考虑，让老百姓易于理解，很多时候仅仅基于科学性的基础上，而较少用到医学术语，从而难以做到很好的科学性和严谨性，表述上难免有些偏颇或不尽如人意。但是最新医学技术方面本书也多有涉及，比如，新冠病毒、手足口病毒、地中海贫血等的检测，涉及面、覆盖面尽可能广，有限的篇幅里，内容尽可能地多一些，想让大家需要了解时，能够方便一些。虽然只能是老百姓常用的、关心的、关注的问题，但更多的是涉及医学上的常识性问题。

鉴于本书编写的初衷，对于医务工作者或者医学生而言，尚欠深度、广度，严谨的科学性、新颖性和最新前沿医学科技，都显得那么单薄，万望见谅。

总之，本书更多考虑的是实用性，如果能成为大家手里的一本健康手书，那就更好了。有待改进之处，望读者朋友给予谅解和多多包涵。

云南省医学会健康管理学会　主任委员

2021年5月19日于昆明

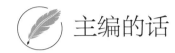 主编的话

　　《体检数据与大众保健》是云南省社科联的一个省级研究项目，以优秀等级结项，并获得云南省社会科学普及读物出版资助。

　　我作为一名技术人员，主持这样一个跨学科的社科联科普项目，压力很大。非常感谢也十分荣幸，能有机会和省内这么多优秀的医学专家一起完成这个课题。说实在的，得益于各位老师的献言献策和忘我工作，本项目才能够顺利完成并结题。也期望《体检数据与大众保健》出版后，服务百姓，对大家的生活以及健康有所帮助，有所裨益。

　　本书采用一问一答的形式编写。把患者可能遇到的问题提出来，把生冷、高深的医学数据，用浅显易懂的方式给予解答。尽量少用医学俗语和医学方法，让大家易学易懂，一目了然。例如：

　　1. 问：体检化验小便发现"KET"呈"阳性"，不知道"KET"是什么？

　　答："KET"是尿酮体的英文简写。

　　2. 问：那"KET阳性"提示什么病？

　　答："KET阳性"提示可能酸中毒、糖尿病等。如果体检当天饥饿时间过长，或者有腹泻、呕吐等，"KET"也可能出现阳性。

　　本书能够出版，我倍感欣慰和知足，感触良多。

　　我感恩：感恩党和国家给我们技术人员提供那么好的平台，支持我们从技术上、技能上不断总结，不断进步。感恩云南省社科联提供了研究项目，感恩昆明医科大学的推荐，感恩各位编委的辛勤付出和劳动。

　　我感动：参与的40多位编委来自全省15家医院，他们都工作在临床一线。具有丰富的临床经验和操作技能，是响当当的行家里手。各位编委步调一致，献言

献策，同心协力，废寝忘食，带病坚持编写，这种忘我的工作状态，让我感动。整个编辑工作我们分成三个阶段：一、二稿，三、四稿，五、六、七稿。万事开头难，开拓者更难，第一、二稿的执笔老师，尤为艰辛，他们是：楚青、栗秀芳、张鸿伟、梅秋雁、李雄君、魏星、李世红、苏洋、杨尽梅、邓芟、吴晓涓、高雪、薛若鸿、刘庆、吴穗、钟敏、何增品、卯建、熊秋霞、王丽英、甸自金、文清钦、李庆、邹团标、范木英、李琴春、曹杰贤等。三、四稿的执笔老师是董立文、何骏、袁云祥、赵粉花等。其中，楚青、栗秀芳、张鸿伟、梅秋雁、李雄君、何增品等老师参与了从一稿到结题的全部工作。对文字描述、章节编排等做了大量的调整和增减，帮了我很大的忙。他们的进取精神，严谨的学术素养，让我感动。我没有能力一一列举他们的付出，是他们的付出，稿件才得以数度修订成书。

我感谢：云南省医学会秘书长舒芳女士和健康管理学分会主任委员王嫱女士，在百忙之中，给予我大力的支持、帮助与鼓励。由于本书是科普读物，不以商业为目的，也不以学术为目标。编写过程中为了通俗易懂地让大众了解一些医学常识，我们借鉴和引用了许多来自网络、教科书、专业杂志、学术研究等的内容和图片，基于篇幅限制不能一一注明出处，深表遗憾，特此我代表编委会对被引用资料原创的作者表示衷心的感谢并致歉。同时，也代表广大读者，感谢你们对科普工作的支持与帮助。还有唐金花主任给予的支持，在此一并表示感谢。

其实，想讲的东西实在太多了，编写的初衷就是想解答大家可能遇到的一些健康数据问题，努力把生冷、抽象的医学数据、术语和方法，用通俗易懂，图文并茂的方式给予解答，让老百姓易学易懂，达到健康保健的目的。因此，很多时候仅仅基于科学性的基础上，尽量少用医学术语，从而难以做到很严谨的科学性，虽然我们已尽力而为了，但表述上难免偏颇，加上编者知识的局限，错漏难免，望大家谅解和多多包涵。

**本书编委由以下医院老师组成：**

昆明医科大学第一附属医院范木英、高慧芳、高雪、晋臻、李庆、刘庆、梅秋雁、潘俊希、潘玉卿、薛若鸿、苏洋、骆亭君、文清钦、王艺晓、吴晓涓、熊秋霞、钟敏、赵秀兰；云南省第一人民医院甸自金；昆明市第一人民医院李世红、张鸿伟；昆明医科大学校医院王燕；云南省妇幼保健院杨丽娟、赵粉花；昆明市度假区大渔卫生服务中心何骏；云南省曲靖市师宗县医院李琼珍；昆明市五华区人民医院董立文；安宁市第一人民医院袁云祥；云南中医药大学第二附属医院李琴春；昆明市宜良中医医院李亚芬；云南财经大学校医院龚慭慭；昆明医科大学第三附属医院（云南省肿瘤医院）张曦

曹杰贤

2022年3月31日于昆明

# 目录
/ CONTENTS /

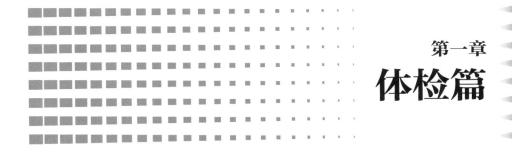

第一章
# 体检篇

## 第一节 关于体检（健康管理）中心

**1. 什么是"健康"？**

健康是一种躯体健康、心理健康、社会适应能力良好的状态。

**2. 什么是"健康管理"？**

健康是社会和个人的资源，是个人能力的体现。既然是资源，就需要管理，因为所有的资源都是有限的。通过管理，可以最大地发挥资源的作用。

健康管理，就是针对健康需求对健康资源进行计划、组织、指挥、协调和控制的过程。就是对健康进行全面监测、分析、评估、提供健康咨询和指导，以及对健康危险因素进行干预的全过程[1-2]。

健康管理的宗旨是调动个体和群体及整个社会的积极性，有效地利用有限的资源来达到最大的健康效果。

3. 体检中心（健康管理中心）能做些什么？

健康体检、健康风险评估、养生保健等。

4. 体检中心的服务流程是什么？

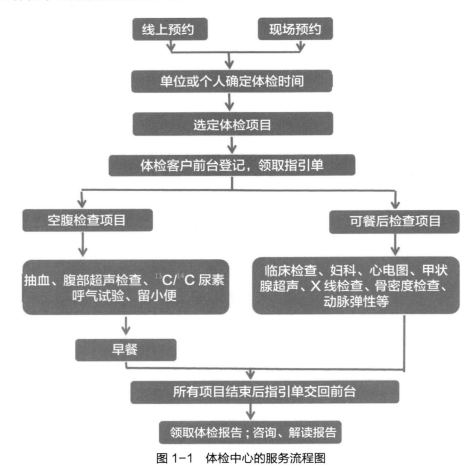

图 1-1　体检中心的服务流程图

5. 体检的服务特点是什么？

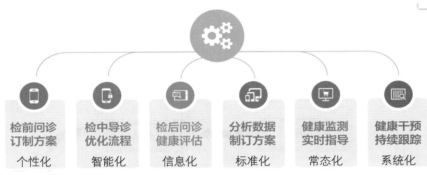

| 检前问诊<br>订制方案 | 检中导诊<br>优化流程 | 检后问诊<br>健康评估 | 分析数据<br>制订方案 | 健康监测<br>实时指导 | 健康干预<br>持续跟踪 |
| --- | --- | --- | --- | --- | --- |
| 个性化 | 智能化 | 信息化 | 标准化 | 常态化 | 系统化 |

图 1-2　体检的服务特点

# 第二节　体检（健康管理）中心的建设

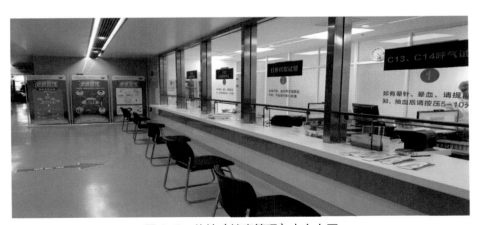

图 1-3　体检（健康管理）中心大厅

## 1. 体检（健康管理）中心的服务内容是什么？

健康教育与咨询、健康体检评估、慢性病风险筛查与干预、慢性病康复与管理、中医养生保健、心理咨询、健康监测与医学物联网等服务[3-4]。

非医学服务内容：养生保健、运动健身、生活美容与按摩、营养指导、健康旅游、养老与健康照护等服务。

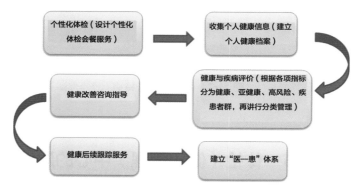

图 1-4　全方位健康（疾病）管理服务内容

## 2. 健康管理的核心内容和管理路径

健康管理的核心内容是收集健康信息。

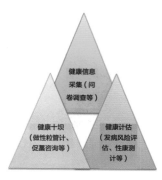

图 1-5　健康信息内容

健康管理的管理路径：

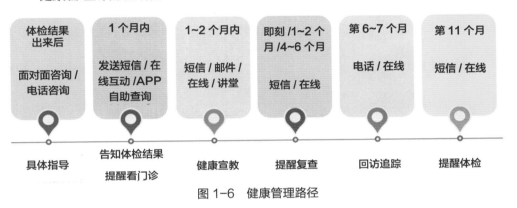

图 1-6  健康管理路径

## 3. 体检报告的要求是什么？

（1）体检报告实行分级审核制度：体检报告实行三级审核，即专科医师一级审核为初审，医师二级审核，医师三级审核为终审，三者共同负责，体检结论处须有主检医师的签章。

（2）报告首页：①受检者：包含受检者基本信息，如姓名、性别、年龄、体检编号、工作单位、必要时附照片等；②体检机构：包含体检机构基本信息、联系电话、地址等。

（3）报告内容：包含健康体检基本项目检测结果；各项检查内容须完整、描述规范；体检结论应突出重点及个体化，应有阳性体征、异常情况的记录、健康状况的描述和相关建议。

# 第三节　体检必须知道的那些事

## 1. 体检指南

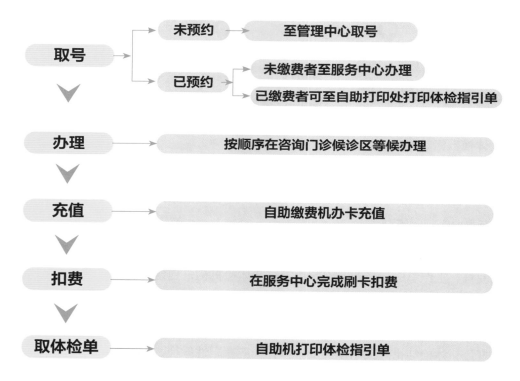

图 1-7　个人体检指南

## 2. 体检务必知晓

（1）携带本人有效身份证。

（2）粪便标本应于检查当日早晨留取于收集器内送检。

（3）勿带儿童陪伴，且非检查者勿进入检查区。

（4）禁止在检查区内使用手机，以免干扰、损坏仪器，从而影响检查结果。

（5）所收取受检者尿、血、粪便标本由本中心处理，受检者不得有异议。

（6）胃镜和肠镜等特殊检查不能与体检同一天进行。

（7）勿携带贵重物品参检。

（8）尽量穿易穿脱的纯棉衣物参检。

（9）X线检查时，勿穿戴有金属的衣服、文胸；须摘去项链、手机、钢笔、钥匙等金属物品。磁共振检查前须取出身上所带饰物及金属物品，如银行卡、钥匙、手机、金属纽扣等。体内有金属异物：如金属假牙、支架、钢钉等，不能做磁共振检查。

（10）检查完毕，请及时将体检"指引单"交回服务台。

（11）体检过程中如有不适，请及时告知医护人员。

（12）已怀孕或计划近期怀孕者、儿童不做X线检查及$^{14}$C呼气试验。

## 3. 体检前饮食及其他注意事项

（1）检查前三天保持正常饮食。

（2）检查前一晚宜清淡饮食，勿饮酒及食用高脂肪、高蛋白类食物，保证充足睡眠，避免剧烈运动。

（3）抽血、$^{13}$C/$^{14}$C呼气试验需禁饮、禁食8~12小时；肝、胆、胰腺和胃十二指肠B超检查需禁食8~12小时；膀胱、前列腺、子宫、附件B超需憋尿，晨起后尽量不解小便。

（4）拟行胃镜检查者于检查前一天晚餐后完全禁食、禁水，肠镜检查者请务必按照肠镜检查的注意事项做好洗肠准备。

## 4. 女性温馨提示

（1）怀孕、疑似怀孕者务必预先告知医护人员，禁止做宫颈涂片检查、放射线检查（如：胸片、乳腺钼靶、X线骨密度、CT等）、直肠指检、腔内超声及妇科检查。

（2）未婚女性、未成年女性、无性生活者不做妇科检查。

（3）受检前日请暂停阴道用药及冲洗，避免性生活。

# 第四节  体检流程

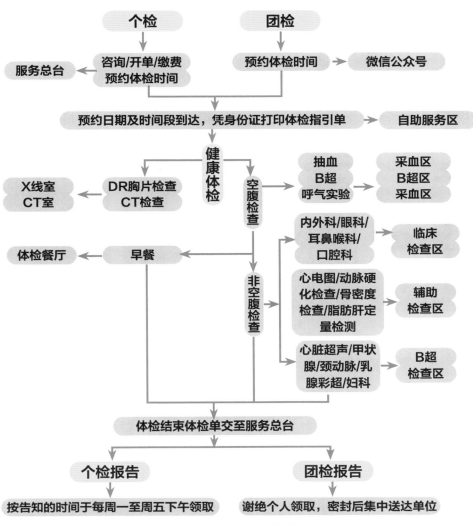

图1-8  个人/团体体检流程

# 第五节　体检报告发放

## 1. 体检报告是什么样子的?

　　体检报告应完全密封，并在显著位置标示"体检资料属个人隐私，未经本人授权请勿随意拆阅"字样。乙肝项目检测结果报告独立于常规体检报告，并完全密封。

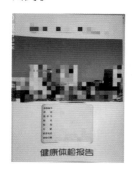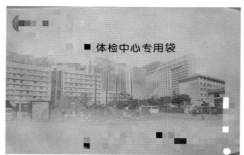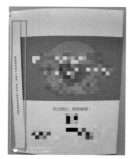

图 1-9　体检报告示意图

## 2. 体检报告不慎遗失怎么办?

　　体检报告务必妥善保管，如有遗失，需携带本人身份证到体检中心，经工作人员核实并上报单位负责人后方可补发。体检中心对纸质报告保存3年，电脑资料永久保存。

## 3. 体检报告是个人隐私，受检者的隐私权有保障吗?

　　有保障。体检中心有报告管理的制度，保护受检者隐私。有专人对报告室进行管理，保证体检资料和数据不发生泄露、丢失，不得事后更改和隐匿体检记录。

# 第六节 体检中心生物安全问题

## 一、什么是生物安全？

生物安全是指由现代生物技术开发和应用，对生态环境和人体健康造成潜在威胁，从而对其所采取的一系列有效预防和控制措施。2020年10月17日，十三届全国人大常委会第二十二次会议表决通过了《中华人民共和国生物安全法》，2021年4月15日起执行。

## 二、体检中心生物安全的保障措施有哪些？

### （一）体检中心标本（血液、体液、分泌物等）安全管理

（1）标本采集质量控制：包括采集时间、采样时患者姿势、止血带的使用、采集与收集样品的容器要求、样品量、抗凝剂及防腐剂的选择、受检者信息的录入、需向受检者说明的事项等。

（2）标本采集的两个基本原则：一是必须要满足检验结果正确性的各项要求；二是必须能真实、客观地反映患者当前的情况。所有检验样本都应视为有传染性，均应按生物安全的要求防护，防止职业暴露及环境污染。

（3）标本要选择最佳的采样时间。

（4）选择正确的容器：采血根据检验目的不同选择不同的采血管；大便采样盒和小便采样管应防污染，有一定的密封性。

（5）标本由具有以下资质人员采集：注册护士、执业医师、检验技术人员。

（6）标本保证三个安全：样品安全，环境安全，人员安全。

（7）标本由相关人员用专箱专人送检，与检验科规范交接。

## （二）体检中心医疗废物管理制度

### 1. 什么是医疗垃圾？

医疗垃圾是指医疗卫生机构在医疗、预防、保健以及其他相关活动中产生的具有直接或间接感染性、毒性以及其他危害性的废物[4]。

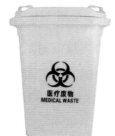

**图 1-10　医疗废物垃圾**

### 2. 医疗垃圾有专用的袋子吗？

有，医疗垃圾使用黄色垃圾袋，生活垃圾使用黑色垃圾袋，严禁将医疗废物与生活垃圾混放。

### 3. 不同颜色的垃圾袋怎样使用？

**黄色垃圾袋：**丢弃采血按压后的棉签、B超后擦拭耦合剂的纸、垫下巴的纸、妇科垫巾、接尿杯等接触过受检者的物品。

**黑色垃圾袋：**丢弃纸杯、纸巾、餐盒等生活垃圾。

## （三）体检中心实验室生物安全管理

受检者的标本会在实验室进行检验，实验室有相关的法律法规、完善的管理制度（人员资质、岗位职责、操作规范、设备、试剂、环境、个人防护等多方面）、严格的质量控制体系对实验室生物安全进行管理。

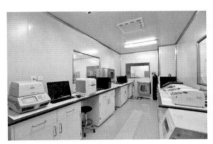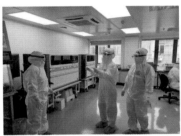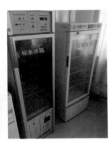

图 1-11 生物安全实验室设备及人员防护

# 第七节 体检抽血注意事项

## 一、采血可以检查哪些内容?

血生化（肝功能、肾功能、血糖、血脂）、血常规、甲状腺功能、糖代谢、骨代谢、激素水平、凝血四项、心肌酶、同型半胱氨酸、超敏C反应蛋白、肿瘤标志物、肿瘤基因、疾病风险、药物基因、药物浓度等。

## 二、采血的试管为什么颜色不同?

肝素抗凝管，用于血生化、糖代谢、同型半胱氨酸、超敏C反应蛋白等检测

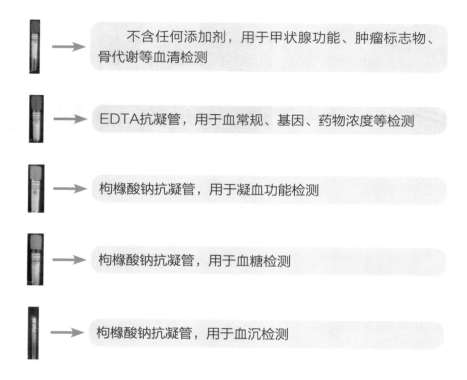

不含任何添加剂，用于甲状腺功能、肿瘤标志物、骨代谢等血清检测

EDTA抗凝管，用于血常规、基因、药物浓度等检测

枸橼酸钠抗凝管，用于凝血功能检测

枸橼酸钠抗凝管，用于血糖检测

枸橼酸钠抗凝管，用于血沉检测

### 三、采血前需要做什么准备？

（1）采血时应保证手臂清洁，便于采血时消毒，避免针眼感染。

（2）采血前一天不吃过于油腻、高蛋白食物，避免大量饮酒。

（3）体检前需禁食8~12小时，避免影响血糖、血脂、肝功能的检查结果（可少量饮水，送服平时服用的药物不会影响检查结果）。

（4）体检前3天停止服用非必需药物，以免影响检验结果的准确性。降压药、降糖药等治疗药物可正常服用。

## 四、采血后要注意什么？

（1）采血后，立即用消毒棉签或敷贴在针孔及其上2厘米进针处的范围局部按压5~10分钟。不要揉搓，避免造成皮下血肿；有出血倾向或凝血功能障碍者，应延长按压时间。

（2）采血后24小时内，尽量保持采血手臂的清洁卫生，不要淋浴或桑拿。

（3）若局部出现淤血，24小时后可用温热毛巾湿敷，以促进吸收。

（4）采血后应休息15分钟。

（5）若出现头晕、眼花、乏力等症状，应立即平卧、饮少量糖水，待症状缓解后再进行其余项目的体检。

**温馨提示：**

采血按压小口诀：

伸直手臂、拉下衣袖、三指并拢、力度适中、5~10分钟、只压不揉。

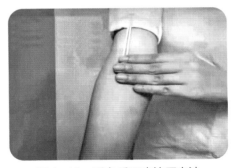

图 1-12　采血后正确按压方法

# 第八节　应对突发事件

## 一、受检者晕血、晕针

在体检抽血时，若出现头晕、恶心、目眩、心悸、出冷汗等情况时，应及时告知体检中心医护人员。

## 二、受检者低血糖

体检时受检者若因空腹时间过长，出现低血糖现象，应及时告知医护人员。受检者做完空腹项目后应及时用餐，避免长时间空腹。

## 三、受检者突发心血管急症

有高血压、糖尿病、冠心病等基础疾病的受检者，应避免自己擅自停药在体检时引发疾病。若出现胸闷、胸痛、剧烈头痛、晕厥、呼吸困难等症状，应及时告知医护人员。

## 四、受检者跌倒

老年人、肢体残疾者、视力障碍者是跌倒的高危人群，应由家属陪同体检，体检时帮助受检者上下诊察床等。

## 五、其他突发事件

### 1. 体检时突然停电怎么办？

体检人员应原地休息，不要到处走动。等待工作人员开启应急电源或告知停电原因，并听从工作人员指挥，安全疏散，避免发生安全事故。

### 2. 体检时突然停水怎么办？

体检中心突然停水时，如需紧急用水，启动应急预案开启备用水。

### 3. 体检中心突然发生泛水时怎么办？

体检中心突然发生泛水时，立即离开泛水区域到干燥区域，离开时要注意，以防止滑倒等意外伤害事件的发生。到达干燥区域后，等待工作人员通知，并根据工作人员的指示，安全有序地离开或转移。切记勿擅自触碰体检中心的医疗设备或其他电源开关，避免发生安全事故。

### 4. 体检时突然发生火灾怎么办？

体检中心突然发生火灾时，若所在区域人员密集，则应根据体检中心指示牌或在场工作人员的指挥，有序快速地离开火灾现场，切勿拥挤推搡，避免发生二次伤害。撤离时，应远离易燃易爆物品、电源等，尽量不要使用电梯。

### 5. 体检时突然发生地震怎么办？

突然发生地震时，应保持冷静。在工作人员或救援人员的指挥下，迅速撤离至安全地带。

### 6. 体检中心突然遭遇暴徒时怎么办？

（1）设法尽快通知值班医生、院保卫科，拨打"110"等，寻求他人帮助。

（2）面对凶悍歹徒，在没有准备的情况下，不要与对方发生正面冲突，不要鲁莽行事，快速躲到安全的地方。如果被歹徒绑住，要根据具体形势和情况，尽量保障自己的生命安全。

（3）不要慌张，保持冷静。不要忽略歹徒的衣着、口音、面部特征或者身高等特点，尽量看清歹徒逃跑方向，并在工作人员或警方到来时，将这些情况一并清楚地告诉警方。

（4）按工作人员或警方指示，维持现场秩序，安全转移。

（5）配合增援力量制服暴徒，暴徒逃走后，应注意其走向，为有关人员提供线索。

### 7. 体检者发生烫伤的应急预案及流程

（1）体检者使用热水袋或取暖设施发生烫伤后，立即取走引起烫伤的物品。

（2）立即告知医生或护士，遵医嘱采取相应的处理措施。

（3）烫伤处皮肤有水疱时，尽量不弄破水疱，告知医护人员后，遵医嘱妥善处理。

（4）头、面、颈部的轻度烫伤，清洁创面、涂药后，保持干燥，可促进创面修复。

# 第九节 体检的心理问题与疏导

研究发现，许多受检者在体检前、体检过程中及体检后，存在不同的心理问题。体检中心面对的是社会各阶层群体，对受检者的心理问题进行正确疏导，不仅有助于体检工作的开展和健康干预措施的实施，而且可以扩大体检中心和医院的影响力。

## 一、体检常见的心理问题

### 1. 急躁易怒

多发生于体检过程中及体检后。表现为体检时不能接受排队等待，对医生的正常询问及检查不配合，要求很快拿到体检报告等，稍不满意立即发脾气，导致影响体检秩序。

### 2. 焦虑恐惧

可发生于体检的整个过程。表现为体检前忐忑不安、不能入眠，体检时反复询问医生自己的检查结果，体检后害怕面对体检的异常发现等。

### 3. 怀疑担心

表现为体检时不接受分诊安排，担心一些体检项目会引起不良结果，对体检结论不信任等。

### 4. 缺乏重视

多发生于团队体检的群体。受检者认为体检是走形式，体检项目简单或不必要，不按体检要求进行检前准备，随意放弃一些体检项目，不认真读取体检报告等。

## 二、如何疏导

### 1. 科学合理安排流程

工作人员应加强体检时的分诊工作，避免出现体检人员过多、拥挤等现象。

### 2. 注重服务质量

了解受检者的需求，开展个性化服务。在沟通中用通俗易懂的词汇，检查过程中保持耐心细致，给予体检者安全感，从而增加其信任感，以达到减轻受检者心理负担及顾虑的目的。在等候区可设置电

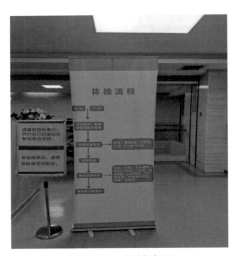

图 1-13　体检流程

视、杂志、宣传栏等，使体检者在等待过程中可以消磨时间。针对急躁的受检者应耐心解释，使其能够放松心态，以平稳的情绪进行体检。

### 3. 增加受检者的信任感

对于多疑、担忧的体检者，应与其加强交流，介绍一些医学常识，消除他们的疑虑。对于焦虑恐惧者，要多倾听，指导他们正确对待体检结果，建立健康意识。

### 4. 体检中心应加强检后服务，健全回访制度

# 第十节 关于健康体检的一些常识

本节内容包括晕针、憋尿、BMI、护士职责、各科检查内容及$^{14}$C呼气试验等。

## 一、晕针

### 1. 什么是晕针?

晕针是指在抽血过程中突然发生头晕、目眩、心悸、恶心、面色苍白、四肢冰凉、血压下降，甚至晕厥的现象。常因精神紧张、体质虚弱、饥饿等原因导致。一般持续2~4分钟后逐渐缓解。

### 2. 晕针的发生主要有哪些原因?

头晕目眩

心理因素，体质因素，患者体位，疼痛刺激。主要是情绪过度紧张、恐惧，反射性引起迷走神经兴奋，导致血压下降，脑供血不足。

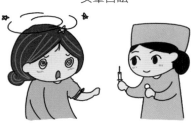

### 3. 什么体位会引起晕针?

坐姿。坐姿时，下肢肌肉张力低，血糖蓄积于下肢，回心血量减少，心输出量减少，收缩压下降。

### 4. 为什么疼痛刺激会引发晕针?

反复多次穿刺会刺激皮肤神经末梢，引起强烈疼痛，反射性引起广泛的小血管扩张、血压下降、脑供血不足[5]。

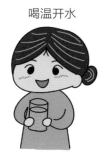

喝温开水

## 5. 晕针先兆期怎样处理?

立即停止采血，勿随意移动，坐位休息，口服温开水或糖水，2~3分钟即可恢复。

## 6. 怎样预防晕针?

（1）使体检者保持一个舒适的体位，以免因体位不当而造成穿刺部位的疼痛。

（2）护士穿刺技术要过硬，力求一针见血，以免反复穿刺而给受检者带来不必要的疼痛。

（3）被抽血者抽血时深呼吸，全身放松，闭眼或用身体遮挡，不要看抽血用具和抽血的过程，以免受刺激。也可通过交谈等转移注意力。

（4）密切观察被抽血者在抽血过程中是否出现面色苍白、手足发凉、出冷汗等情况。

（5）抽血结束后用干棉签按压针眼，以减轻消毒剂的刺激和疼痛；不要立即起身，以免突然改变体位而发生眩晕。

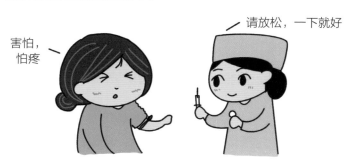

害怕，怕疼

请放松，一下就好

### 7. 体检过程中憋尿主要是检查哪些部位?

男性憋尿检查膀胱、前列腺。女性憋尿检查膀胱、子宫、附件。

### 8. 抽血最佳时间是几点?

抽血最佳时间为早上7:30～9:30,最晚不超过上午10:00。

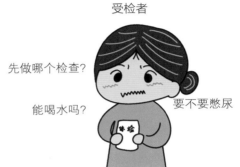

受检者

先做哪个检查?

能喝水吗?

要不要憋尿

## 二、BMI

### 1. 什么是BMI?

BMI指身体质量指数,是目前国际上常用的衡量人体胖瘦程度,以及是否健康的一个标准。

### 2. 怎样计算BMI?

$$\text{体质指数（BMI）} = \frac{\text{体重（kg）}}{\text{身高的平方（m}^2\text{）}}$$

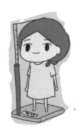

### 3. BMI的正常范围?

BMI在18.5～24是正常，BMI小于18是过瘦，BMI在24～28是超重，BMI大于28是肥胖。

### 4. 各科室检查内容

（1）内科主要检查内容。测量血压，通过体检对体征和疾病，如支气管炎、肺炎、胸膜炎、心律失常、心包炎、心肺功能不全、先天性心脏病、肝脾肿大、贫血、黄疸等做初步筛查和诊断。

（2）外科主要检查内容。外科检查是对一般情况（营养、体态、皮肤、面容等）的观察及甲状腺、浅表淋巴结、乳腺、脊柱、四肢关节、泌尿生殖器、肛门与其他部位的一般检查。系统的外科检查可以在早期发现一些常见病症，如骨质增生、前列腺肥大、脂肪瘤、乳腺增生、痔疮等；某些恶性肿瘤也可以通过外科检查发现，如乳腺癌、直肠癌等。

（3）眼科主要检查内容。眼科检查包括一般视力检查、外眼检查及内眼检查，应该注意的是，所有人都应进行眼底检查。眼底检查是检查玻璃体、视网膜、脉络膜和视神经疾病的重要方法。通过观察眼底血管的变化，可以反映心、脑等重要器官和组织的血管变化情况，对高血压、肾病、糖尿病、妊娠毒血症、结节病、某些血液病、中枢神经系统疾病等的早期防治有着十分重要的意义。

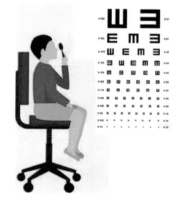

（4）口腔科主要检查内容。口腔科检查不仅能发现与口腔相关的缺陷和问题，也可以查出与全身系统有关的疾病。有些口腔

疾病可以作为感染病灶，引起临近血管或身体其他重要脏器的病变，因此，定期进行口腔检查，了解口腔及全身健康状况，对于有关疾病的早期发现、早期诊断和早期治疗有重要意义。

（5）耳鼻喉科主要检查内容。耳鼻喉与外界直接相通，是人体疾病的多发部位，如鼻炎、鼻息肉、听力下降、鼻咽癌等。耳部检查：外耳、中耳、听力。鼻部检查：外鼻、鼻前庭、鼻腔、嗅觉。咽喉部检查：口咽部、鼻咽部、喉部等。

（6）心电图主要检查内容。心电图是临床最常用的检查心功能的手段之一，是诊断冠心病和心肌病最早、最常用和最基本的方法。通过心电图检查，可发现心肌梗死、心室心房肥大、心肌受损的程度、心律失常、心肌缺血等疾病。同时，能够帮助了解某些药物（如洋地黄、奎尼丁）和电解质紊乱对心肌的影响。

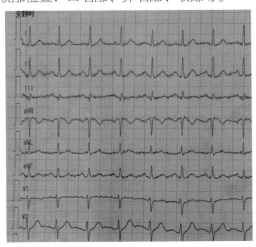

图1-14 心电图

（7）肺部检查主要检查内容。肺部检查包含胸部后前位片或肺部CT平扫：能够观察肺部、胸膜、纵隔及心脏、大血管病变，发现某些心脏病与肺部疾病。

（8）肺功能检查有什么意义。肺功能检查是一项十分重要的呼吸系统疾病诊治技术，能客观地检测呼吸功能，在疾病的诊断和鉴别诊断、劳动能力的判定、治疗效果的评定等方面，具有重大的临床应用价值。肺功能检查是一种物理检查方法，对身体无任何损伤，无痛苦和不适[6]。肺功能检查具有敏感度高、重复检测方便和患者易于接受等优点。与X线胸片、CT等检查相比，肺功能检查更侧重于了解肺部的功能性变化，是呼吸系统疾病的重要检查手段。

（9）呼出气一氧化氮检测。

①呼出气一氧化氮（NO）：由气道细胞产生，其浓度与炎症细胞数目高度相关联，可作为气道炎症生物标志物。

②一氧化氮检测是鉴别气道炎症的类型，辅助判断是用抗生素治疗还是用激素治疗，同时也是评估治疗效果的有效检查手段。

（10）颈、腰椎正侧位片主要检查。

颈椎正侧位片：查颈椎的骨质变化及其生理曲度，发现颈椎疾病。

腰椎正侧位片：查腰椎骨质与椎间盘的情况，发现腰椎疾病。

（11）妇科检查主要检查内容。妇科检查包括妇科常规检查和相关辅助检查，常规检查包括对外阴、阴道、宫颈、子宫的大小、形态、位置以及输卵管、卵巢的检查；相关辅助检查包括白带常规、宫颈刮片、阴道超声、阴道镜检等。

（12）妇科检查的注意事项。

①女性检查时应避开月经期，避免经期采样影响检测结果。

②检查前3天不可同房，阴道不要用药或冲洗。

③检查当天请勿穿连裤袜，以免穿脱不便。

④未婚女性不能做阴道检查，要求做此项检查者，必须本人签署同意书。

⑤选择做阴道超声检查的女性，一定要先做妇科检查再做阴道超声检查，以免影响检查结果。

（13）$^{14}$C呼气试验检查。幽门螺杆菌（Hp）可引起多种胃病，包括胃炎、胃溃疡、十二指肠溃疡、非溃疡性消化不良、胃癌等。$^{14}$C呼气试验是一种敏感性高、特异性强、快速、简单、安全、廉价的Hp诊断方法。该检查有无痛、无创、快速简便、无交叉感染等优点。

（14）$^{14}$C呼气试验检查的注意事项。

①患者需要空腹或禁食2小时后方可检查[7]。

②胶囊需用凉水完整口服，切忌咬碎[7]。

③近期服用过抗生素、铋剂、质子泵抑制剂等幽门螺杆菌敏感药，可能影响诊断结果[7]。

④在消化道出血停止1周以后再进行检测[7]。

⑤胃切除手术可能造成同位素从胃中快速排空，将影响幽门螺杆菌的检测效果[7]。

⑥哺乳期妇女应避免做此项检查[7]。

## 参考文献

[1]陈晓峰.健康管理在中国——健康管理的历史、现状和挑战[J].中国康复医学会,2008.

[2]黄建始,陈君石.健康管理在中国的历史、现状和挑战[J].中华全科医师杂志,2007,(1):55-57.

[3]白书忠.我国健康服务业与健康管理的创新发展[J].健康管理,2015,(1):4.

[4]夏云芳,徐晶晶,谢黎黎.97例住院糖尿病患者将医疗感染性废物与生活垃圾混放的原因与护理对策[J].糖尿病新世界,2016,(24):2.

[5]刘玮.采血患者晕血原因及护理措施分析[J].中国中医药咨讯,2012,(4):1.

[6]姜洪玲,马国宣.肺功能检测的临床意义及操作体会(附5116例次常规肺功能检测报告)[J].中国疗养医学,2007,(4):58-60.

[7]解晓红.尿素$^{14}$C呼气试验[J].哈尔滨医药,2011,(3):46.

第二章
# 生化篇

## 第一节　肝功能检测

### 1. 化验报告里有TP一项，TP是什么？

　　TP是血清总蛋白的英文简写，包括白蛋白和球蛋白。人体大多数蛋白质由肝脏产生或分泌，因此，TP是最常用的反映肝功能的检验指标之一。表2-1为正常人肝功能指标。

表2-1　常规体检生化检测项目及参考范围

| 英文名称 | 中文名称 | 参考值 |
| :---: | :---: | :---: |
| TP | 总蛋白测定 | 60.0~87.0 |
| ALB | 白蛋白测定 | 35.0~56.0 |
| GLB | 球蛋白测定 | 20.0~33.0 |
| A/G | 白蛋白/球蛋白比值 | 1.50~2.50 |
| TBIL | 总胆红素测定 | 3.4~17.1 |
| DBIL | 直接胆红素测定 | <6.8 |
| IBIL | 间接胆红素测定 | 1.7~10.2 |
| ALT | 丙氨酸氨基转移酶测定 | 30~65 |
| AST | 天门冬氨酸氨基转移酶 | <40 |
| L/S | 谷丙/谷草比值 | 0.5~1.5 |
| GGT | 谷氨酰基转移酶测定 | <50 |

### 2. TP偏高或偏低提示了什么问题？

TP偏高：高蛋白饮食、自身免疫性疾病或多发性骨髓瘤等。

TP降低：肝脏产生或合成蛋白质不足的疾病，如各型肝炎、肝硬化、肝癌；或者由于蛋白质丢失过多所致的疾病，如各种肾炎、肾病综合征等。

### 3. 血生化体检报告里有ALB一项，ALB是什么？

ALB是白蛋白（也称清蛋白）的英文简写。

### 4. ALB偏高或偏低提示了什么问题？

ALB偏高：高蛋白饮食，或是在抽血前由于呕吐、腹泻等原因呈现一个浓缩状态。

ALB偏低：常见原因同TP一样。

### 5. 血生化体检报告里有GLB一项，GLB是什么项目？

GLB是球蛋白的英文简写，在检验中，它是由总蛋白减去白蛋白得到的一个计算值。

### 6. GLB偏高或偏低提示了什么问题？

GLB偏高或偏低，原因同TP类似，但是GLB偏低比较少见。图2-1为多发性骨髓瘤检验结果原图示意。

| 项目名称 | 结果 | 参考值 |
|---|---|---|
| 钾 | 2.82 | 3.50--5.30 |
| 钠 | 140.00 | 137.00--147.00 |
| 氯 | 101.88 | 96.00--108.00 |
| 钙 | 3.24 | 2.11--2.52 |
| 总蛋白 | 100.4 | 65.0--85.0 |
| 白蛋白 | 32.0 | 40.0--55.0 |
| 球蛋白 | 68.4 | 20.0--40.0 |
| 白蛋白/球蛋白 | 0.5 | 1.2--2.4:1 |
| 丙氨酸氨基转移酶 | 16.00 | 9.00--50.00 |
| 天门冬氨酸氨基转移酶 | 26.00 | 15.00--40.00 |
| AST/ALT | 1.62 | |
| 总胆红素 | 7.6 | ≤23.0 |
| 直接胆红素 | 2.3 | ≤8.0 |
| 间接胆红素 | 5.3 | ≤15.0 |

图 2-1 多发性骨髓瘤生化检测结果示意

### 7. 血生化体检报告里有A/G比值一项，A/G比值是什么？

A/G比值是白蛋白（ALB）与球蛋白（GLB）比值的英文第一个字母的简写，A/G比值也是一项常用的反映肝功能状况的检验指标。可用于病理状态下不同疾病的鉴别诊断。

### 8. A/G比值偏高或偏低提示了什么问题？

A/G比值偏高：是白蛋白相对增高或球蛋白相对减少所引起。

A/G比值偏低或倒置：往往见于白蛋白减少所致的疾病，如慢性肝病、肝硬化、肾炎或肾病综合征时，也见于自身免疫性疾病或多发性骨髓瘤等。图2-2为白蛋白减少检验结果原图示意。

| 项目ID | 英文名称 | 中文名称 | 结果 | 定性 | 参考值 |
|---|---|---|---|---|---|
| 1505 | TP | 总蛋白测定 | 52.2 | ↓ | 60.0-87.0 |
| 1539 | ALB | 白蛋白测定 | 19.0 | ↓ | 35.0-56.0 |
| 1574 | GLB | 球蛋白测定 | 33.2 | ↑ | 20.0-33.0 |
| 1524 | A/G | 白蛋白/球蛋白比值 | 0.57 | ↓ | 1.50-2.50 |
| 1510 | TBIL | 总胆红素测定 | 3.4 | | 3.4-17.1 |
| 1590 | DBIL | 直接胆红素测定 | 0.1 | | <8.8 |
| 1618 | IBIL | 间接胆红素测定 | 3.3 | | 1.7-10.2 |
| 1552 | ALT | 丙氨酸氨基转移酶测定 | 24 | ↓ | 30-65 |
| 1557 | AST | 天门冬氨酸氨基转移酶 | 24 | | <40 |
| 1657 | L/S | 谷丙/谷草比值 | 1.0 | | 0.5-1.5 |
| 1570 | GGT | 谷氨酰基转移酶测定 | 20 | | <50 |
| 1550 | ALP | 碱性磷酸酶测定 | 70 | | 30-100 |
| 1540 | AFU | α-L-岩藻糖苷酶测定 | 13.00 | | 0-40 |

图 2-2　白蛋白减少检验结果示意

## 9. 血生化体检报告里有TBIL一项，TBIL是什么项目？

　　TBIL是总胆红素的英文简写，合成于肝脏，原材料是血红蛋白，因此，胆红素也是一项最常用的反映肝功能代谢状况的检验指标。正常人血液经过离心后，上层血清的颜色为清晰的淡黄色，就是因为含有胆红素。

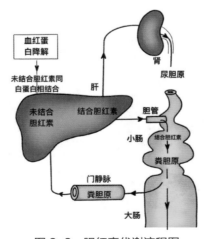

图 2-3　胆红素代谢流程图

## 10. TBIL偏高或偏低提示了什么问题?

总胆红素升高分为生理性升高和病理性升高，根据黄疸发生的部位不同分为肝前性黄疸（溶血性黄疸）、肝细胞性黄疸和肝后性黄疸（梗阻性黄疸）三类。

图2-4为三种黄疸产生原因示意图。

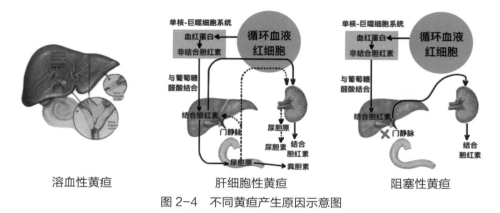

图 2-4　不同黄疸产生原因示意图

黄疸发生时，血清颜色为深黄色或黄褐色。图2-5中的3个试管的血清中：左1为正常人血清，左2、左3为不同浓度水平的黄疸血清。

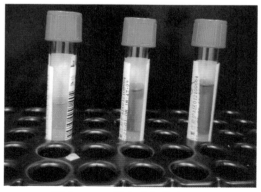

图 2-5　正常血清与黄疸血清

## 11. 血生化体检报告里有DBIL一项，DBIL是什么？

DBIL是直接胆红素的英文简写，直接胆红素又叫结合胆红素，是胆红素在代谢过程中与葡萄糖醛酸结合生成的，是胆红素的一种，也是一项常用的反映肝功能代谢状况的检验指标。

## 12. DBIL偏高或偏低提示了什么问题？

与总胆红素一起，常用于黄疸的鉴别。两者都增高，常见于肝后性黄疸（梗阻性黄疸）。图2-6为梗阻性黄疸的胆红素检测结果原图示意。

| 项目编码 | 项目名称 | 结果 | 表旦刑结果 | 同所 | 参考值 | 单位 |
|---|---|---|---|---|---|---|
| TP | 总蛋白 | 70.0 | | | 65.0--85.0 | g/L |
| ALB | 白蛋白 | 36.1 | | ↓ | 40--55 | g/L |
| GLB | 球蛋白 | 33.9 | | | 20.0--40.0 | g/L |
| A/G | 白蛋白/球蛋白 | 1.1 | | ↓ | 1.2--2.4 | |
| AST | 天门冬氨酸氨基转移酶 | 135.80 | | ↑ | 13.00--35.00 | IU/L |
| ALT | 丙氨酸氨基转移酶 | 83.30 | | ↑ | 7.00--40.00 | IU/L |
| AST/ALT | AST/ALT | 1.63 | | | | |
| TBIL | 总胆红素 | 147.8 | | ↑ | ≤23.0 | umol/L |
| DBIL | 直接胆红素 | 125.6 | | ↑ | ≤8.0 | umol/L |
| IDIL | 间接胆红素 | 22.2 | | ↑ | ≤15.0 | μmol/L |
| TBA | 血清总胆汁酸 | 105.6 | | ↑ | <10.0 | umol/L |
| ALP | 碱性磷酸酶 | 572.3 | | ↑ | 50.0--135.0 | IU/L |
| CHE | 胆碱脂酶 | 4.6 | | | 4.2--9.6 | KU/L |
| GGT | γ-谷氨酰转肽酶 | 432.0 | | ↑ | 7.0--45.0 | IU/L |
| Urea | 尿素 | 2.38 | | ↓ | 2.60--7.50 | mmol/L |
| CREA | 肌酐 | 52.0 | | | 41.0--73.0 | μmol/L |
| UA | 尿酸 | 188.3 | | | 155.0--357.0 | umol/L |
| GLU0 | 血糖(空腹) | 4.39 | | | 3.20--5.60 | mmol/L |
| K | 钾 | 4.01 | | | 3.50--5.30 | mmol/L |
| Na | 钠 | 144.30 | | | 137.00--147.00 | mmol/L |
| Cl | 氯 | 112.20 | | ↑ | 99.00--110.00 | mmol/L |
| Ca | 钙 | 2.31 | | | 2.11--2.52 | mmol/L |
| Mg | 镁 | 1.13 | | ↑ | 0.75--1.02 | mmol/L |
| Phos | 无机磷 | 1.02 | | | 0.85--1.51 | mmol/L |

图 2-6 梗阻性黄疸的胆红素检测结果示意

## 13. 血生化体检报告里有IBIL一项，IBIL是什么项目？

IBIL是间接胆红素的英文简写，间接胆红素又叫非结合胆红素，是在胆红素代谢过程中未与葡萄糖醛酸结合的胆红素，是胆红素的一种，也是一项常用的反映肝功能代谢状况的检验指标。图2-7为溶血性黄疸的胆红素检测结果原图示意。

| ID | 英文名称 | 中文名称 | 结果 | 定性 | 参考值 |
|---|---|---|---|---|---|
| | TP | 总蛋白测定 | 52.1 | ↓ | 60.0-87.0 |
| | ALB | 白蛋白测定 | 31.4 | ↓ | 35.0-56.0 |
| | GLB | 球蛋白测定 | 20.7 | | 20.0-33.0 |
| | A/G | 白蛋白/球蛋白比值 | 1.52 | | 1.50-2.50 |
| | TBIL | 总胆红素测定 | 181.7 | ↑ | 3.4-17.1 |
| | DBIL | 直接胆红素测定 | 5.4 | | <6.8 |
| | IBIL | 间接胆红素测定 | 176.3 | ↑ | 1.7-10.2 |
| | ALT | 丙氨酸氨基转移酶测定 | 18 | ↓ | 30-65 |
| | AST | 天门冬氨酸氨基转移酶 | 18 | | <40 |
| | L/S | 谷丙/谷草比值 | 1.0 | | 0.5-1.5 |
| | GGT | 谷氨酰基转移酶测定 | 241 | ↑ | <50 |
| | ALP | 碱性磷酸酶测定 | 175 | ↑ | 30-100 |

图 2-7　溶血性黄疸的胆红素检测结果示意

## 14. IBIL偏高或偏低提示了什么问题？

间接胆红素与总胆红素一起，常用于黄疸的分类鉴别。两者都增高，往往见于肝前性黄疸（溶血性黄疸）。而TBIL、DBIL和IBIL三者都增高，常见于肝细胞性黄疸。图2-8为肝细胞性黄疸的胆红素检测结果原图示意。

| 项目ID | 英文名称 | 中文名称 | 结果 | 定性 | 参考值 |
|---|---|---|---|---|---|
| 1505 | TP | 总蛋白测定 | 63.7 | | 60.0-87.0 |
| 1539 | ALB | 白蛋白测定 | 38.8 | | 35.0-56.0 |
| 1574 | GLB | 球蛋白测定 | 24.9 | | 20.0-33.0 |
| 1524 | A/G | 白蛋白/球蛋白比值 | 1.56 | | 1.50-2.50 |
| 1510 | TBIL | 总胆红素测定 | 347.0 | ↑ | 3.4-17.1 |
| 1590 | DBIL | 直接胆红素测定 | 237.1 | ↑ | <8.8 |
| 1618 | IBIL | 间接胆红素测定 | 109.9 | ↑ | 1.7-10.2 |
| 1552 | ALT | 丙氨酸氨基转移酶测定 | 88 | ↑ | 30-65 |
| 1557 | AST | 天门冬氨酸氨基转移酶 | 93 | ↑ | <40 |
| 1657 | L/S | 谷丙/谷草比值 | 0.9 | | 0.5-1.5 |
| 1570 | GGT | 谷氨酰基转移酶测定 | 117 | ↑ | <50 |
| 1550 | ALP | 碱性磷酸酶测定 | 163 | ↑ | 30-100 |
| 1540 | AFU | α-L-岩藻糖苷酶测定 | 27.00 | | 0-40 |

图 2-8 肝细胞性黄疸的胆红素检测结果示意

## 15. 血生化体检报告里有ALT一项，ALT是什么项目？

ALT是丙氨酸氨基转移酶的简称，又称谷丙转氨酶，ALT大量存在于肝脏组织中，其次存在于肾脏、心脏、骨骼肌等。

## 16. ALT偏高或偏低提示了什么问题？

ALT是反映肝损伤一个很灵敏的指标，急性肝炎时，ALT的高低与病情轻重相平行，且往往是肝炎恢复期最后恢复正常的酶，因此，它是判断急性肝炎是否恢复的一个很好的指标[1]。在亚健康状态下，如脂肪肝、酗酒、药物、剧烈运动、妊娠期等也会导致ALT的轻度增高。ALT偏低无临床意义。

## 17. 血生化体检报告里有AST一项，AST是什么项目？

AST是天门冬氨酸氨基转移酶的简称，又称谷草转氨酶，AST广泛存在于心、肝、骨骼肌和肾脏等多种组织中，在肝脏中70%存在于肝细胞线粒体中。

ALT、AST增高示例见图2-9原图示意：

| 英文名称 | 中文名称 | 结果 | 定性 | 参考值 |
|---|---|---|---|---|
| TP | 总蛋白测定 | 49.0 | ↓ | 60.0-87.0 |
| ALB | 白蛋白测定 | 31.3 | ↓ | 35.0-56.0 |
| GLB | 球蛋白测定 | 17.7 | ↓ | 20.0-33.0 |
| A/G | 白蛋白/球蛋白比值 | 1.77 | | 1.50-2.50 |
| TBIL | 总胆红素测定 | 40.8 | ↑ | 3.4-17.1 |
| DBIL | 直接胆红素测定 | 16.8 | ↑ | <6.8 |
| IBIL | 间接胆红素测定 | 24.0 | ↑ | 1.7-10.2 |
| ALT | 丙氨酸氨基转移酶测定 | 3704 | ↑ | 30-65 |
| AST | 天门冬氨酸氨基转移酶 | 4892 | ↑ | <40 |
| L/S | 谷丙/谷草比值 | 0.8 | | 0.5-1.5 |
| GGT | 谷氨酰基转移酶测定 | 68 | ↑ | <50 |
| ALP | 碱性磷酸酶测定 | 318 | ↑ | 30-100 |
| AFU | α-L-岩藻糖苷酶测定 | 90.00 | ↑ | 0-40 |

图 2-9　ALT、AST 增高示意

### 18. AST偏高或偏低提示了什么问题？

AST升高多源于心肌或肝脏损伤。急性肝炎时，AST显著升高。肝硬化时，AST升高程度超过ALT。AST偏低无临床意义。

### 19. AST/ALT比值提示了什么问题？

AST/ALT比值对于急、慢性肝炎的诊断、鉴别诊断以及判断疾病转归有较高价值，在急性肝炎时DeRitis比值小于1，肝硬化时DeRitis比值大于等于2，肝癌时DeRitis比值大于等于3。

### 20. 我的血生化体检报告里有GGT一项，GGT是什么？

GGT（或γ-GT）是γ-谷氨酰转移酶的简称，又称γ-谷氨酰转肽酶，是一种含巯基的线粒体酶，以肾脏含量最多，其次为胰腺、肺脏、肝脏等。而血清中的

GGT则主要来自肝脏。因此，GGT也是一项常用的反映肝功能状况的检验指标。

## 21. GGT（或γ-GT）偏高或偏低提示了什么问题？

GGT（或γ-GT）是肝胆疾病检出阳性率最高的酶。在胆石症、胆道炎症、肝外梗阻时升高可高达正常参考值的5~30倍；在肝炎、脂肪肝、肝硬化时GGT可中度增高，常为正常参考值的2~5倍，该项目还可用于恶性肿瘤有无肝转移的判断，肿瘤患者如有GGT的升高，常说明有肝转移。饮酒时，由于乙醇对肝细胞线粒体的诱导导致GGT活性升高，故可用于对乙醇中毒的判定[2]。

## 22. 血生化体检报告里有ALP一项，ALP是什么项目？

ALP是碱性磷酸酶的英文简写，它是一种含锌的糖蛋白，在碱性环境中（最适pH为10左右）可以水解多种天然及人工合成的磷酸单酯化合物。ALP广泛存在于肝脏、肾脏、胎盘、小肠、骨骼等各器官组织中，血清中的ALP主要来自肝脏和骨骼。生长期儿童血清内ALP大多数来自成骨母细胞和生长中的骨软骨细胞，少量来自肝[3]。

## 23. ALP偏高或偏低提示了什么问题？

ALP主要用于骨骼、肝胆等系统疾病的诊断和鉴别诊断。急性肝炎ALP可达正常值上限的2~5倍，而肝硬化、胆石症和肿瘤ALP可达正常值上限的5~20倍。90%以上的肝外胆道阻塞患者ALP升高，升高程度常和阻塞程度及病程成正比[4]。此外，妊娠、生长期儿童、甲状腺功能亢进、恶性骨损伤、维生素D缺乏症、骨折、肢端肥大症所致的骨损伤等，或营养不良、严重贫血、重金属中毒、胃、十二指肠损伤、结肠溃疡等时，均可引起ALP活性不同程度升高。图2-10为肝胆疾病时肝功能多项异常的检测结果原图示意。

| 项目名称 | 中文名称 | 结果 | 定性 | 参考值 |
|---|---|---|---|---|
| TP | 总蛋白测定 | 44.8 | ↓ | 60.0-87.0 |
| ALB | 白蛋白测定 | 23.7 | ↓ | 35.0-56.0 |
| GLB | 球蛋白测定 | 20.9 | | 20.0-33.0 |
| A/G | 白蛋白/球蛋白比值 | 1.13 | ↓ | 1.50-2.50 |
| TBIL | 总胆红素测定 | 269.7 | ↑ | 3.4-17.1 |
| DBIL | 直接胆红素测定 | 218.1 | ↑ | <6.8 |
| IBIL | 间接胆红素测定 | 51.6 | ↑ | 1.7-10.2 |
| ALT | 丙氨酸氨基转移酶测定 | 235 | ↑ | 30-65 |
| AST | 天门冬氨酸氨基转移酶 | 264 | ↑ | <40 |
| L/S | 谷丙/谷草比值 | 0.9 | | 0.5-1.5 |
| GGT | 谷氨酰基转移酶测定 | 719 | ↑ | <50 |
| ALP | 碱性磷酸酶测定 | 594 | ↑ | 30-100 |
| AFU | α-L-岩藻糖苷酶测定 | 29.00 | | 0-40 |

图 2-10 肝胆疾病时肝功能多项异常的检测结果示意

## 24. 肝脏有什么功能，为什么我们要保护肝脏？

肝脏是人体内最大的多功能实质性器官，其已知功能达1500多种，不仅在糖类、脂类、蛋白质、维生素和激素等物质代谢中有重要作用，还具有分泌、排泄和生物转化等重要功能，同时还有调节机体血容量、维持体液平衡和免疫吞噬等作用。因此，肝脏是我们机体一个很重要的器官，在日常生活中，我们要注意保护肝脏。

## 第二节　肾功能，尿酸

**1. 什么是血尿素氮，有何检测意义？**

血尿素氮（BUN）指血浆中除蛋白质外的一种含氮化合物，是体内氨的主要代谢产物。它从肾小球滤过而排出体外，临床将其作为判断肾小球滤过功能的指标[5]。

血尿素氮升高：见于急性肾小球肾炎、肾病晚期、肾功能衰竭、慢性肾盂肾炎、中毒性肾炎、前列腺增生、尿路结石、尿道狭窄、膀胱肿瘤、恶性呕吐、幽门梗阻、肠梗阻和长期腹泻等[6]。

血尿素氮降低：见于严重的肝脏疾病，如肝炎并发广泛性肝坏死等。

图2-11为检测结果原图示意。

| Urea | 尿素 | 3.83 | 3.10--8.80 | mmol/L |
|------|------|------|------------|--------|
| CREA | 肌酐 | 68.1 | 41.0--81.0 | μmol/L |
| UA | 尿酸 | 296.7 | 155.0--357.0 | μmol/L |
| CYSC | 血清胱抑素C | 0.64 | <1.02 | mg/L |
| RBP | 视黄醇结合蛋白 | 48.2 | 26.0--60.0 | mg/L |

**图 2-11　尿素氮检测结果示意**

**2. 什么是血肌酐，有何检测意义？**

血肌酐分为外源性和内源性两种，外源性肌酐是肉类食物在体内代谢后的最终产物；内源性肌酐是体内肌肉组织代谢的产物，不受食物影响。血肌酐主要受内生肌酐的影响。

血肌酐增高：肾小球滤过功能降至正常人的1/3时，肌酐明显增高，故其不能反映早期肾受损，对晚期肾病临床意义较大。肌酐主要由肾小球滤过排出体外，与BUN同时测定，二者同时升高，说明肾功能严重受损。

血肌酐减少：主要见于进行性肌肉萎缩、贫血、白血病等。

图2-12为检测结果原图示意。

| Urea | 尿素 | 3.83 | 3.10--8.80 | mmol/L |
|------|------|------|-----------|--------|
| CREA | 肌酐 | 68.1 | 41.0--81.0 | μmol/L |
| UA | 尿酸 | 296.7 | 155.0--357.0 | μmol/L |
| CYSC | 血清胱抑素C | 0.64 | <1.02 | mg/L |
| RBP | 视黄醇结合蛋白 | 48.2 | 26.0--60.0 | mg/L |

图 2-12 血肌酐检测结果示意

### 3. 什么是尿酸，有何检测意义？

尿酸是体内嘌呤（Purine）代谢的最终产物。嘌呤是组成核酸（DNA和RNA）的基本成分。体内总尿酸的80%由细胞核蛋白分解代谢产生，20%由摄入富含嘌呤的食物分解代谢产生。

尿酸升高：肾小球滤过功能损伤，原发性及继发性痛风，长期应用利尿剂及吡嗪酰胺、慢性铅中毒、长期禁食者。

尿酸降低：各种原因致肾小管重吸收尿酸功能损害，如急性重症肝炎等。

图2-13为检测结果原图示意。

| Urea | 尿素 | 3.83 | 3.10--8.80 | mmol/L |
|------|------|------|-----------|--------|
| CREA | 肌酐 | 68.1 | 41.0--81.0 | μmol/L |
| UA | 尿酸 | 296.7 | 155.0--357.0 | μmol/L |
| CYSC | 血清胱抑素C | 0.64 | <1.02 | mg/L |
| RBP | 视黄醇结合蛋白 | 48.2 | 26.0--60.0 | mg/L |

图 2-13 尿酸检测结果示意

### 4. 肾脏病的分期及各期诊断治疗原则是什么？

正常的肾小球滤过率（GFR）为90~120mL/min，肾功能分期主要是依据肾小球滤过率[7]。

（1）已有肾病，肾小球滤过率正常（GFR≥90mL/min）：慢性肾脏病诊治；缓解症状；减慢慢性肾脏病进展。

（2）肾小球滤过率轻度降低（GFR 60~89 mL/min）：评估、减慢慢性肾脏病进展；降低心血管病患病风险。

（3）肾小球滤过率中度降低（GFR 30~59 mL/min）：减慢慢性肾脏病进展；评估、治疗并发症。

（4）肾小球滤过率重度降低（GFR 15~29 mL/min）：综合治疗；透析前准备。

（5）终末期肾病（肾衰竭）（GFR ＜15 mL/min）：出现尿毒症者及时替代治疗。

肾小球滤过率越低，说明肾脏功能损伤越严重。

图2-14为检测结果原图示意。

| | 项目编码 | 项目名称 | 结果 | 复查前结果 | 同上 | 参考值 | 单位 |
|---|---|---|---|---|---|---|---|
| 1 | GLU | 葡萄糖 | 0.57 | | | 0.06--0.83 | mmol/l |
| 2 | NAG | 尿N-已酰-B-D-氨基葡萄 | 5.2 | | | | U/L |
| 3 | MTP | 微量总蛋白 | 0.050 | | | 0.028--0.065 | g/L |
| 4 | uMA | 微量白蛋白 | 3.7 | | | | mg/L |
| 5 | MTP/CRE | 微量总蛋白与肌酐比值 | 54.03 | | | <300.00 | mg/g C |
| 6 | NAG/CRE | NAG肌酐比值 | 5.59 | | | <22.00 | U/g Cre |
| 7 | UALB/CRE | 尿白蛋白肌酐比值 | 4.00 | | | <30.00 | mg/g C |
| 8 | uCREA | 尿肌酐 | 8190 | | | | μmol/L |

**图 2-14　微量蛋白检测结果示意**

### 5. 什么是内生肌酐清除率，有何意义？

血肌酐主要受内生肌酐的影响。由于肌酐分子量小，不与血浆蛋白结合，且可自由通过肾小球，不被肾小管重吸收，所以常用内生肌酐清除率（Ccr）表示肾小球滤过率（GFR）。内生肌酐清除率是判断肾小球滤过功能损害的敏感指标，常在做肾功能试验之前检查。

意义：

（1）判断肾小球功能有无损害及其程度。

（2）指导临床用药和治疗。

（3）肾移植患者内生肌酐清除率逐步回升表明移植成功，反之则提示有排异反应。

（4）健康人群随着年龄增长，肾实质体积缩小，内生肌酐清除率可有所降低。

（5）甲状腺功能减退症、肾性高血压、剧烈运动及使用某些药物，如维生素C、左旋多巴等情况下，出现内生肌酐清除率增高。

## 6. 什么是肾功能相关检查，检验科肾功能检查包括哪些项目？

肾脏是人的重要器官，其功能主要包括分泌和排泄，调节和维持体液容量和成分，维持机体内环境的平衡。肾功能相关检查对了解有无泌尿系统疾病、疾病的程度、治疗的选择、判断预后及对肾病的研究均有重要意义。

检验科检查肾功能的项目包括血尿素氮、血肌酐、尿酸、胱抑素C（CysC）、视黄醇结合蛋白（RBP）、血浆碳酸氢盐（$HCO_3^-$）；尿液（早期肾损伤检测，随机尿或24小时尿）检查项目包括尿肌酐、尿NAG、尿微量总蛋白、尿微量白蛋白等。

# 第三节 血糖、糖化血红蛋白和糖耐量

**1. 什么是血糖，其生理功能如何？**

血中的葡萄糖称为血糖（Glu）。葡萄糖是人体能量的主要来源，所以，血糖必须保持一定的水平才能满足体内各器官和组织的需要。

（1）血糖增高

①生理性增高：饭后1~2小时、注射葡萄糖后、情绪紧张肾上腺素分泌增加时、注射肾上腺素后，都会使血糖暂时性增高。②病理性增高：各类糖尿病、慢性胰腺炎、心肌梗死、甲状腺功能亢进、肾上腺功能亢进、颅内出血等。

（2）血糖降低

①生理性降低：常见于饥饿、剧烈运动、注射胰岛素后、妊娠、哺乳和服用降糖药后。②病理性降低：常见于胰岛细胞瘤、糖代谢异常、严重肝病、垂体功能减退、肾上腺功能减退、甲状腺功能减退、长期营养不良、注射胰岛素过量等。

图2-15为检测结果原图示意。

| GLU0 | 血糖(空腹) | 7.98 | ↑ | 3.20--5.60 | mmol/L |

图 2-15 血糖检测结果示意

**2. 调节血糖的器官及激素有哪些？**

人体调节血糖主要是以激素调节为主，神经调节为辅共同完成。

激素以胰岛素（insulin）和胰高血糖素（glucagon）等的调节为主，其中胰岛素是体内唯一降血糖的激素。其他激素如肾上腺素、肾上腺糖皮质激素、甲状腺激素、生长激素等也可影响血糖，使血糖升高。

### 3. 高血糖会对身体造成哪些影响？

长期高血糖会使全身各个组织器官发生病变，导致急慢性并发症的发生。如失水、电解质紊乱、营养缺乏、抵抗力下降、肾功能受损、神经病变、眼底病变、心脑血管疾病、糖尿病足等。

### 4. 为什么会患糖尿病？

糖尿病是由于胰岛细胞功能障碍导致的胰岛素分泌下降，或者机体对胰岛素作用不敏感，或两者兼备，导致血液中的葡萄糖不能被储存或有效利用所引起。一般认为由遗传因素和环境因素共同导致。

### 5. 糖尿病的诊断标准是什么？

空腹血糖≥7.0 mmol/L或餐后2小时血糖≥11.1 mmol/L。

### 6. 为何要检测空腹血糖？

空腹血糖主要反映人体没有加上饮食负荷时的基础状态的血糖水平，是诊断糖尿病的重要依据。

### 7. 为除外早期糖尿病，为什么最好检查餐后2小时血糖？

进食后，食物会刺激β细胞分泌胰岛素，餐后2小时血糖是反映胰岛β细胞储存功能的重要指标，如果功能良好，即没有胰岛素抵抗现象，那么餐后2小时血糖应小于7.8mmol/L。

### 8. 测定餐后2小时血糖应该吃什么？

早晨空腹进食一个约100g的馒头或75g无水葡萄糖。

## 9. 检测餐后2小时血糖应注意些什么？

测量时间从进食第一口开始算起，食用馒头或者葡萄糖后不再进食其他食物。提前10分钟准备抽取餐后2小时血糖，以防错过抽血时间。

## 10. 发现血糖异常如何进行饮食管理？

血糖异常时应控制淀粉类、含糖量高的食物摄入。多吃高纤维食物（如各种豆制品、糙米、白菜、韭菜等）或含糖低的蔬菜（如西葫芦、冬瓜、南瓜、青菜、青椒、茄子等）。

## 11. 发现尿糖阳性后该怎么办？

尿糖异常时建议到医院进行糖耐量试验、糖化血红蛋白等检查，明确是否为糖尿病。

## 12. 什么是糖化血红蛋白？

糖化血红蛋白（GHb）是红细胞中的血红蛋白与血清中的糖类相结合的产物。其含量的多少取决于血糖浓度以及血糖与血红蛋白接触时间，而与抽血时间、患者是否空腹、是否使用胰岛素等因素无关。GHb可有效地反映糖尿病患者过去8~12周的平均血糖水平[8]（图2-16为检测结果原图示意）。

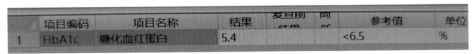

| | 项目编码 | 项目名称 | 结果 | 复查前结果 | 同 | 参考值 | 单位 |
|---|---|---|---|---|---|---|---|
| 1 | HbA1c | 糖化血红蛋白 | 5.4 | | | <6.5 | % |

图 2-16　糖化血红蛋白检测结果示意

## 13. 检测糖化血红蛋白对糖尿病的诊断意义是什么？

糖化血红蛋白是衡量血糖控制的金标准。在糖尿病治疗中，糖化血红蛋白水平对评价血糖总体控制、发现治疗中存在的问题以及指导治疗方案均有重要的临床意义。

### 14. 糖化血红蛋白检测的注意事项是什么？

抽血前一天清淡饮食，空腹抽血。高脂血症患者的标本，可使糖化血红蛋白的检测结果偏高。

### 15. 空腹太久抽血会影响血糖的检测值么？

过度空腹会影响检测结果。如果空腹时间达18小时以上，血糖可因空腹时间过长而减少为低血糖。因此，体检时常要求早上7:30~8:30空腹采血。

### 16. 糖耐量试验是什么？

糖耐量试验也称葡萄糖耐量试验，是诊断糖尿病的一种实验室检查方法，主要有静脉葡萄糖耐量试验（IVGTT）和口服葡萄糖耐量试验（OGTT）。临床常用OGTT来诊断有无糖代谢异常。被试者清晨空腹采静脉血测定血糖浓度，然后一次服用75g无水葡萄糖，服糖后的30分钟、60分钟、120分钟（必要时可在180分钟）各测血糖一次，观察血糖代谢情况。

### 17. OGTT适用于什么情况？

多用于糖尿病的诊断。正常人血糖在服糖后30~60分钟达到高峰，然后逐渐降低，一般在120分钟左右恢复正常。糖耐量受损或糖尿病患者空腹血糖高于正常值，服糖后血糖浓度急剧升高，2小时后仍可高于正常。同时，通过观察给糖前后血糖浓度的变化，还可推知胰岛素分泌情况。

### 18. 糖耐量试验抽血前需要做什么准备？

试验前应禁食10~16小时，可少量饮水，禁饮咖啡、茶、酒等，禁止抽烟。避免剧烈体力活动，试验前至少静息半小时。同时，应遵医嘱尽可能停用影响血糖的药物。

### 19. 如何判定糖耐量试验的结果？

（1）正常：静脉空腹血糖6.1mmol/L，OGTT2小时血糖＜7.8mmol/L。

（2）糖尿病：静脉空腹血糖≥7.0mmol/L或OGTT2小时血糖≥11.1mmol/L。

（3）糖耐量减低：静脉空腹血糖＜7.0mmol/L，7.8mmol/L＜OGTT2小时血糖＜ 11.1mmol/L。

（4）空腹血糖受损：6.1mmol/L＜静脉空腹血糖＜7.0mmol/L，且OGTT2小时血糖≤7.8mmol/L。

## 第四节　血脂

心血管疾病是当今世界上威胁人类健康最严重的疾病之一，血脂异常是心血管疾病独立的危险因素，其代谢受多种因素的影响。血脂代谢异常患者逐年递增，控制好血脂对动脉粥样硬化性心血管疾病的预防、诊断、治疗和监测具有重要意义。

## 一、血脂的各项指标

### 1. 什么是血脂?

血浆脂类简称血脂,包括总胆固醇(TC)、磷脂(PL)、三酰甘油(TG)、糖脂和游离脂肪酸(FFA)等。TC包括游离胆固醇(FC)和胆固醇酯(CE)。其中与临床密切相关的血脂主要是TC和TG。

### 2. 什么是脂蛋白?

胆固醇酯(CE)和三酰甘油(TG)表面覆盖少量的蛋白质、极性磷脂(PL)和游离脂肪酸(FFA)后形成脂蛋白,通常包括乳糜微粒(CM)、极低密度脂蛋白(VLDL)、中间密度脂蛋白(IDL)、低密度脂蛋白(LDL)、高密度脂蛋白(HDL)和脂蛋白(a)。

### 3. 什么是载脂蛋白?

脂蛋白中的蛋白部分称为载脂蛋白,载脂蛋白主要有ApoAⅠ、ApoAⅡ、ApoB100和ApoB48等。载脂蛋白在脂蛋白代谢中具有重要的生理功能。

### 4. 体检时血脂主要看哪些指标?

体检时主要看四个指标:总胆固醇、三酰甘油、高密度脂蛋白和低密度脂蛋白,有些检测机构还检测载脂蛋白AⅠ和载脂蛋白B(图2-17为检测结果原图示意图)。

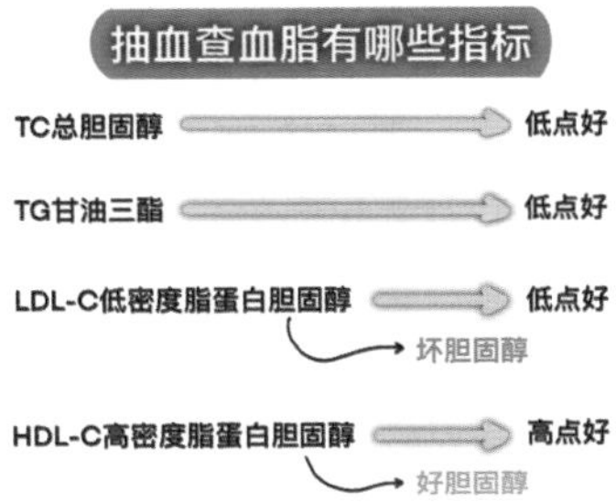

抽血查血脂有哪些指标

TC总胆固醇　➡　低点好

TG甘油三酯　➡　低点好

LDL-C低密度脂蛋白胆固醇　➡　低点好
　　↳ 坏胆固醇

HDL-C高密度脂蛋白胆固醇　➡　高点好
　　↳ 好胆固醇

**第一人民医院生化检验报告单**

| 姓名：眼科 | 性别：女　年龄：73岁 | 条码号：0884369700 | 样本号：20210105GO010005 |
| 科别：眼科 | 病区：眼科病区 | 床号：YK028 | 病员号：012100185 |
| 标本种类：血清 | 临床诊断： | | 病员号：10319608 |
| 检验目的：血脂 | | | 检测仪器：ADVIAXPT |

| No. | 中文名称 | 结果 | | 单位 | 参考区间 | 实验方法 |
|---|---|---|---|---|---|---|
| 1 | 总胆固醇测定 (TC) | 7.21 | | mmol/L | < 5.18}<br>边缘升高：5.18-6.19}<br>>6.22 | CHOD-PAP法 |
| 2 | 甘油三酯测定 (TG) | 5.82 | ↑ | mmol/L | < 1.70 | GPO-PAP法 |
| 3 | 高密度脂蛋白测定 (HDL-C) | 0.87 | | mmol/L | 1.29-1.55}<br>理想范围：>1.04}<br>CHD发生风险增高：<1.03}<br>CHD发生风险降低：>1.55 | 直接-选择抑制法 |
| 4 | 低密度脂蛋白测定 (LDL-C) | 3.76 | | mmol/L | 正常：<3.37}<br>边缘升高：3.37-4.12}<br>升高：>4.12 | 直接法 |
| 5 | 载脂蛋白A测定 (APOA) | 1.36 | | g/L | 1.20-1.60 | 免疫比浊法 |
| 6 | 载脂蛋白B测定 (APOB) | 1.20 | ↑ | g/L | 0.63-1.14 | 免疫比浊法 |

图 2-17　血脂检测结果示意图

## 5. 体检查血脂前需要注意什么？

检查前三天的饮食要清淡，少吃高糖、高脂肪、高蛋白、高盐的食物，以免对血脂检查结果造成影响，切记不能喝酒。饭后脂肪会以三酰甘油的形式存在，要完全消化吸收大概需要8小时，为了不影响血脂检查项目三酰甘油的检查数值，至少要保证空腹8小时，因此最好选择早上空腹检查。

## 6. 什么是总胆固醇？

总胆固醇是血液中各种胆固醇的总和，主要分为高密度脂蛋白胆固醇和低密度脂蛋白胆固醇两类。总胆固醇升高是引发心脑血管疾病的"元凶"。过多的胆固醇会在血管壁沉积，使血管变窄，失去弹性变硬变脆，血管逐渐完全堵死，最后诱发心绞痛、冠心病、脑卒中等[9]。

## 7. 总胆固醇（TC）的参考范围和临床意义？

合适范围：>5.2mmol/L；边缘性增高：5.23~5.69 mmol/L；升高：>5.72 mmol/L。

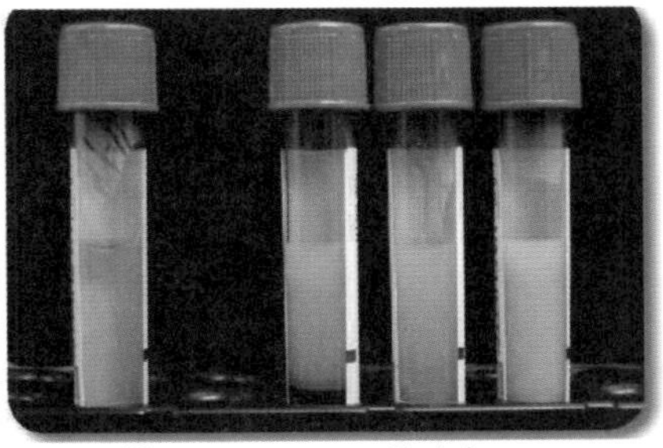

正常　　　　乳糜血

图 2-18　正常血清与乳糜血

临床意义：人体总胆固醇水平主要取决于遗传因素、生活方式、体力劳动的多少、环境因素、性别和年龄等。相同条件下男性高于女性；女性绝经后升高；新生儿很低，哺乳后接近成人水平；随年龄增长而增高，70岁后降低[10]。

## 8. 什么是三酰甘油（TG）？

三酰甘油是存在于血液中的脂肪。其升高是动脉粥样硬化和冠心病的危险因素。堆积在皮下，人就会发胖；堆积在肝脏，就会造成脂肪肝；堆积在血管壁，会造成动脉硬化。TG极度升高可导致急性胰腺炎发作。

## 9. 三酰甘油（TG）的参考范围和临床意义

参考范围：0.56~1.70mmol/L。

临床意义：三酰甘油水平受生活条件、饮食方式、性别和年龄的影响，TG有生理性变动：饮食后升高，2~4小时达高峰，8小时后基本恢复空腹水平；运动量少、肥胖可升高；成年后随着年龄增加，TG水平上升。TG升高可增加动脉粥样硬化性心血管疾病发病危险[10]。

## 10. 高密低脂蛋白（HDL）的参考范围和临床意义

参考范围：>0.9 mmol/L。

临床意义：高密度脂蛋白胆固醇也叫"好胆固醇"，它可以将胆固醇转运到肝脏进行降解，防止动脉硬化的发生，降低心脑血管疾病风险。

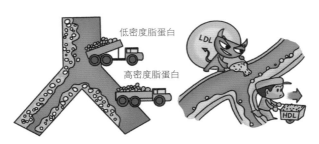

图 2-19　血管清道夫——高密度脂蛋白 HDL

### 11. 低密低脂蛋白（LDL）的参考范围和临床意义

参考范围：成人2.1~3.1mmol/L，儿童<2.8mmol/L。

临床意义：低密度脂蛋白胆固醇也叫"坏胆固醇"，低密度脂蛋白升高，容易在动脉管壁沉积，形成动脉硬化斑块，阻塞血管，导致心脑血管疾病。LDL水平降低，可显著减少动脉粥样硬化性心血管疾病（ASCVD）发病及死亡危险。

## 二、血脂的健康问题

### 1. 大众口中常说的高血脂是什么高？

当血浆总胆固醇>5.72mmol/L，或低密度脂蛋白胆固醇>3.64mmol/L，或三酰甘油>1.7mmol/L时，即称为"高脂血症"或"高脂蛋白血症"。

### 2. 目前中国人群血脂水平情况

数据显示，高胆固醇血症的患病率为4.9%，高TG血症的患病率为13.1%，低HDL血症的患病率为33.9%，中国成人血脂异常总体患病率高达40.40%[11]。

### 3. 如何进行血脂异常的筛查?

定期检查血脂: 20~40岁至少每5年测量一次血脂; 40岁以上和绝经后女性每年测量一次, 动脉粥样硬化性心血管疾病 ( ASCVD ) 患者及其高危人群每3~6个月测量一次[11]。

血脂异常筛查的重点人群: 动脉粥样硬化性心血管疾病 ( ASCVD ) 病史者, 患高血压、糖尿病、肥胖、长期吸烟的人群, 有早发性心血管病家族史者, 有家族性高脂血症的患者, 皮肤或肌腱黄色瘤及跟腱增厚者。

### 4. 长期高脂血症对心血管的危害

导致血管粥样硬化、阻塞, 导致冠心病、心绞痛、心肌缺血、急性心肌梗死。动脉粥样硬化性心血管疾病 ( ASCVD ) 重要的危险因素是TC和LDL。

### 5. 长期高脂血症对大脑的危害

可致脑血管粥样硬化和阻塞, 进而引起脑血栓、脑出血、脑梗死和急性脑卒中。

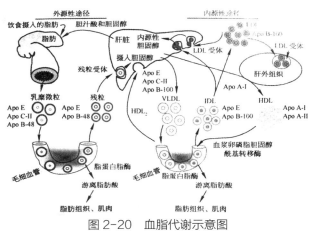

图 2-20 血脂代谢示意图

注: 图片来源于《蛋白质 实验室检测项目临床应用指南》

### 6. 长期高脂血症对肝脏的危害

会引起脂肪肝，而脂肪肝变性加重则演变成肝硬化。

### 7. 长期高脂血症对肾脏的危害

肾脏的毛细血管阻塞可导致肾动脉硬化和肾功能衰竭。

### 8. 长期高脂血症对眼睛的危害

眼底血管堵塞导致视力下降、失明。

### 9. 高脂血症的其他危害

高血脂可引发高血压；诱发胆结石、胰腺炎；导致男性性功能障碍、阿尔茨海默病等。

### 10. 查出高脂血症怎么办？

咨询专科医生，选择合适的调血脂药物，定期检测血脂水平，预防不良反应，控制饮食和适当运动。

### 11. 健康的生活方式干预控制血脂异常

血脂异常可通过健康饮食、规律运动、远离烟草、限制饮酒等方式去控制血脂。

### 12. 高脂血症时如何控制饮食？

3-5-7饮食原则：3：即3高，高纤维、高新鲜度和高植物蛋白质；5：即5低，低脂肪、低胆固醇、低盐、低糖和低酒精；7：即7分饱。

### 13. 通过适当运动控制高脂血症

3-5-7运动原则：3：即一天步行3千米（或5000步）；5：即一周至少5次；7：即运动心率小于（170－年龄）次/分钟。

### 14. 如何控制体重？

维持健康体重，保持BMI在20.0～24.9kg/m$^2$范围，有利于血脂的控制。

### 15. 血脂治疗过程中如何监测血脂？

通过生活方式干预治疗者，治疗3~6个月后复查血脂，如血脂控制达到目标，继续坚持治疗6个月至1年后复查血脂，长期达标者每年复查1次。服用调血脂药物者，不能随意调整调脂药物的剂量和种类，不能随意停止服用药物，需要听从专科医生的建议进行更严密的血脂、肝功能、肾功能和心肌酶相关指标监测。生活方式干预和药物治疗必须长期坚持，才能获得良好的临床益处。

# 第五节　早期肾损伤

## 一、胱抑素 C、视黄醇结合蛋白和脲酶检测

### 1. 什么是胱抑素C（CysC）？

胱抑素C是一种半胱氨酸蛋白酶的抑制剂，以恒定速率释放进入血液，完全从肾小球滤过，在肾小管中几乎被吸收，只经肾脏排出，不受性别、饮食、炎症等因素影响，与传统的肌酐相比具有反映肾小球滤过率的独特优势。因此，胱抑素C

是反映肾小球滤过率和肾小管功能的敏感性较好、特异性较高的指标。通过测定血液、尿液或体液中胱抑素C的含量，可以评价肾小球滤过率，从而了解肾脏功能（图2-21为检测结果原图示意）。

| Urea | 尿素 | 3.83 | 3.10--8.80 | mmol/L |
|---|---|---|---|---|
| CREA | 肌酐 | 68.1 | 41.0--81.0 | μmol/L |
| UA | 尿酸 | 296.7 | 155.0--357.0 | μmol/L |
| CYSC | 血清胱抑素C | 0.64 | <1.02 | mg/L |
| RBP | 视黄醇结合蛋白 | 48.2 | 26.0--60.0 | mg/L |

图 2-21 胱抑素 C 检测结果示意

## 2. 什么是视黄醇结合蛋白?

视黄醇结合蛋白（retinol-binding protein，RBP）是由肝脏合成的维生素D转运蛋白。通过检测RBP能发现早期肾小管功能损害，并能灵敏反映肾近曲小管的损害程度，因此可作为肾功能和肝功能早期损害和监护治疗的指标。

视黄醇结合蛋白升高见于：肾功能不全、营养过剩性脂肪肝。

视黄醇结合蛋白降低见于：维生素A缺乏症、低蛋白血症、吸收不良综合征、肝疾病（除外营养过剩性脂肪肝）、阻塞性黄疸、甲状腺功能亢进症、感染症、感染创伤等。

图2-22为检测结果原图示意。

| Urea | 尿素 | 3.83 | 3.10--8.80 | mmol/L |
|---|---|---|---|---|
| CREA | 肌酐 | 68.1 | 41.0--81.0 | μmol/L |
| UA | 尿酸 | 296.7 | 155.0--357.0 | μmol/L |
| CYSC | 血清胱抑素C | 0.64 | <1.02 | mg/L |
| RBP | 视黄醇结合蛋白 | 48.2 | 26.0--60.0 | mg/L |

图 2-22 视黄醇结合蛋白检测结果示意

## 3. 什么是尿酶，检测有何意义?

尿酶检测是通过分析尿中某些酶的含量推断肾脏不同部位病理改变的检验方

法。由于肾脏各部位酶谱不同，故尿酶的检测有可能明确受损部位。有些血清中没有的酶，在中毒性肾损害后可出现在尿中，如N-乙酰-β-D-氨基葡萄糖苷酶等。尿酶检测是评价早期肾损害的敏感指标。

**4. 早期肾损伤时的检测项目有哪些?**

尿肌酐、尿微量总蛋白、尿微量白蛋白、NAG（N-乙酰-β-D-氨基葡萄糖苷酶）（图2-23为检测结果原图示意）。

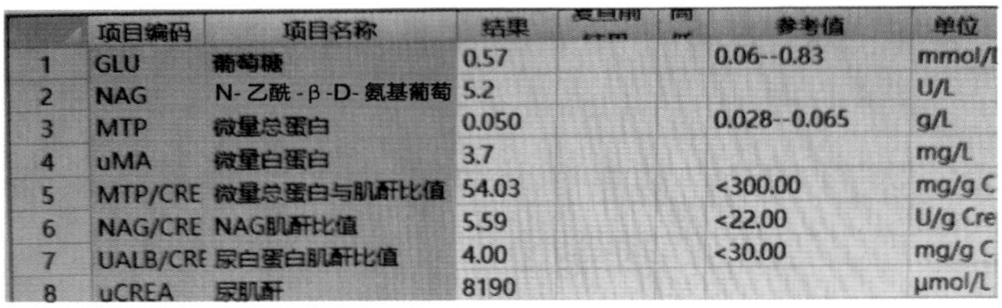

| | 项目编码 | 项目名称 | 结果 | 复查前<br>结果 | 同 | 参考值 | 单位 |
|---|---|---|---|---|---|---|---|
| 1 | GLU | 葡萄糖 | 0.57 | | | 0.06--0.83 | mmol/L |
| 2 | NAG | N-乙酰-β-D-氨基葡萄 | 5.2 | | | | U/L |
| 3 | MTP | 微量总蛋白 | 0.050 | | | 0.028--0.065 | g/L |
| 4 | uMA | 微量白蛋白 | 3.7 | | | | mg/L |
| 5 | MTP/CRE | 微量总蛋白与肌酐比值 | 54.03 | | | <300.00 | mg/g C |
| 6 | NAG/CRE | NAG肌酐比值 | 5.59 | | | <22.00 | U/g Cre |
| 7 | UALB/CRE | 尿白蛋白肌酐比值 | 4.00 | | | <30.00 | mg/g C |
| 8 | uCREA | 尿肌酐 | 8190 | | | | μmol/L |

图 2-23　早期肾损伤检测项目结果示意

## 二、尿液检测

**1. 什么是尿微量白蛋白?**

白蛋白是血液中的一种正常蛋白质，生理条件下尿液中仅出现极少量白蛋白。尿微量白蛋白是人体肾脏的屏障功能异常而渗漏出来的蛋白质[12]。

**2. 尿常规中的蛋白和尿微量白蛋白有何区别?**

尿常规中的蛋白是指尿液中的总蛋白。正常情况下，经肾小管重吸收，只有极少量蛋白进入尿液。正常人尿常规中蛋白一项应为阴性。

尿微量白蛋白正常状态下很难通过肾小球基底膜。它出现在尿蛋白定性阳性之前，是肾脏疾病早期诊断的指标之一。

## 3. 随机尿微量白蛋白和24小时尿微量白蛋白的意义有何区别?

随机尿微量白蛋白是肾脏疾病早期诊断的指标之一，因其留尿比较方便，在临床上更为常用。24小时尿蛋白定量是收集、测定并计算24小时尿蛋白总量，是测定尿白蛋白最理想的方法（图2-24为检测结果原图示意）。

| | 项目编码 | 项目名称 | 结果 | 复查前结果 | 同 | 参考值 | 单位 |
|---|---|---|---|---|---|---|---|
| 1 | NAG | N-乙酰-β-D-氨基葡 | 5.9 | | | | U/L |
| 2 | MTP | 微量总蛋白 | 0.820 | | | | g/L |
| 3 | uMA | 微量白蛋白 | 576.4 | | | | mg/L |
| 4 | MTP/CRE | 微量总蛋白与肌酐比值 | 4130.13 | | ↑ | <300.00 | mg/g Cre |
| 5 | NAG/CRE | NAG肌酐比值 | 29.87 | | ↑ | <22.00 | U/g Cre |
| 6 | UALB/CRE | 尿白蛋白肌酐比值 | 2903.18 | | ↑ | <30.00 | mg/g Cre |
| 7 | 24hu | 24h尿量 | 1600 | | | | ml |
| 8 | 24h-mALB | 24小时微量白蛋白 | 922.24 | | ↑ | <30.00 | mg/24h尿 |
| 9 | 24h-NAG | 24小时葡萄糖苷酶 | 9.49 | | | | U/24h |
| 10 | 24h-Cr | 24小时肌酐 | 2811 | | ↓ | 6000--13000 | μmol/24h |
| 11 | 24h-MTP | 24小时微量总蛋白 | 1.31 | | ↑ | <0.15 | g/24h |
| 12 | uCREA | 尿肌酐 | 1757 | | | | μmol/L |

图 2-24　尿微量白蛋白检测结果示意

## 4. 尿β2-MG检测的意义，如何采样?

β2-微球蛋白（β2-microglobulin，β2-MG）是一种内源性低分子量血清蛋白质，由淋巴细胞和其他大多数的有核细胞分泌，在免疫应答中起重要作用。β2-MG极易通过肾小球滤过膜，滤过的β2-MG 99.9%被近曲小管细胞重吸收和降解，不再反流入血。正常人β2-MG的合成速度和细胞膜释放的量是非常恒定的，从而使β2-MG含量保持稳定水平。检测尿中的β2-MG浓度为临床肾功能测定，肾移植成活，糖尿病肾病，重金属镉、汞中毒以及某些恶性肿瘤的临床诊断提供较早、可靠和灵敏的指标[13]（图2-25为检测结果原图示意）。

| | 项目编码 | 项目名称 | 结果 | 复查前结果 | 同 | 参考值 | 单位 |
|---|---|---|---|---|---|---|---|
| 1 | β2-uMG | 尿β2-微球蛋白 | 16.50 | | ↑ | <0.20 | mg/L |

图 2-25　尿 β2-微球蛋白检测结果示意

# 第六节 同型半胱氨酸

## 1. 什么是同型半胱氨酸?

同型半胱氨酸(homocysteine,HCY)又称高半胱氨酸,是胱氨酸和蛋氨酸的一种代谢产物,是冠心病、脑卒中疾病的一种独立性危险因素(图2-26为检测结果原图示意)。

| 项目编码 | 项目名称 | 结果 | 高低 | 参考值 | 单位 |
|---|---|---|---|---|---|
| HCY | 同型半胱氨酸 | 7.10 | | <15.00 | umol/L |

图 2-26 同型半胱氨酸检测结果示意

## 2. 同型半胱氨酸采血前的注意事项是什么?

空腹采血,避免高蛋白饮食。溶血或严重脂血标本不适宜做同型半胱氨酸检测。

## 3. 同型半胱氨酸的临床意义是什么?

同型半胱氨酸升高:

(1)是动脉粥样硬化和缺血性心脑血管疾病发病的独立危险因素。轻中度升高可使冠心病、脑梗死、高血压等疾病的死亡危险性增加。

(2)是脑卒中的独立危险因素。

(3)可导致糖尿病及其并发症。

(4)增加深静脉血栓发病率,增加肺栓塞的概率。

(5)慢性肾衰随着肾功能的进一步恶化,同型半胱氨酸升高越明显。

## 4. 生活中如何预防同型半胱氨酸升高?

注意饮食健康,多吃绿色蔬菜,均衡营养。注意体育锻炼。

# 第七节 POCT

## 1. 什么是POCT?

POCT,也称为即时检验(point-of-care testing),指在患者身旁进行的临床床边检测(bedside testing),通常是在采样现场即刻进行分析,省去标本在实验室检验时的复杂处理程序,快速得到检验结果的一类新方法。

## 2. POCT有什么优点?

(1)不需要固定的检测场所。

(2)试剂和仪器是便携式的且可及时操作。

(3)快速、使用简单、节约综合成本:POCT可以不受时间、地点限制,24小时全方位为患者服务。

## 3. POCT的应用?

(1)炎症类疾病:可鉴别感染的类型,监控感染,监测病情,观察及指导抗生素疗效。如hsCRP、PCT等。

(2)心血管系统疾病:快速确定患者情况,采取相应治疗,为患者赢得宝贵的生命时间。如心肌酶检测、BNP等。

(3)妊娠类:早孕诊断、先兆流产或异位妊娠等。如β-HCG人绒毛膜促性腺激素。

（4）肿瘤类：某些癌症的早期筛查。如甲胎蛋白（AFP）、前列腺特异性抗原（PSA）等。

（5）糖尿病类：检测血糖以及协助控制糖尿病并发症。如血糖（GLU）、糖化血红蛋白（HbA1c）。

## 参考文献

[1]汪锐.中药治疗乙肝患者前后血清中ALT、AST及ASTALT的变化[J].临床和实验医学杂志,2010,(15):60-61.

[2]周凤敏.十种酶及其同工酶的检测在肝脏疾病中的临床应用[J].医学检验与临床,2008,(3):128-129.

[3]郭明亮,章国平,支丽霞.妊娠期妇女血清碱性磷酸酶检测结果的分析[J].甘肃科技,2019,(12):95-96.

[4]李春昌.急性胆总管结石胆红素代谢功能的判定[J].中国社区医师,2014,(5):2.

[5]田芳玲,吴安石.肾移植术中桡动脉压对移植肾功能影响的探讨[J].中国临床医生杂志,2018,(7):4.

[6]张栋武,唐爱民.肾脏功能试验及其临床评价(上)[J].中国医刊,2007,(5):70-71.

[7]丛潇潇.参芪地黄汤化裁对治疗慢性肾功能衰竭早中期气阴两虚证的临床研究[D].山东:山东中医药大学,2012.

[8]曹莹.2型糖尿病慢性并发症与性别等相关因素分析[D].新疆:新疆医科大学,2019.

[9]于荷,孙宏涛.血脂指标正常就可以放心了吗?[J]家庭科学,2018,(10):1.

[10]沈博.血清脂质检测方法及其临床意义研究[J].健康必读:下半月,2010,(10):2.

[11]中国成人血脂异常防治指南修订联合委员会.中国成人血脂异常防治指南(2016年修订版)[J].中华心血管病杂志,2016,(10):21.

[12]金小玲,钱留军.微量白蛋白尿及其发生的临床意义[J].中国社区医师(医学专业),2011,(20):213.

[13]邹丽辉,王萌,黄薇.一种高效制备人β2微球蛋白标准物质的方法和应用[J].中国医药生物技术,2018,(5):6.

# 第三章

# 血型鉴定与临床输血

## 第一节　血液的组成和功能

### 1. 人体血液的基本组成有哪些?

血液是流动在人体循环系统中的一种红色不透明的黏稠液体。血液由血浆和血细胞组成，一升血浆中含有900~910g水，65~85g蛋白质和20g低分子物质，低分子物质中有多种电解质和有机化合物。血细胞包括红细胞、白细胞和血小板三类[1]。

### 2. 一个人有多少血液?

正常人的血液总量相当于体重的7%~8%。同体重时，瘦者比胖者多一点，男人比女人多一些。

### 3. 人体血液是如何分布的?

人体全身血液70%左右在体内循环，10%左右贮存在肝脏，另外20%左右贮存在脾脏[2]。

## 4. 人体血液更新的速度有多快?

红细胞的平均寿命为129天,白细胞的平均寿命为9~13天,血小板的平均寿命为8~9天。一般情况下,每人每天有40mL血细胞衰老死亡。

## 5. 人的血液颜色为什么有差别?

血液的红色来自红细胞内的血红蛋白,动脉血因血红蛋白氧含量多呈鲜红色,静脉血氧含量少呈暗红色。通常献血抽的是静脉血,所以外观看上去呈暗红色。若血液含较多高铁血红蛋白或其他血红蛋白衍生物,则呈紫黑色;血浆或血清因含少量胆红素,呈透明淡黄色;若含乳糜微粒,则呈浑浊乳白色;发生溶血,则呈红色。此外,饮食也会影响血液的颜色。

## 6. 血液有哪些功能?

包含血细胞功能和血浆功能两部分。

血细胞功能:①红细胞:主要是运输氧和二氧化碳。②白细胞:主要是杀灭细菌、抵御炎症、参与体内免疫发生过程。③血小板:在体内发挥止血功能。

血浆功能:主要为运输营养、运输脂类、调节人体渗透压和酸碱平衡,参与免疫、凝血和抗凝血功能。

## 7. 人体的造血器官有哪些?

人体的造血器官有肝、脾、肾、淋巴结、骨髓等。成年后主要是红骨髓进行造血,但在极度贫血或者其他病理条件下,肝脏和脾脏也可以部分恢复造血功能。

## 8. 人体造血需要哪些营养物质?

造血物质主要有蛋白质、铁、叶酸、铜、维生素C、维生素$B_{12}$、维生素$B_6$,以及多种微量元素和激素等。

# 第二节 血型

## 1. 什么是血型？

血型是血液系统的一种遗传多态性，是产生抗原抗体的遗传性状。血型是针对血细胞上特异性同种抗原而言，除红细胞外，白细胞、血小板都有各自的血型。

## 2. 血型系统有多少种？

人类发现血型已有100多年。目前已发现的血型抗原有600多种。我们常说的A型血、B型血、O型血、AB型血是对红细胞上的ABO血型系统而言，其实红细胞上还有Rh、MN、P等30多个血型系统。此外，血液中的白细胞、血小板、血清蛋白、红细胞等各种血液成分都有自己的血型。除同卵双生子外，人群中很难找到两个血型完全相同的人。

## 3. ABO血型系统

（1）ABO血型系统。ABO血型系统是人类发现的第一个血型系统，也是临床上最重要的血型系统。ABO血型不相容的输血会发生严重的输血反应，甚至导致患者死亡。

（2）ABO血型的判定。ABO血型是根据红细胞具有的抗原判定的。红细胞上有A抗原，是A型；有B抗原，是B型；两个抗原都有，是AB型；两个抗原皆无，是O型。

（3）实验室ABO血型鉴定。常规ABO血型定型须进行正反定型，正定型，即用试剂抗A、抗B检测红细胞表面抗原；反定型，即用试剂A、B细胞检测血清中抗体。只有正反定型相符，ABO血型鉴定的结果才准确。

表 3-1　ABO 血型鉴定

| ABO 血型 | 红细胞抗原 | 血清（浆）抗体 |
|---|---|---|
| A | A | 抗-B |
| B | B | 抗-A |
| AB | AB | 无 |
| O | 无 | 抗A，抗-B，抗A，B |

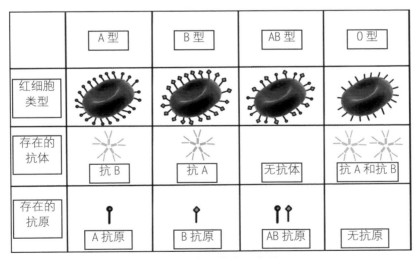

图 3-1　血型鉴定示意图

（4）ABO血型鉴定反定型的意义。能够复检正定型结果的准确性，纠正漏检、误报；可以发现亚型，能够排除获得性抗原（如类B抗原）和冷凝集现象对红细胞正定型的干扰；可以发现一些ABO亚型中的意外抗体。

（5）为什么出生6个月的婴儿可以不做血型反定型试验？6个月内的婴儿，其血清中所能检出的抗体均来自母体。当母婴血型不同时，ABO正反定型常不一致，所以，出生6个月内的婴儿ABO定型只作正定型，可不作反定型[3]。

（6）ABO血型鉴定的方法。ABO血型系统抗体多为IgM类，室温下在盐水介质中即可出现明显的凝集反应，临床检测中常用的方法主要有玻片法、试管法、微柱凝胶法及基因检测技术等。

（7）父母的血型怎样遗传给子女？人类的血型具有遗传性，父母双方的血型基因在两性细胞相结合时，可以在细胞核染色体中搭配成对，进而将血型遗传给子代。

表 3-2　血型与遗传规律

| 父母血型 | 子女可能的血型 | 子女不可能的血型 |
|---|---|---|
| O+O | O | A、B、AB |
| O+A | O、A | B、AB |
| O+B | O、B | A、AB |
| O+AB | A、B | O、AB |
| A+A | O、A | B、AB |
| A+B | O、A、B、AB | 无 |
| A+AB | A、B、AB | O |
| B+B | O、B、 | A、AB |
| B+AB | A、B、AB | O |
| AB+AB | A、B、AB | O |

（8）ABO血型鉴定的临床意义。血型鉴定是实施输血治疗的首要步骤，交叉配血前必须检测受血者和供血者的血型。ABO血型正反定型还应用于组织器官移

植和新生儿溶血病的相关血型血清学检测。

（9）什么血型的人最多？就全世界范围来说，O型血的人最多，约占总人口数的46％。但血型分布有人种差异，黄色人种O型血比例最小，如日本只占总人口数的30.1％，中国占总人口数的34.4％；白色人种如英国则占总人口数的47.9％；西非的黑色人种高达总人口数的52.3％；澳大利亚东部的棕色人种占总人口数最高，为58.6％[4]。

（10）O型全血是万能血吗？O型全血应称为"危险的万能血"。因O型血浆中含有抗A抗体和抗B抗体，能致敏或凝集A型、B型、AB型红细胞，属于输血禁忌。只是人们常忽略"危险"二字，只剩"万能血"三个字了。因此，O型全血是万能血的观点应该纠正。当前，《临床输血技术规范》明确规定临床使用同型血输注，在紧急和稀有血型输血时，也必须采用同型或者相合的血液进行输注。

## 4. Rh血型系统

（1）Rh血型系统。Rh血型系统（Rh blood group system）的重要性仅次于ABO血型系统。Rh血型系统非常复杂，所含的抗原数目最多，共54个，临床最主要且最常见的为5个抗原，即D、C、c、E、e。血型常规检测D抗原[5]。

（2）判定RhD阳性和阴性。根据红细胞是否存在D抗原，将Rh血型分为Rh阳性和Rh阴性两类。Rh阳性表示人类红细胞有RhD抗原；Rh阴性表示人类红细胞没有RhD抗原。

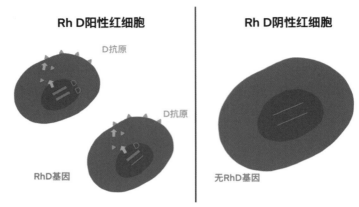

图 3-2　RhD 阳性和阴性的红细胞示意图

（3）什么是RhD阴性，亚洲人RhD阴性率是多少？D抗原阴性在白种人中较为常见。在亚洲人中少见，约为0.4%。

（4）Rh抗体。Rh血型系统一般不存在天然抗体，主要是通过免疫途径产生，如妊娠、输血等，绝大多数抗体是IgG类，IgM类抗体比较少见，偶见IgM抗-E等抗体。

（5）RhD血型鉴定的方法。RhD血型鉴定方法有玻片法、试管法、微量板法、微柱凝胶法等凝集反应。因其简便快捷、准确度高，临床上多用微柱凝胶法。

（6）Rh血型在临床输血中的意义。因Rh血型系统一般不存在天然抗体，故第一次输血时不会发现Rh血型不合。但Rh阴性的受血者接受了Rh阳性血液后，可产生Rh抗体，若再次输Rh阳性血液时，会发生溶血性输血反应，严重者可危及生命[6]。

（7）红细胞弱D型抗原。并非所有含D抗原的红细胞都能和抗D血清反应，这种实际上有D抗原，却无法被一些抗D血清检测出的D抗原即为弱D型，它属于

Rh阳性红细胞。弱D型抗原需用间接抗球蛋白试验进行RhD阴性确认试验，或用分子生物学技术进行鉴定[7]。

（8）弱D型抗原检测的临床意义。作为供血者按照RhD阳性对待，其血液只能给RhD阳性受血者；作为受血者按照RhD阴性对待，只能接受RhD阴性血液。

（9）RhD血型与妊娠及新生儿溶血病的关系。RhD阴性妇女如孕育RhD阳性胎儿，胎儿红细胞上的Rh因子可由于某些原因通过胎盘进入母体，刺激母体产生D抗原。这名妇女再次妊娠时，该抗体可通过胎盘进入胎儿血液循环，破坏胎儿RhD阳性红细胞，造成新生儿溶血，导致胎儿严重贫血，甚至死亡。

发生胎次：绝大多数第二胎，少数第一胎。

# 第三节 输血

## 1. 血型会改变吗？

从遗传学上来讲，人的血型是终生不变的。但在某些特殊情况下，血型能发生改变。有报道称，在白血病和系统性红斑狼疮等疾病的患者中，发现了ABO血型的改变。再如，当患者接收造血干细胞移植手术后，若供者的红细胞ABO血型与受者不合，移植成功后，受者的血型就变成为供者的血型。

## 2. 输血时一定要血型相符吗？

是的。不同血型的人，因其红细胞上的抗原不同，血浆中含有的抗体也不同，二者相遇就会发生免疫反应，从而导致红细胞被破坏，最终危及生命。鉴于血型不相合可能导致严重的临床后果，ABO及Rh血型定型和输血相容性实验是输血前检查的基础。

## 3. 什么是无偿献血？

无偿献血指为了挽救他人生命，自愿提供自身全血、血浆、血小板或其他血液成分而不获取任何报酬的人[8]。

## 参考文献

[1]王晓川.辽宁省省属省管医疗机构临床用血安全监管研究[D].辽宁:辽宁师范大学,2019.

[2]张田勘.打消献血顾虑从科学认知血液开始[J].中国青年报,2019.

[3]临床用血问答[J].中国临床医生,2000,(08):5-14.

[4]黄建民.荒唐的血型好坏说[J].自然与科技,2008,(6):4.

[5]阳志勇,陈芝喜.Rh抗原分型检测对反复输血患者的临床意义[J].中国免疫学杂志,2018,(2):3.

[6]朱峰,官喜红,袁海燕,等.受血者Rh血型鉴定情况及其重要意义[J].实验与检验医学,2009,(02):98.

[7]韩惠云,张国平.3例无偿献血者Du型报道[J].临床和实验医学杂志,2006,(6):157.

[8]郭永建.攻坚克难实现基于自愿无偿献血的安全血液和血液制品自给自足[J].中国输血杂志,2013,(1):101-103.

# 第四章
# 脑电图检测

## 1. 什么是脑电图（EEG）？

脑电图是通过安置在头皮或颅内的电极，经前置放大器，记录大脑皮质神经元的自发性、节律性电活动。脑电图是癫痫诊断和治疗中最重要的检查[1]。

## 2. 什么是数字化脑电图？

数字化EEG特点是仪器小、功耗低、容量大、速度快、导联多、采样率高、分析灵活、数据存储和提取方便、可对原始脑电信号进行各种实时或后处理分析等，并可通过局域网或互联网实现多处终端调取及远距离信号传输。

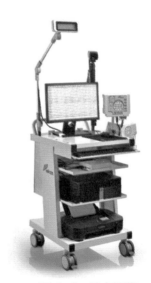

图 4-1　脑电图仪

## 3. 脑电图有哪几种？

普通脑电图、动态脑电图、视频脑电图。

#### 4. 脑电图电极有什么用，常规电极有哪几种？

电极用于采集脑电信号。常用的有柱状电极、盘状电极、针极电极、耳电极、特殊部位电极（如蝶骨电极）等。

#### 5. 临床通常使用的电极材料是什么？

银-氯化银电极。

#### 6. 柱状电极的用途及优缺点

柱状电极又称桥式电极，电极一端垂直与头皮接触，另一端连接一个直角支架形成桥式结构，用特制的弹性胶带电极帽固定在桥的横梁上。常用于短程的普通EEG记录，优点是安装方便快捷，缺点是只能取安静坐位记录，患者稍有活动，电极就容易脱落。

#### 7. 盘状电极的用途及优缺点

盘状电极是临床应用最广泛的头皮电极，它是直径7毫米左右的圆盘形电极，接触头皮一侧的中间向外凸起并有孔，用于注入导电膏。如做短时间记录，可用导电膏固定电极，但很容易脱落。这时，可用火棉胶将电极固定在头皮，可使它更牢固，不易脱落，患者可以卧位记录，适合于睡眠记录、长程记录及对不合作的儿童记录；缺点是安装及取下电极均费时费力。

#### 8. 导电膏中起导电作用的主要成分是什么？

氯化钠。

#### 9. 对于海马部位的放电，适合加哪种电极？

蝶骨电极。

## 10. 颅内脑电图记录中，常用的颅内电极有哪些？

皮层电极、硬膜外电极、深部电极、卵圆孔电极。

## 11. 什么是耳电极？

就是用弹簧夹固定的盘状电极或螺旋式电极，然后再将电极固定在耳垂。也可用胶布直接将盘状电极固定在耳垂。

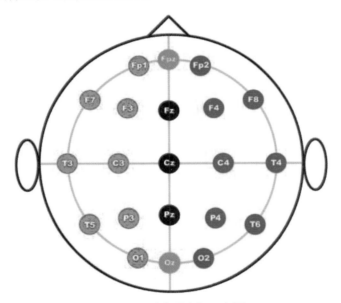

图 4-2　脑电图电极示意图

## 12. 常规脑电图检查前应做哪些准备？

（1）检查前一天洗头，减少油脂造成的皮肤电阻增加。

（2）停用镇静催眠药物和中枢兴奋药物。

（3）癫痫患者正在服用抗癫痫药物时，除有特殊诊断需要，一般不应停药。

（4）清醒EEG检查时，不需要剥夺睡眠，但受检者前一夜应充分睡眠，避免检查中困倦。

（5）检查应在进食后3小时之内进行。

## 13. 做脑电图检查能吃早餐吗？

能，且应在进食3小时之内检测，避免低血糖影响结果。

## 14. 做脑电图检查安全吗？

安全。国家规定脑电图安全电压不得超过50伏，且安装有地线，可降低交流电干扰、稳定脑电信号、保证设备和人身安全、使放大器电路能正常工作。

## 15. 日间睡眠EEG检查前需要剥夺睡眠吗？

需要，日间睡眠EEG检查前应进行12~24小时睡眠剥夺。对入睡非常困难的患者可在检查前酌情应用水合氯醛等药物诱导睡眠。

## 16. 什么是视频EEG监测？

录像EEG监测（video-EEG，VEEG）又称视频EEG监测，是在长程EEG监测的基础上增加1~2个摄像镜头，同步拍摄患者的临床情况。监测时间从数小时至数天不等[2]。

## 17. 新生儿癫痫发作，适合做哪种脑电图检查？

视频脑电图。

## 18. 视频脑电图的应用

辅助判断癫痫发作时间、类型、用药治疗等。

### 19. 什么是视觉诱发电位？

视觉诱发电位是枕叶皮质接受视觉刺激后从头皮上记录到的一个电反应。

### 20. 什么是脑干听觉诱发电位？

脑干听觉诱发电位是指人体接受声音刺激后从头皮记录到的一系列电活动，能客观敏感地反映听觉传导通路的功能状态和耳蜗至脑干相关结构的功能状况。凡是累及内耳道的任何病变或损伤都会影响脑干听觉诱发电位。因此，它是一项检测脑干是否受损的较为敏感的客观指标[3]。

### 21. 什么是体感诱发电位？

体感诱发电位是躯体感觉系统的外周神经部分在接受适当刺激后，在其特定的感觉神经传导通路上记录出的电反应。主要反映周围神经、脊髓后索、脑干、丘脑、丘脑放射及皮质感觉区的功能状态。体感诱发电位是常见的感觉诱发电位之一。

### 22. 常用的睡眠诱发方法有哪些？

睡眠剥夺、自然睡眠、药物诱导睡眠。

### 23. 睡眠诱发应至少记录到哪个睡眠期？

成年人睡眠主要分为5期：W期（清醒期Wakefulness）、N1期（非快速眼动1期NREM1）、N2期（非快速眼动2期NREM2）、N3期（非快速眼动3期NREM3）、R期（快速眼动期REM）；儿童睡眠则分为6期，在成人5期的基础上，还有N期（非快速眼动期NREM）。睡眠诱发应至少记录到NREM2期[4]。

### 24. 常规诱发实验包括哪些？

睁闭眼试验、过度换气试验、闪光刺激试验。

**25. 过度换气诱发引起的脑电图改变，直接原因是什么？**

低碳酸血症。

**26. 脑电图在进行过度换气诱发实验时，应采取什么姿势？**

坐位或站位。

**27. 过度换气的频率一般在多少？**

20~25次/分。

**28. 过度换气诱发试验的禁忌证有哪些？**

急性脑卒中、近期颅内出血、大血管严重狭窄和伴有短暂性脑缺血发作（TIA）、确诊的烟雾病、颅内压增高、严重心肺疾病、镰状细胞贫血及临床情况危重的患者。

**29. 闪光刺激诱发时，刺激器应距离患者鼻根多少厘米？**

30厘米。

**30. 脑波包括哪4个主要频带？**

α频带、β频带、θ频带、δ频带。

**31. 趋势图的特点有哪些？**

时间为横轴，反映时间进程上的脑功能动态变化，医生一目了然，快速识别感兴趣的区域。点击任一点即可直接显示相应原始脑电图的多种趋势图，可变换不同趋势图来监测脑电的相关活动，从而评估治疗效果，为预后提供依据。

## 32. 幅度整合趋势图（aEEG）有什么优势？

动态分析脑功能，清晰显示癫痫持续状态。结合波幅的脑电图（波幅集成脑电）监测神经学上的背景活动和大脑皮质脑电图的背景活动，对大脑长期严重缺血、缺氧有高度敏感性、特异性和预测价值（图4-3为检测结果原图示意）。

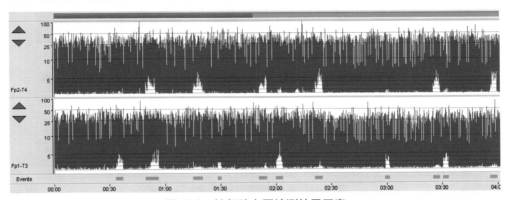

图4-3　缺氧脑电图检测结果示意

## 33. α变异率的主要作用是什么？

α变异增多提示预后良好，可以监测HHH的治疗效果。α变异性对α波变化非常敏感，α波变化在脑灌注不足数分钟就会出现（敏感性优于经颅多普勒超声和血管造影），在脑灌注改善时，也会出现。

用于在患者出现临床症状前发现血管痉挛，有助于避免血管痉挛引起的永久性脑损伤（图4-4为检测结果原图示意）。

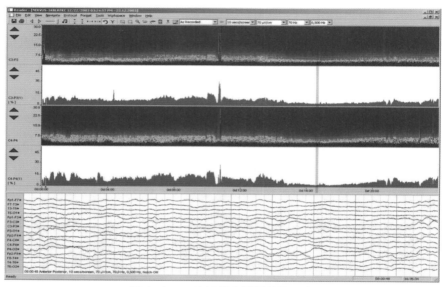

图4-4 α变异增多检测结果示意

## 34. 频率比率Frequency Ratios有什么作用?

显示不同频段的功率比率。主要用于监测头颅损伤的患者比率：α/βα/δδ比率：（α+β）/δ，记录10分钟，脑血管意外（右侧半球受累）右半球α波减少，δ波增加，α/δ比率明显比左半球小。图4-5为检测结果原图示意。

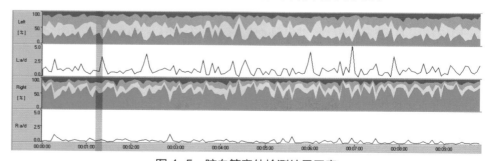

图4-5 脑血管意外检测结果示意

## 35. 包络趋势图Envelope有什么优势？

适合癫痫发作、爆发－抑制、新生儿监测、儿科监测，抗干扰性强。图4-6为检测结果原图示意。

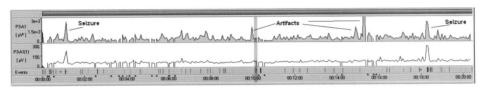

图 4-6　癫痫发作检测示意

注：上：总功率；下：包络趋势图；记录 20 分钟，发生 2 次癫痫

## 36. 脑电图的适应证

癫痫、脑创伤、颅内感染、围生期异常的新生儿监测，如图4-7CJD三相波原图示例：

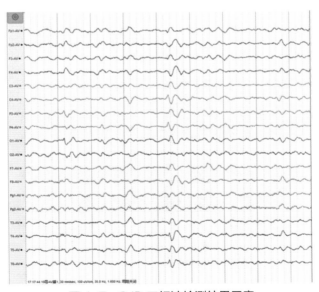

图 4-7　CJD 三相波检测结果示意

37. 减、停抗癫痫药的重要辅助指标

   脑电图改变。

38. 癫痫患者术前评估MRI与EEG定位不相符，应进行什么检查？

   PET-CT。

39. 新生儿脑电图记录至少选择多少导联的脑电记录？

   8导联。

40. 嗜睡的患者应行哪种检查？

   多导睡眠图。

41. 发作较为稀少的患者为进一步明确诊断，临床首选什么脑电图检查？

   剥夺睡眠脑电图。

42. 怀疑儿童失神癫痫应做什么脑电图检查？

   视频脑电图，如图4-8为失神发作原图示例。

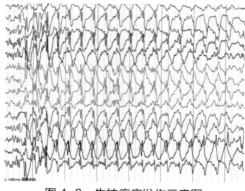

图 4-8 失神癫痫发作示意图

**43.** 脑外伤2小时后首选的检查是什么？

CT。

**44.** 睡眠中呼吸困难、打鼾憋醒应做什么脑电图检查？

多导睡眠监测脑电图。

**45.** 术前评估定位癫痫致痫区最基础的检查是什么？

MRI。

**46.** 判断发作间期异常放电的检查是什么？

脑电图。

**47.** 癫痫持续状态的定义及处理要点是什么？

癫痫持续状态是指凡一次癫痫发作持续30分钟以上，或反复发作而间歇期意识无好转超过30分钟者。处理要点：首先，是要选用强有力的，足量的，能最快达到血中高峰浓度，并能尽快终止临床发作的抗惊厥药物，给药途径通常选用静脉给药。在发作停止后，应及时给予足量的抗癫痫药物维持治疗，避免复发。脑电图表现如下（图4-9为检测结果原图示意）。

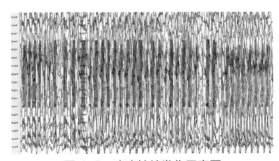

图 4-9 癫痫持续发作示意图

## 48. 颅内电极植入的合并症，最常见的是哪些？

出血、感染、局部损伤。

## 49. 量化脑电图（qEEG）的概念

qEEG是将原始脑电图压缩，并沿着时间轴显示EEG在时间和空间的分布，通过图谱的方式，将数小时甚至数天的数据压缩在一个画面内显示的技术。量化脑电图利用定量分析技术（快速傅里叶变换）对EEG信号进行频域和时域的分析，以趋势图谱的形式直观反映患者的脑功能状态。

## 参考文献

[1]张蒙蒙.癫痫患儿血清中MMP9、TNFα、IL-6与脑电图的相关性研究[D].郑州:郑州大学,2018.

[2]朱燕珍,朱许琼,郑民缨.长程视频脑电监测失败的原因分析及护理对策[J].护士进修杂志,2009,(15):87-88.

[3]高洁.异丙酚复合咪唑安定对正中神经体感诱发电位的影响[D].青岛:青岛大学,2008.

[4]朱越.阻塞性睡眠呼吸暂停低通气综合征患者认知功能损害的研究[D].湖南:东南大学,2016.

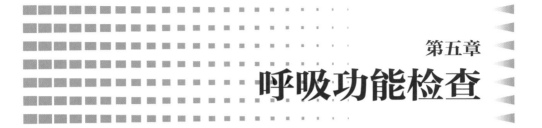

第五章
# 呼吸功能检查

## 1. 什么是肺功能检查？

　　肺功能检查是运用呼吸生理知识和现代检查技术检测肺的气体交换功能，探索人体呼吸系统功能状态的检查[1]。

## 2. 肺功能检查包括哪些项目呢？

　　包括肺容积检查、肺量计检查、支气管激发试验、支气管舒张试验、肺弥散功能检查、气道阻力检查及运动心肺功能检查等[2]。

## 3. 为什么要做肺功能检查？

　　肺功能检查是对胸肺疾病诊断，判断气道堵塞位置、严重程度、治疗效果和预后评估的重要手段。广泛应用于呼吸内科、外科、麻醉科、儿科、流行病学、潜水及航天医学等领域[2]。

　　肺功能检查能早期筛查出肺部疾病，让很多患者能尽早得到治疗，防止肺部疾病向严重方向发展。要大力宣传肺功能检查的重要性。比如，开展公益讲座，向群众普及宣传肺功能检查的基本知识及临床应用。

### 4. 肺功能检查在我国的发展历程

从1939年蔡翘先生等首先报告大学生及中学生肺活量的检测开始，至今已有80多年，但目前我国的肺功能检查普及率相当低。特别是欠发达地区和基层医院更为突出。体检项目更是少有肺功能检测[2]。

### 5. 我国有多少人患慢性阻塞性肺疾病呢？

约1亿人。慢性阻塞性肺疾病成为仅次于脑血管疾病及缺血性心脏病的第三大杀手。20岁以上患病率约8.6%，40岁及以上患病率约13.6%，平均每8个人中就有1位患者。60岁及以上患病率为24.8%~27.4%，平均每4个老人中就有1位患者。

### 6. 患呼吸系统慢性疾病的危险因素有哪些呢？

大气污染、呼吸道感染、吸烟、老龄化。其中，吸烟是最常见的危险因素。

### 7. 影响呼吸系统慢性疾病早期诊断的因素有哪些？

（1）呼吸系统慢性疾病早期症状少、不明显，容易忽视。

（2）呼吸系统疾病缺乏特异性，且患者对自身症状判断不足，延误了诊断。

（3）肺功能检查率低。

### 8. 临床上肺功能检查应用最多的是哪些疾病？

（1）慢性呼吸系统疾病，如慢性咳嗽、呼吸困难、胸闷。

（2）诊断支气管哮喘。

（3）慢性阻塞性肺疾病。

（4）胸腹部术前的评估。

## 9. 胸腹部术前为什么要做肺功能评估?

（1）肺功能检测是评估外科，特别是心、胸、腹部外科手术适应证及围术期维护措施选择的重要方法[3]。

（2）根据肺功能参数可以协助评估胸腹部外科手术适应证，明确患者能否耐受全身麻醉，耐受手术，耐受何种手术及围术期内的风险评估。

（3）术后可能发生并发症的预防评估。

（4）术后生命质量的评估。

（5）术后如何康复的评估等。

## 10. 自我感觉健康的人有必要做肺功能检查吗?

有。一些肺部疾病早期无明显临床症状，如肺癌、职业性肺损害（硅肺病）等，只有当病情进展到一定阶段后才出现一些明显的临床表现，这时往往已是晚期，患者错失了早期发现疾病、早期治疗的机会，所以自我感觉健康的人可能是亚健康者，有必要像测血压一样检测肺功能。

## 11. 体检项目有必要做肺功能检查吗?

当然有，因为肺功能检测能早期筛查出肺部疾病，如慢性支气管炎、哮喘、慢性阻塞性肺疾病、肺间质纤维化等，所以建议有条件的单位及个人都应该把肺功能检查列入常规体检项目，特别40岁以上及有职业暴露风险的人群，更应该常规定期进行肺功能检查。

图5-1为检测结果原图示意。

## 昆明医学院第一附属医院呼吸科
### 肺功能测定——通气强迫振荡弥散残气综合报告

姓名:
年龄: 63 岁
性别: 男
临床印象: COPD

测试号:
住院号: 无
身高: 170.5 cm
体重: 66.5 kg

| | | Pred | Best | %(B/P) | Act1 | Act2 | Act3 |
|---|---|---|---|---|---|---|---|
| VT | [L] | 0.47 | 0.87 | 182.9 | 0.87 | | |
| MV | [L/min] | 9.50 | 17.52 | 184.4 | 17.52 | | |
| VC MAX | [L] | 3.96 | 3.71 | 93.7 | 3.20 | | |
| | | | | | | | |
| FVC | [L] | 3.82 | 3.54 | 92.6 | 3.50 | 3.54 | 3.53 |
| FEV 1 | [L] | 2.99 | 1.97 | 66.1 | 1.99 | 1.97 | 1.98 |
| FEV 1 % FVC | [%] | 76.70 | 55.77 | 72.7 | 56.88 | 55.77 | 55.92 |
| FEV 1 % VC MAX | [%] | 75.69 | 53.17 | 70.2 | 53.63 | 53.17 | 53.25 |
| PEF | [L/s] | 7.87 | 5.59 | 71.1 | 5.90 | 5.59 | 5.54 |
| FEF 25 | [L/s] | 6.98 | 2.37 | 34.0 | 2.34 | 2.37 | 2.46 |
| FEF 50 | [L/s] | 4.13 | 0.91 | 22.0 | 0.99 | 0.91 | 0.92 |
| FEF 75 | [L/s] | 1.45 | 0.28 | 19.6 | 0.29 | 0.28 | 0.28 |
| MMEF 75/25 | [L/s] | 3.26 | 0.71 | 21.9 | 0.75 | 0.71 | 0.71 |
| FET | [s] | | 7.56 | | 7.35 | 7.56 | 7.61 |
| | | | | | | | |
| MVV | [L/min] | 113.28 | 77.38 | 68.3 | 77.38 | | |
| FEV 1*30 | [L/min] | 113.28 | 59.16 | 52.2 | 59.67 | 59.16 | 59.25 |
| | | | | | | | |
| RV-He | [L] | 2.41 | 2.81 | 116.4 | 2.81 | | |
| RV%TLC-He | [%] | 38.92 | 45.48 | 116.7 | 45.48 | | |
| TLC-He | [L] | 6.54 | 6.17 | 94.4 | 6.17 | | |
| FRC-He | [L] | 3.48 | 3.87 | 111.4 | 3.87 | | |
| TLCO SB | [mmol/min/kPa] | 8.69 | 5.96 | 68.6 | 5.96 | | |
| TLCO/VA | [mmol/min/kPa/L] | 1.33 | 0.99 | 74.4 | 0.99 | | |
| TLCOc SB | [mmol/min/kPa] | 8.69 | 5.96 | 68.6 | 5.96 | | |
| TLCOc/VA | [mmol/min/kPa/L] | 1.33 | 0.99 | 74.4 | 0.99 | | |
| | | | | | | | |
| Z at 5 Hz | [cmH2O/(l/s)] | 3.10 | 3.79 | 122.2 | | | |
| Resonant frequency | [1/s] | | 19.42 | | | | |
| R at 5 Hz | [cmH2O/(l/s)] | 3.10 | 3.36 | 108.7 | | | |
| R at 20 Hz | [cmH2O/(l/s)] | 2.69 | 2.44 | 90.9 | | | |
| X at 5 Hz | [cmH2O/(l/s)] | -0.20 | -1.75 | 855.7 | | | |

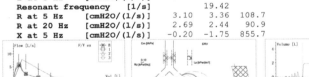
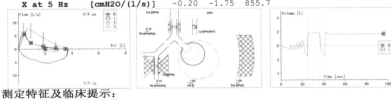

**测定特征及临床提示:**
1. 中度阻塞性肺通气功能障碍。
2. FEF25、FEF50、FEF75、MMEF75/25降低,提示大、小气道功能障碍。
3. 通气储备功能(77%)中度降低。
4. 呼吸总阻抗、气道总阻力、周边弹性阻力正常。
5. 弥散功能轻度降低,肺总量正常,残/总正常。

### 图 5-1 肺功能检测示意图

### 12. 什么是肺量计?

肺量计检测是目前最常用的肺通气功能检查,包括时间肺活量和流量容积曲线。时间由计算机自动记录,呼吸容积及流量可同时并瞬时测定。

### 13. 肺量计检查在监测方面的应用有哪些[4]?

(1)可监测药物及其他干预性治疗的反应。

(2)评估胸部术后肺功能的变化。

(3)评估心肺疾病康复治疗的效果。

(4)公共卫生流行病学的调查。

(5)运动、高原、航天及潜水等的医学研究。

### 14. 肺量计检查在疾病损害和致残方面的应用有哪些?

(1)评估肺功能损害的性质和类型。

(2)评估肺功能损害的严重程度及判断预后。

(3)职业性疾病劳动力鉴定。

### 15. 肺功能检查的绝对禁忌证有哪些?

(1)近3个月患心肌梗死、脑卒中、休克者。

(2)近4周严重心功能不全,严重心律失常、不稳定性心绞痛者。

(3)近4周大咯血者。

(4)癫痫发作需要药物治疗的。

(5)未控制的高血压(收缩压大于200mmHg、舒张压大于100mmHg)。

(6)主动脉瘤。

(7)严重甲状腺功能亢进。

## 16. 肺功能检查的相对禁忌证有哪些？

（1）心率大于120次/分。

（2）气胸、巨大肺大疱且不准备手术治疗者。

（3）孕妇。

（4）鼓膜穿孔（需要堵塞患侧耳道后测定）。

（5）近4周有呼吸道感染。

（6）免疫力低下易受感染者。

（7）其他呼吸道传染病（如结核病、流感、新冠肺炎等）。

## 17. 药物是否对肺功能检查有影响？

有。肺功能检查前需要询问最近的用药情况，包括药物名称、类型、剂量、最后使用的时间等，医生可以根据受试者用过哪一种药来判断停药时间，以及该药是否会影响检测结果。

## 18. 什么叫支气管激发试验？

支气管激发试验是通过化学、物理、生物等人工刺激，诱发气道平滑肌收缩并借助肺功能指标的改变来判断支气管是否缩窄及其程度的方法。支气管激发试验是检测气道高反应性最常用、最准确的临床检查[5]。

## 19. 支气管激发试验阳性表明什么？

目前，《全球哮喘防治创议GINA》《支气管哮喘防治指南》和《咳嗽的诊断与治疗指南》等都将支气管激发试验阳性列为不典型支气管哮喘或咳嗽变异性哮喘的重要诊断条件之一，同时，该实验也是哮喘治疗效果评估的重要方法之一。FEV1或PEF较基础值下降超过20％，可判断为支气管激发试验阳性，这表明气道反应性增高，有助于临床哮喘的诊断[7]。

## 20. 支气管激发试验主要的适应证有哪些？

（1）症状不典型但疑诊为哮喘的患者。

（2）不能解释的咳嗽，呼吸困难，胸闷气喘等。

（3）怀疑有气道高反应性的各种疾病。

已明确诊断的哮喘患者一般不做该检查。

## 21. 不典型的哮喘症状主要包括哪些？

在吸入冷空气、运动、呼吸道感染、暴露于工作场所或吸入变应原后而引起的喘息、呼吸困难、胸闷或咳嗽等症状。

## 22. 什么叫气道可逆性反应？

气道受到外界因素的刺激可引起痉挛收缩反应，与之相反，痉挛收缩的气道可自然或经支气管舒张药物治疗后舒缓，此现象称为气道可逆性[7]。

## 23. 什么叫支气管舒张试验？

与支气管激发试验的原理相同，由于直接测量气道管径较为困难，故临床上常用肺功能指标来反映气道功能的改变。通过给予支气管舒张药物的治疗，观察阻塞气道舒缓反应的方法，称为支气管舒张试验，亦称支气管扩张试验[7]。

# 参考文献

[1]高怡,郑劲平.开展肺功能规范化培训助力慢性呼吸系统疾病综合防控[J].中国实用内科杂志,2019,(5):89-92.

[2]中华医学会呼吸病学分会肺功能专业组.肺功能检查指南(第一部分)——概述及一般要求[J].中华结核和呼吸杂志,2014,(6):4.

[3]杨凤,白云,郑浩,等.结核性脓胸术前肺功能分析[J].河北医药,2010,(24):60-61.

[4]冀萍.肺功能检测对肺结核患者病情及治疗转归的评估价值探讨[D].天津医科大学:中国优秀硕士学位论文全文数据库,2017.

[5]李小娟,朱海燕.216例支气管激发试验结果及不良反应分析[J].检验医学与临床,2017,(3):3.

[6]蓝冬梅,唐海丽,李骞骞.支气管激发试验检查患者出现晕厥原因分析和处理对策[J].全科护理,2018,(12):2.

[7]中华医学会呼吸病学分会肺功能专业组.肺功能检查指南(第四部分)——支气管舒张试验[J].中华结核和呼吸杂志,2014,(9):4.

## 第六章
# 骨代谢

## 第一节　骨骼的组成

### 1. 骨的基本构成是什么?

　　骨是由骨膜、骨质和骨髓构成。骨膜由纤维组织构成，贴于骨表面，骨膜中富含血管和神经，对骨有生长、营养和修复的作用；骨质是骨的主要成分，由骨松质和骨密质组成；骨髓位于骨髓腔和骨松质内，分为红骨髓和黄骨髓，红骨髓是主要的造血器官，黄骨髓由红骨髓转化生成。

### 2. 骨骼对人体健康有多重要?

　　骨骼具有支持、保护、运动、造血、贮存等功能，是维持体形骨架正常支撑的前提和保障。

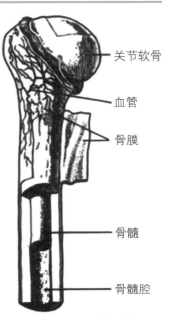

关节软骨

血管

骨膜

骨髓

骨髓腔

图 6-1　骨的基本构成

### 3. 构成骨组织的基本成分是什么？

　　由有机质和无机质构成，有机质包括蛋白质、胶原蛋白等；无机质主要包括矿物质、骨盐等。

## 第二节　骨标志物检测

### 1. 骨标志物是什么？

　　骨代谢标志物是骨组织在代谢过程中产生或释放的一系列产物，如：骨转换标志物、骨生化指标和骨代谢相关激素。其中，骨转换标志物主要包括骨形成标志物和骨吸收标志物，前者代表成骨细胞活动及骨形成时的代谢产物，后者代表破骨细胞活动及骨吸收时的代谢产物[1]。骨生化标志物主要包括骨碱性磷酸酶（BALP）、钙（Ca）、磷（P）、镁（Mg）、铁（Fe）等主要矿物质元素。和骨代谢相关的激素类标志物主要包括调节钙磷等代谢的甲状旁腺激素（PTH）、降钙素（CT）和25-羟维生素D［25-（OH）D］。图6-2为骨代谢标志物检测报告原图示例。

临床诊断：甲状腺功能亢进症
申请项目：骨代谢检测全套

1004193520

备　注：

| 项目名称 | 缩写 | 结果 | 单位 | 参考区间 | 方法 |
|---|---|---|---|---|---|
| 25羟维生素D | 25OH-VitD | 38.55 | nmol/L | 过量：>250.00;<br>正常：75.00-250.00;<br>不足：50.00-75.00;<br>缺乏：<50.00 | 电化学发光法 |
| 碱性磷酸酶 | ALP | 155.9 ↑ | IU/L | 45.0--125.0 | 速率法 |
| 降钙素 | CT | 2.46 | pg/mL | <8.31 | 电化学发光法 |
| 钙 | Ca | 2.78 ↑ | mmol/L | 2.11--2.52 | 硝基-5-甲基-四乙酸法 |
| 骨钙素N端中分子片段 | N-MID | 160.2 | ng/mL | 男性:6.00-24.66;<br>绝经前:4.11-21.87;<br>绝经后:8.87-29.05 | 电化学发光法 |
| 无机磷 | Phos | 1.52 ↑ | mmol/L | 0.85--1.51 | 磷钼酸紫外法 |
| β-胶原降解产物 | β-CTX | 4576 | pg/mL | 男性:43.0-783;<br>绝经前:68.0-680.0;<br>绝经后:131.0-900 | 电化学发光法 |

图 6-2　骨代谢标志物检测报告示例

## 2. 骨形成标志物

主要是骨钙素（osteocalcin）、I型胶原氨基端延长肽等。

（1）骨钙素（osteocalcin）。骨钙素是骨基质中除胶原蛋白外最常见、含量最多的蛋白，由成骨细胞在1，25-$(OH)_2D_3$刺激下分泌合成，它与骨钙的结合作用依赖于维生素K，骨钙素产生后一部分吸收进入骨基质，另一部分则释放进入血液循环。主要的功能是维持骨的正常矿化速度，抑制异常羟基磷酸灰石结晶形成及软骨的矿化速度[2]。

骨钙素增高见于：骨质疏松，甲状旁腺功能亢进，骨外伤、骨肿瘤、更年期、慢性肾功能衰竭等疾病。

骨钙素降低见于：甲状旁腺功能减退等。

（2）检测骨钙素（N-MID osteocalcin）的用途。骨钙素的检测常用于骨代谢紊乱，特别是骨质疏松的诊断，不仅可以反映成骨细胞的活性和骨形成情况，辅助原发性或继发性甲状旁腺功能亢进的诊断。还可以通过检测骨钙素，监测抗吸收药物（双磷酸盐或激素替代治疗，HRT），对骨质疏松或高钙血症患者的治疗效果。骨钙素是骨更新的敏感指标。图6-3为检测结果原图示意。

临床诊断：骨质疏松
申请项目：骨代谢检测全套

1004186791

备　注：

| 项目名称 | 缩　写 | 结　果 | 单　位 | 参考区间 | 方　法 |
|---|---|---|---|---|---|
| 25羟维生素D | 25OH-VitD | 138.95 | nmol/L | 过量:>250.00;<br>正常:75.00-250.00;<br>不足:50.00-75.00;<br>缺乏:<50.00 | 电化学发光法 |
| **碱性磷酸酶** | **ALP** | 164.6 ↑ | IU/L | 50.0-135.0 | **速率法** |
| 降钙素 | CT | <0.500 | pg/mL | <5.17 | 电化学发光法 |
| 钙 | Ca | 2.49 | mmol/L | 2.11-2.52 | 硝基-5-甲基-四乙酸法 |
| 骨钙素N端中分子片段 | N-MID | 43.1 | ng/mL | 男性:6.00-24.66;<br>绝经前:4.11-21.87;<br>绝经后:8.87-29.05 | 电化学发光法 |
| 无机磷 | Phos | 1.15 | mmol/L | 0.85-1.51 | 磷钼酸紫外法 |
| β-胶原降解产物 | β-CTX | 421 | pg/mL | 男性:43.0-783;<br>绝经前:68.0-680.0;<br>绝经后:131.0-900 | 电化学发光法 |

图6-3　骨代谢检测项目示意图

（3）总Ⅰ型前胶原氨基端延长肽（Total PⅠNP）。就是Ⅰ型-前胶原N-末端-前肽（PⅠNP），它是一种真正的骨形成标志物。Ⅰ型胶原是骨基质的重要成分，成骨细胞在骨形成过程中分泌前胶原前体分子，Ⅰ型前胶原在其氨基-端（N端）和羧基-端（C端）存在延伸肽链，这些延伸肽链（前肽）在骨基质形成过程中被酶切割并释放到循环中，即Ⅰ型前胶原氨基端前肽（procollagen tpy Ⅰ N-terminal propepdite，PⅠNP）和Ⅰ型前胶原羧基端前肽（procollagen tpy Ⅰ carboxy-terminal procollagen，PⅠCP）[3]。

（4）检测总Ⅰ型前胶原氨基端延长肽（Total PⅠNP）的用途。对骨折预测和骨质疏松症治疗监测和评估。Total PⅠNP是反映成骨细胞活动和评价骨形成以及Ⅰ型胶原合成速度的特异指标。其分泌量与骨钙素（OC）和骨碱性磷酸酶（BALP）水平呈正相关。增高见于婴幼儿、青少年、甲亢、转移性骨肿瘤等。检测人体血清和血浆中的Total PⅠNP特别适用于绝经后女性骨质疏松症患者、Paget's骨病患者的疗效评估。

### 3. 骨吸收标志物

骨吸收标志物主要有：Ⅰ型胶原交联C-末端肽（CTX）、尿吡啶啉（Pyd）、脱氧吡啶啉（D-Pyd）等。

（1）Ⅰ型胶原交联C-末端肽（CTX）。是Ⅰ型胶原降解产物，是最具代表性的骨吸收标志物。

（2）检测Ⅰ型胶原交联C-末端肽（CTX）的用途？对骨折预测和骨质疏松症治疗监测进行评估，为辅助评估骨吸收的方法，可辅助监测绝经后妇女和诊断为骨质减少个体的抗吸收治疗（如二磷酸盐、激素代替疗法HRT）。

（3）尿吡啶啉（Pyd）和脱氧吡啶啉（D-Pyd）。骨组织中交联胶原蛋白分子间的化合物，即Pyd和D-Pyd，在酶裂解胶原的过程中，释放进入血液，由尿液排出，是骨吸收的标志物。

（4）检测尿Pyd和D-Pyd的作用。Pyd存在于软骨中，是成熟胶原的主要成分；D-Pyd主要存在于骨质中，是骨的特异性标志物。主要通过尿液排泄，排泄率和骨吸收的改变有关，能同时测量骨降解和骨形成，这比单纯测量骨形成对骨疾病敏感性高很多。增加见于儿童，甲亢、甲旁亢、绝经后骨质疏松、转移性骨肿瘤等。

## 4. 骨生化指标

骨生化指标包含骨型碱性磷酸酶（BALP）、抗酒石酸酸性磷酸酶（TRACP）、钙（Ca）、磷（P）、镁（Mg）。

（1）骨型碱性磷酸酶（bone alkaline phosphatase，BALP），由成骨细胞分泌，是总碱性磷酸酶（TALP）的同工酶。血清中50%的TALP来自于BALP，其余50%主要来源于肝脏和其他组织。

（2）检测骨型碱性磷酸酶的作用。骨型碱性磷酸酶是成骨细胞成熟和具有活性的标志。有较高的特异性，优于骨钙素，并且在血清中半衰期为1~2天，较骨钙素稳定，也不受昼夜变化的影响。

骨型碱性磷酸酶增高见于甲亢、甲旁亢、软骨病、佝偻病、骨质疏松、肿瘤骨转移等。

（3）抗酒石酸酸性磷酸酶（TRACP），由破骨细胞分泌合成，是酸性磷酸酶（ACP）的同工酶之一，主要存在于骨、前列腺、脾脏、红细胞及血小板中。

（4）检测TRACP的用途。TRACP反映破骨细胞的活性和骨吸收的状态。增高见于甲旁亢、转移性骨肿瘤、部分绝经后骨质疏松。

（5）血钙。因血液中的钙几乎全部存在于血浆中，所以血钙主要指的是血浆钙。血钙以离子钙和结合钙两种形式存在，但只有离子钙才直接起生理作用。

（6）血钙测定有何用途，如何才能知道自己是否缺乏？

检测血钙可了解人体钙、磷的变化情况。

血钙升高：常见于原发性甲状腺功能亢进，甲状旁腺癌、恶性肿瘤骨转移、肾功能衰竭、酸中毒、脱水等。

血钙降低：常见于甲状腺功能低下、维生素D缺乏、长期低钙饮食、各种原因所致的慢性肠道疾病导致吸收不良，严重肝、肾疾病等。

下图是肺癌晚期骨转移指标示意图，骨转移癌多半为溶骨性病理改变，癌细胞致使大量骨质破坏后，骨骼中的钙释放进入血液循环引起血钙增高。图6-4为检测结果原图示意。

## 第一人民医院生化检验报告单

姓名：　　　　　　性别：男　　年龄：84岁　　条码号：0821561200　　样本编号：20200522G0010154
科别：呼吸与危重症医学　病区：呼吸与危重症RCU　床号：　　　　　　病员号：
标本种类：血清　　　　临床诊断：肺恶性肿瘤　　　　　　　　　　　　病案号：
检验目的：肾功能1+内生肌酐清除率试验　　　肿瘤特异生长因子　　　检测仪器：AU5400

| No. | 中文名称 | 结果 | | 单位 | 参考区间 | 实验方法 |
|---|---|---|---|---|---|---|
| 1 | 葡萄糖测定（GLU） | 8.68 | ↑ | mmol/L | 3.9-5.6 | 氧化酶法 |
| 2 | 尿素测定（BUN） | 10.9 | ↑ | mmol/L | 1.7-8.3 | 酶法 |
| 3 | 肌酐测定（CREA） | 135.0 | ↑ | umol/L | 57-111 | 氧化酶法 |
| 4 | 尿酸测定（UA） | 616 | ↑ | umol/L | 208-428 | 酶法 |
| 5 | 钙测定（CA） | 3.49 | ↑ | mmol/L | 2.15-2.57 | 偶氮砷III |
| 6 | 镁测定（MG） | 0.95 | | mmol/L | 0.74-1.07 | 二甲苯胺蓝GG |
| 7 | 无机磷测定（P） | 0.95 | | mmol/L | 0.85-1.51 | 磷钼酸盐法 |
| 8 | 钠测定（NA） | 157.0 | ↑ | mmol/L | 135-145 | 间接离子选择电极法 |
| 9 | 钾测定（K） | 2.53 | ↓ | mmol/L | 3.5-5.5 | 间接离子选择电极法 |
| 10 | 氯测定（CL） | 112.0 | ↑ | mmol/L | 96-109 | 间接离子选择电极法 |
| 11 | 血清碳酸氢盐（HCO3）测定（CO2） | 38.70 | ↑ | mmol/L | 22-29 | PEP-C法 |
| 12 | 恶性肿瘤特异生长因子测定（TSGF） | 78.30 | ↑ | IU/ml | <64 | 速率法 |
| 13 | 内生肌酐清除率（男）（eGFRm） | 47 | ↓ | ml/min | 80-130 | MDRD简化方程 |

图6-4　肺癌晚期骨转移生化检测示意图

（7）血钙水平正常就不缺钙吗?

不对。人体内的钙绝大部分存在于骨骼和牙齿中，如果人体出现钙不足，除通过摄入补充外，在甲状旁腺激素的调节下会动用骨骼里面的钙来补充，这时，虽然血液里面的钙没有明显减少，但是骨骼里面储备的钙已经减少了。为了了解骨钙的情况，我们除了检查骨密度，还应该检查骨代谢标志物，以便对自身状态有个全面了解。

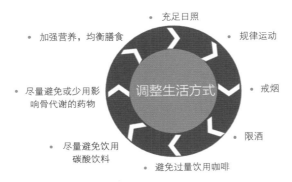

- 充足日照
- 规律运动
- 加强营养，均衡膳食
- 戒烟
- 尽量避免或少用影响骨代谢的药物

调整生活方式

- 限酒
- 尽量避免饮用碳酸饮料
- 避免过量饮用咖啡

**图 6-5　补钙注意事项**

（8）补钙，钙可以通过饮食和钙剂来补充。

食补：可以吃一些含钙较多的食物，如黑豆、芝麻、奶类、海产品等。如果缺钙严重，则需在专科医生的指导下服用钙剂，如碳酸钙、枸橼酸钙、葡萄糖酸钙等，补充钙剂需遵医嘱，切忌盲目服用。

（9）血磷。磷是人体必不可缺少的微量元素，主要以无机盐的形式存在。

主要来源有海产品、奶类、肉类、植物谷类、新鲜水果等。

（10）测定血磷的用途。检测血磷，可以了解人体内钙、磷稳态变化的情况。

血磷增高：常见于甲状旁腺功能减退，过量维生素D治疗，多发性骨髓瘤及某些骨病、骨折愈合期、慢性肾功能衰竭等。

　　血磷降低：常见于甲状旁腺功能亢进、骨软化症、佝偻病、胰岛素过多症等[4]。图6-6为检测结果原图示意。

## 第一人民医院生化检验报告单

姓名：　　　　　　　　性别：男　　年龄：52岁　　条码号：0643337000　　样本编号：20200812G0010097
科别：泌尿外科　　　　病区：泌尿外科病区　　　床号：　　　　　　病员号：
标本种类：血清　　　　临床诊断：慢性肾脏病5期　　　　　　　　　病案号：
检验目的：　　肾功能1　　　　　　　　　　　　　　　　　　　　　检测仪器：

| No | 中文名称 | 结果 | | 单位 | 参考区间 | 实验方法 |
|---|---|---|---|---|---|---|
| 1 | 葡萄糖测定 (GLU) | 8.03 | ↑ | mmol/L | 3.9-5.6 | 氧化酶法 |
| 2 | 尿素测定 (BUN) | 25.0 | ↑ | mmol/L | 1.7-8.3 | 酶法 |
| 3 | 肌酐测定 (CREA) | 490.0 | ↑ | umol/L | 57-97 | 氧化酶法 |
| 4 | 尿酸测定 (UA) | 571 | ↑ | umol/L | 208-428 | 酶法 |
| 5 | 钙测定 (CA) | 1.10 | ↓ | mmol/L | 2.15-2.57 | 偶氮砷III |
| 6 | 镁测定 (MG) | 0.85 | | mmol/L | 0.74-1.07 | 二甲苯胺蓝GG |
| 7 | 无机磷测定 (P) | 2.76 | ↑ | mmol/L | 0.85-1.51 | 磷钼酸盐法 |
| 8 | 钠测定 (NA) | 143.0 | | mmol/L | 135-145 | 间接离子选择电极法 |
| 9 | 钾测定 (K) | 4.04 | | mmol/L | 3.5-5.5 | 间接离子选择电极法 |
| 10 | 氯测定 (CL) | 95.0 | ↓ | mmol/L | 96-109 | 间接离子选择电极法 |
| 11 | 内生肌酐清除率（男）(eGFRm) | 10 | ↓ | ml/min | 80-130 | MDRD简化方程 |

图6-6　血磷检测结果示意图

## 5. 骨代谢相关的激素

　　维持骨代谢的调节激素有促甲状旁腺激素（parathyroid hormone，PTH）、降钙素（calcitonin，CT）、活性维生素D [ 1,25-(OH)$_2$D$_3$ ]。其中PTH促进骨吸收，CT抑制骨吸收，活性维生素D及其代谢产物具有双向调节作用，若这些激素发生代谢紊乱将导致代谢性骨病。

　　（1）甲状旁腺激素（parathyroid hormone PTH）。是甲状旁腺主细胞分泌的肽类激素，主要作用于肾脏、骨骼和小肠黏膜。其生理作用是拮抗降钙素、动员骨钙释放、加快磷酸盐的释放和维生素D的活化等。

　　（2）检测PTH的作用。促进溶骨，促进肾脏排磷及对钙的重吸收；升高血钙，降低血磷和酸化血液，增加1,25-(OH)$_2$D$_3$的生成；促进小肠对钙磷的吸收，是维持血钙正常水平最重要的调节激素。PTH调节异常：常见于原发性或继发性甲状旁腺功能亢进。

①原发性甲状旁腺功能亢进：因甲状旁腺癌或增生等病因，导致PTH自主分泌，血钙持续增高，PTH是诊断甲状旁腺功能亢进的主要依据。

②继发性甲状旁腺功能亢进：因钙流失过多，导致低血钙，刺激PTH分泌增加，出现低血钙。好发于维生素D缺乏、妊娠期、哺乳期、慢性肾功能不全患者。图6-7为检测结果原图示意。

### 第一人民医院生化检验报告单

| 姓名： | 性别：男 | 年龄：15岁 | 条码号：0863178100 | 样本编号：20201026G0017101 |
| --- | --- | --- | --- | --- |
| 科别：肾内科 | 病区：肾内科病区 | 床号： | | 病员号： |
| 标本种类：血清 | 临床诊断：慢性肾脏病5期 | | | 病案号： |
| 检验目的：骨代谢三项 | | | | 检测仪器：E601,I1000 |

| No | 中文名称 | 结果 | | 单位 | 参考区间 | | 实验方法 |
| --- | --- | --- | --- | --- | --- | --- | --- |
| 1 | 血清降钙素测定（CT） | 3.94 | | pg/ml | <9.52 | | 电化学发光法 |
| 2 | 血清甲状旁腺素测定（PTH） | 153.97 | ↑ | pmol/L | 1.59-7.21 | | 化学发光法 |
| 3 | 维生素D测定（Vit-D） | 14.68 | | ng/ml | 0.0-20.0 缺 | 乏 | 电化学发光法 |
| | | | | | 20.0-30.0 相对不足 | | |
| | | | | | 30.0-100.0 充 | 足 | |
| | | | | | >100 中 | 毒 | |

图6-7　血清甲状旁腺检测结果示意图

③降钙素（calcitonin，CT）?

CT是由甲状腺C细胞分泌的多肽激素，CT的主要生理功能是降低血钙和血磷，主要作用于骨骼，对肾脏也有一定作用。

（3）检测CT的作用。CT的分泌受血钙浓度的影响。当血钙浓度增高时，CT的分泌也增高。CT与PTH对血钙的调节作用相反，共同维持着血钙浓度的相对稳定。

CT增高：是诊断甲状腺髓样癌的标志之一，对手术疗效及术后复发研究有重要价值，也见于重度骨病和肾病、前列腺癌、乳腺癌、结肠癌等。

CT降低：主要见于甲状腺切除术后、重度甲亢等。

（4）维生素D是一种脂溶性维生素，是调节人体钙、磷代谢的主要激素前体。最重要的是$D_2$（麦角骨化醇）和$D_3$（胆钙化醇）。维生素$D_2$是经紫外线照射植物中的麦角胆固醇而产生，自然界中存在较少。维生素$D_3$，除来自动物性食物（肝、乳及蛋黄、鱼肝油）外，也可经日光照射后由皮肤微血管中的7-脱氢胆固醇转变生成，因此，又被称作阳光维生素。

维生素D本身无活性，经过肝脏中羟化酶系作用形成25-（OH）$D_3$，在血液中和特异蛋白结合后运输到肾脏，经过肾脏再羟化后，最终形成1,25-（OH）$_2D_3$。1,25-（OH）$_2D_3$活性较高，25-（OH）$D_3$是维生素D在体内的活性型，并被认为是一种激素（图6-8）。

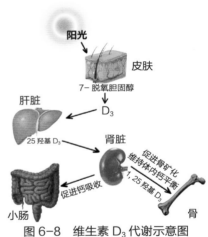

图6-8　维生素$D_3$代谢示意图

（5）维生素D的用途。促进肠道对钙、磷的吸收，促进肾小管对钙、磷的重吸收，调节血钙、血磷的浓度和平衡，促进骨的钙化。维生素D缺乏会导致少儿佝偻病和成年人的软骨病。

（6）骨代谢物检测报告单上的VDT就是体内总的维生素D，即25-（OH）维生素D。

（7）如何补充维生素D？

首先，最简单易行的方法是晒太阳，充分利用皮肤中的7-脱氢胆固醇，通过阳光的照射转变为维生素D。其次，通过饮食摄入富含维生素D的食物，如富含油脂的鱼类、奶类、蛋类、肉类及动物的肝脏等。最后，补充维生素D制剂，一般常用的有：鱼肝油、维生素AD滴剂、维生素$D_3$、维生素$D_2$。

（8）过量服用维生素D会中毒吗？

会。会引起肝功能损伤、肝脏肿大、血钙过高，继而出现厌食、头昏、全身骨骼肌肉酸痛，甚至肝、肾功能受损，骨硬化等，还会导致小儿哭闹不止、惊厥等。所以补充维生素D需医生评估。

（9）为什么孕妇需要监测维生素D

妊娠时，胎儿从母体获得维生素D。如果孕妇体内维生素D水平低下，不能满足胎儿的生长发育需要，则易出现低体重儿、新生儿佝偻病、新生儿低钙血症等，影响新生儿正常的生长发育。图6-9为检测结果原图示意。

## 第一人民医院生化检验报告单

| 姓名： | 性别：女    年龄：35岁 | 条码号：0886778800 | 样本编号：20210112G0013877 |
| 科别：产科门诊 | 病区： | | 病员号： |
| 标本种类：血清 | 床号： | | 病案号： |
| 检验目的：维生素D测定 | 临床诊断：孕16+周 | | 检测仪器：E601 |

| No  中文名称 | 结果 | 单位 | 参考区间 | 实验方法 |
|---|---|---|---|---|
| 1   维生素D测定(Vit-D) | 16.01 | ng/ml | 0.0-20.0    缺乏<br>20.0-30.0   相对不足<br>30.0-100.0  充足<br>>100        中毒 | 电化学发光法 |

图6-9  维生素D检测结果示意图

## 6. 骨代谢标志物是怎样参与骨代谢的？

协调发挥成骨细胞和破骨细胞的功能，维持骨的正常生理功能。

## 7. 骨标志物检测有什么用？

通过检测血液或尿液中骨的代谢产物及相关调节激素，来间接判断人体骨骼代谢的状态，协助骨骼系统疾病的诊断或治疗效果的监测。

# 第三节　骨代谢疾病

## 1. 什么是骨代谢疾病?

骨代谢疾病指由多种原因引起的骨组织中钙、磷等矿物质代谢异常,成骨细胞或破骨细胞功能异常[5],造成成骨细胞骨形成和破骨细胞骨吸收两者之间的转换异常,骨矿化缺乏、不足或沉积过多的全身性疾病。表现为骨痛、骨骼畸形、骨折等。

## 2. 常见的骨代谢疾病有哪些?

骨质疏松症、骨软化症、佝偻病、骨硬化或软骨钙化等。

## 3. 什么是骨质疏松?

骨质疏松是一种全身性的骨量减少,以骨组织纤维结构退化为特征,并引起骨脆性增加,骨强度降低的疾病。主要表现为:骨量减少、骨钙流失、骨组织退化、骨脆性增加、骨折危险性增加、脊柱压缩性骨折致使"龟背"出现。经典的症状有:疼痛、乏力和骨折等[6]。根据病因,可分为原发性、继发性和特发性骨质疏松。

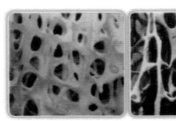

正常骨质　　　　　　　骨质疏松

图6-10　正常骨质与骨质疏松对比

### 4. 什么是原发性骨质疏松症?

主要指退行性骨质疏松症。是由于身体机能及激素水平逐渐下降或不平衡，引起骨代谢异常，出现明显的钙流失、骨质退化、骨量减少等情况，从而引发骨质疏松的发生，是一种生理性退变。可分为:

（1）绝经后骨质疏松症（Ⅰ型）：是由于妇女绝经后雌激素迅速减少，骨吸收大于骨形成，骨量丢失加快而引起[7]。

（2）老年性骨质疏松症（Ⅱ型）：是指随年龄增长，人体单位体积骨量低于正常，骨小梁间隙增大，骨基质减少，骨强度降低[7]。

### 5. 什么是继发性骨质疏松症?

继发性骨质疏松症是指基于已知病因的骨量损失，必要时能预防甚至可以逆转。

主要病因有：蛋白质、钙及维生素D等营养物质缺乏；各种内分泌性疾病所致的疾病，如甲状旁腺功能亢进、库欣综合征等；肿瘤或占位性骨髓病变所致的髓腔压力增加等；药物的影响，如肝素、类固醇等。

### 6. 什么是特发性骨质疏松症?

特发性骨质疏松症是原发性骨质疏松症的一种,多发生于青年,病因不明。包括特发性青少年骨质疏松症和特发性成年骨质疏松症[8]。

(1)特发性青少年骨质疏松症典型的表现为青少年以背部、髋部和脚的隐痛开始,继而出现行走困难[8],常发生下肢关节痛或下肢骨折,也可表现为脊柱后侧凸、鸡胸等,X线片显示骨量减少、椎体呈楔形等。

(2)特发性成年骨质疏松症和青少年骨质疏松症不同,以骨体积下降、骨小梁厚度下降、矿化物降低和骨形成率降低的组织形态学为主要特征,临床表现和老年性骨质疏松症相似。

### 7. 什么是骨软化症?

骨软化症是继发于骨质疏松的疾病,是骨矿化造成的慢性全身性疾病,病变发生在生长中的骨骼称为佝偻病,多见于婴幼儿。病变发生在成年人,骨的生长已停止称为骨软化症。佝偻病和骨软化症,病因均是因维生素D和磷酸盐的缺乏而致。主要表现为骨骼畸形和不同程度的疼痛,也较容易发生骨折。

### 8. 什么是佝偻病?

佝偻病是一类多因素导致钙、磷代谢异常、骨化障碍引起的以骨骼病变为主要特征的慢性疾病,发生于儿童生长发育期,其中,维生素D缺乏性佝偻病最为常见。

# 参考文献

[1]王爱萍.新生儿骨转换生化标志物的研究进展[J].临床儿科杂志,2010,(10):99-101.

[2]王丽丽.补肾生骨颗粒对肾虚血瘀型绝经后骨质疏松症BMD、血清E2、BALP、N-MID的影响[D].山东:山东中医药大学,2015.

[3]刘海娟,李艳,周方元.血清E2和E2/T比值对绝经后女性骨质疏松诊断的临床价值[J].中华检验医学杂志,2017,(8):6.

[4]及捷.原发性三叉神经痛患者血清和脑脊液中钙磷镁铁锌含量的研究[D].山西:山西医科大学,2008.

[5]刘越,张艳梅,赵虎.FGF23-Klotho与骨代谢异常的相关性[J].中华检验医学杂志,2017,(11):5.

[6]刘彦凤.木豆叶对绝经后骨质疏松症的防治作用[D].广州:广州中医药大学,2009.

[7]黄宁庆,米桂芸,贡联兵,等.原发性骨质疏松症临床合理用药[J].人民军医,2019,(10):107-109.

[8]王秀英.骨质疏松患者的术后护理[J].基层医学论坛,2012,(21):52-53.

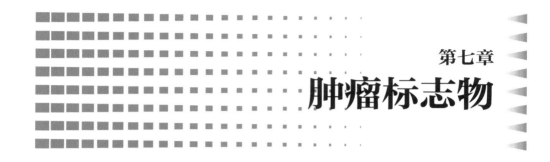

第七章
# 肿瘤标志物

## 第一节　肿瘤标志物的基本概念

### 1. 什么是肿瘤标志物?

　　由恶性肿瘤细胞产生，或正常细胞受到肿瘤环境刺激所产生的物质。这些物质存在于肿瘤患者的组织、体液和排泄物中，能够用免疫学、生物学及化学的方法检测到[1]。

### 2. 肿瘤标志物有哪些特点?

　　（1）敏感度高，能在患肿瘤早期检测出，可用于肿瘤普查。

　　（2）特异度好，能准确鉴别肿瘤/非肿瘤患者。

　　（3）有器官特异性，可用于肿瘤的诊断和鉴别诊断[2]。

　　（4）肿瘤标志物水平与肿瘤体积大小和分期相关，用于判断预后[2]。

　　（5）在肿瘤治疗前、中、后检测肿瘤标志物的水平可帮助了解疗效，监测有无复发和转移[2]。

　　（6）为选择化疗药物或靶向治疗提供依据。

**3. 目前临床上常用的肿瘤标志物有哪些?**

（1）胚胎抗原类：如甲胎蛋白（AFP）、癌胚抗原（CEA）等。

（2）糖类抗原类：如CA125、CA15-3、CA19-9等；大多是糖蛋白或黏蛋白。

（3）激素类：如小细胞肺癌可分泌促肾上腺皮质激素（ACTH），患甲状腺髓样癌时降钙素升高，患绒毛膜癌时β-HCG明显升高[3]。

（4）酶和同工酶类：如患肝癌时γ-GT升高，患前列腺癌时PSA升高等。

（5）蛋白质类：β2微球蛋白、铁蛋白等在肿瘤发生时会升高；多发性骨髓瘤时本周蛋白呈阳性。

（6）癌基因、抑癌基因及其产物类：如ras基因蛋白，myc基因蛋白，p53抑癌基因蛋白等。

（7）肿瘤相关病毒类：如EB病毒与鼻咽癌有关，HPV与宫颈癌有关，HBV与肝癌有关，人类嗜T淋巴瘤病毒-1（HTLV-1）与成人白血病有关等。

**4. 哪些情况下有必要进行肿瘤标志物检测?**

（1）肿瘤"高危人群"或者出现肿瘤相关的临床症状时。

（2）肿瘤术前及术后预测或监视肿瘤是否复发或转移。如：结、直肠癌术前高水平血清癌胚抗原（CEA）在术后恢复正常水平，复查时如果发现血清CEA又升高，即使无任何临床症状，仍提示癌症可能有复发或转移。

（3）肿瘤治疗前后评估疗效。

（4）预后。如乳腺癌患者检测c-erbB-2、p53、PCNA呈阳性，ER、PR呈阴性，表明存在高风险因素，提示预后不良等。

**5.何为肿瘤"高危人群"？**

（1）45岁以上人群。

（2）具有不良生活习惯，如长期吸烟、酗酒、熬夜等。

（3）特定的职业环境暴露，如长期接触石棉、砷化物的人容易发生肺癌，长期接触煤焦油的人容易患皮肤癌，长期接触苯胺类物质的人容易患膀胱癌，长期接触苯类物质的人容易患白血病等。

（4）具有肿瘤家族史，如乳腺癌、结直肠癌等。

（5）长期疾病史，如有乙肝、肝硬化病史的人容易患肝癌，有胃溃疡、胃炎病史的人容易患胃癌，有肺结核病史的人容易患肺癌，长期饮食无节制、易食高温食物的人易患食管癌，长期情绪压抑或暴躁的人易患乳腺癌等。

（6）病毒细菌感染史，如EB病毒感染与鼻咽癌密切相关，HPV感染与宫颈癌相关，幽门螺杆菌感染与胃癌相关。

# 第二节  关于肿瘤标志物结果的问答

## 一、甲胎蛋白

### 1.肿瘤标志物检测报告中的AFP是什么？

AFP（α-fetoprotein）是甲胎蛋白，主要是由胎儿肝细胞及卵黄囊合成的一种糖蛋白。在成人血清中含量极低。图7-1为检测结果原图示意。

| 1 | AFP | 甲胎蛋白 | 7.08 | ↑ | ≤7.00 | ng/mL |
|---|---|---|---|---|---|---|
| 2 | CEA | 癌胚抗原 | 4.12 | | ≤5.00 | ng/mL |
| 3 | CA125 | 糖类抗原125 | 5.7 | | ≤25.0 | U/mL |
| 4 | CA153 | 糖类抗原153 | 9.3 | | ≤24.0 | U/mL |
| 5 | CA199 | 糖类抗原199 | 6.5 | | ≤30.0 | U/mL |
| 6 | CA724 | 糖类抗原724 | 1.0 | | ≤6.9 | U/mL |
| 7 | CYFRA21- | 细胞角蛋白19片段 | 2.5 | | <3.3 | ng/mL |
| 8 | NSE | 神经元特异性烯醇化酶 | 15.8 | | <16.3 | ng/mL |
| 9 | ProGRP | 胃泌素释放肽前体 | 56.7 | | <63.0 | pg/mL |
| 10 | HE4 | 人附睾蛋白4测定 | 37.8 | | ≤105.1 | pmol/L |
| 11 | β-hCG | 人绒毛膜促性腺激素 | 0.56 | | ≤8.3 | mIU/ml |
| 12 | Pre-ROM | 绝经前罗马指数 | 3.74 | | <11.65为上 | % |
| 13 | Post-ROM | 绝经后罗马指数 | 4.57 | | <31.76为上 | % |

图 7-1　肿瘤标志物检测结果示意

## 2. AFP结果高出参考范围提示了什么?

（1）肝细胞发生癌变时，尚未分化的肝细胞又恢复了产生AFP的功能，大约80%的肝癌患者血清AFP可升高，AFP可作为原发性肝癌的特异性指标。

（2）约50%的生殖细胞肿瘤AFP升高。

（3）胃肠肿瘤、胰腺癌或肺癌AFP不同程度地升高。

（4）病毒性肝炎、肝硬化AFP升高。

（5）孕妇升高，双胎孕期AFP比单胎高等。

## 二、癌胚抗原

### 1. 肿瘤标志物检测报告中的CEA是什么?

CEA（carcinoembryonic antigen）是癌胚抗原，在胎儿期由肝脏、胰脏和小肠合成的一种酸性糖蛋白，成人血清中含量极少。图7-2为检测结果原图示意。

| 1 | AFP | 甲胎蛋白 | 2.03 | | ≤7.00 | ng/mL |
|---|---|---|---|---|---|---|
| 2 | CEA | 癌胚抗原 | 7.19 | ↑ | ≤5.00 | ng/mL |
| 3 | CA125 | 糖类抗原125 | 13.1 | | ≤24.0 | U/mL |
| 4 | CA153 | 糖类抗原153 | 10.8 | | ≤24.0 | U/mL |
| 5 | CA199 | 糖类抗原199 | 15.5 | | ≤30.0 | U/mL |
| 6 | CA724 | 糖类抗原724 | 1.7 | | ≤6.9 | U/mL |
| 7 | CYFRA21- | 细胞角蛋白19片段 | 2.1 | | <3.3 | ng/mL |
| 8 | NSE | 神经元特异性烯醇化酶 | 11.6 | | <16.3 | ng/mL |
| 9 | ProGRP | 胃泌素释放肽前体 | 61.7 | | <63.0 | pg/mL |
| 10 | FPSA | 游离前列腺抗原 | 0.13 | | ≤0.93 | ng/mL |
| 11 | TPSA | 总前列腺特异性抗原 | 0.28 | | ≤4.10 | ng/mL |
| 12 | FPSA/TPS | FPSA/TPSA | 0.46 | | 0.25--1.00 | |

图 7-2 肿瘤标志物检测结果示意

## 2. CEA结果高出参考范围提示了什么？

（1）常见于大肠癌、胰腺癌、胃癌、乳腺癌、甲状腺髓样癌等；血清CEA水平与大肠癌的分期有明确关系，越晚期的病变，CEA浓度越高。

（2）吸烟、妊娠期和心血管疾病、糖尿病、非特异性结肠炎等，15%~53%的患者血清CEA也会升高[4]。

（3）良性肿瘤、炎症和退行性疾病，如结肠息肉、溃疡性结肠炎、胰腺炎和酒精性肝硬化患者CEA轻度升高。

（4）CEA不是恶性肿瘤的特异性标志，在诊断上只有辅助价值[5]。

## 三、CA125

## 1. 肿瘤标志物检测报告中的CA125是什么？

CA125是可被单克隆抗体OC125结合的一种糖蛋白，来源于胚胎发育期体腔上皮，在正常卵巢组织中不存在。用于辅助诊断恶性卵巢浆液性癌、上皮性卵巢癌，同时也是卵巢癌术后、化疗后疗效观察的指标。图7-3为检测结果原图示意。

| 1 | CA125 | 糖类抗原125 | 264.6 | ↑ | ≤47.0 | U/mL |
|---|---|---|---|---|---|---|
| 2 | CA153 | 糖类抗原153 | 6.7 | | ≤24.0 | U/mL |
| 3 | CA199 | 糖类抗原199 | 4.5 | | ≤30.0 | U/mL |
| 4 | CA724 | 糖类抗原724 | 2.2 | | ≤6.9 | U/mL |
| 5 | CYFRA21- | 细胞角蛋白19片段 | 0.8 | | <3.3 | ng/mL |
| 6 | NSE | 神经元特异性烯醇化酶 | 10.2 | | <16.3 | ng/mL |

图7-3　肿瘤标志物检测结果示意

## 2. CA125结果高出参考范围提示了什么？

（1）卵巢癌：化疗和手术有效者CA125水平很快下降。若有复发时CA125率先升高[6]。

（2）升高见于：如乳腺癌40%、胰腺癌50%、胃癌47%、肺癌44%、结肠直肠癌32%、其他妇科肿瘤43%，肺癌总体阳性率26.9%[7]。

（3）非恶性肿瘤，轻度升高。如子宫内膜异位症、盆腔炎、卵巢囊肿、胰腺炎、肝炎、肝硬化、早期妊娠的头3个月内等[7]，盆腹腔结核CA125也会呈数十倍升高。

（4）CA125的诊断特异性较差，卵巢黏液性癌中CA125含量极低，近半数卵巢上皮性肿瘤的早期病例血清CA125并不升高。

# 四、CA15-3

## 1. 肿瘤标志物检测报告中的CA15-3是什么？

糖类抗原CA15-3是糖蛋白为MUC1黏蛋白的产物。图7-4为检测结果原图示意。

| 1 | AFP | 甲胎蛋白 | 1.99 | | ≤7.00 | ng/mL |
|---|---|---|---|---|---|---|
| 2 | CEA | 癌胚抗原 | 1.11 | | ≤5.00 | ng/mL |
| 3 | CA125 | 糖类抗原125 | 7.2 | | ≤47.0 | U/mL |
| 4 | CA153 | 糖类抗原153 | 31.5 | ↑ | ≤24.0 | U/mL |
| 5 | CA199 | 糖类抗原199 | 10.7 | | ≤30.0 | U/mL |
| 6 | CA724 | 糖类抗原724 | 0.9 | | ≤6.9 | U/mL |
| 7 | CYFRA21- | 细胞角蛋白19片段 | 3.1 | | <3.3 | ng/mL |
| 8 | NSE | 神经元特异性烯醇化酶 | 11.7 | | <16.3 | ng/mL |
| 9 | ProGRP | 胃泌素释放肽前体 | 35.3 | | <63.0 | pg/mL |
| 10 | HE4 | 人附睾蛋白4测定 | 36.0 | | ≤105.1 | pmol/L |
| 11 | β-hCG | 人绒毛膜促性腺激素 | <0.100 | | ≤5.3 | mIU/mL |
| 12 | Pre-ROM/ | 绝经前罗马指数 | 3.39 | | <11.65为上 | % |
| 13 | Post-ROM | 绝经后罗马指数 | 5.11 | | <31.76为上 | % |

图 7-4　肿瘤标志物检测结果示意

## 2. CA15-3结果高出参考范围提示了什么?

（1）乳腺癌CA15-3明显升高。血清CA15-3水平变化与其局部淋巴结及远处转移情况存在一致性，用于疗效观察、预后判断、复发和转移的诊断等。

（2）其他恶性肿瘤也有一定的升高，如肺癌、结肠癌、胰腺癌、乳腺癌、卵巢癌、子宫颈癌、原发性肝癌等[8]。

## 五、CA19-9

### 1. 肿瘤标志物检测报告中的CA19-9是什么?

CA19-9是一种黏蛋白型的糖类蛋白肿瘤标志物，为细胞膜上的糖脂质，分布于正常胎儿胰腺、胆囊、肝、肠等处，正常成人组织中含量极少或不存在。图7-5为检测结果原图示意。

| 1 | AFP | 甲胎蛋白 | 3.12 | | ≤7.00 | ng/mL |
|---|---|---|---|---|---|---|
| 2 | CEA | 癌胚抗原 | 3.35 | | ≤5.00 | ng/mL |
| 3 | CA125 | 糖类抗原125 | 5.8 | | ≤25.0 | U/mL |
| 4 | CA153 | 糖类抗原153 | 14.8 | | ≤24.0 | U/mL |
| 5 | CA199 | 糖类抗原199 | 50.2 | ↑ | ≤30.0 | U/mL |
| 6 | CA724 | 糖类抗原724 | 4.3 | | ≤6.9 | U/mL |
| 7 | CYFRA21- | 细胞角蛋白19片段 | 1.9 | | <3.3 | ng/mL |
| 8 | NSE | 神经元特异性烯醇化酶 | 12.1 | | <16.3 | ng/mL |
| 9 | ProGRP | 胃泌素释放肽前体 | 36.7 | | <63.0 | pg/mL |
| 10 | HE4 | 人附睾蛋白4测定 | 55.4 | | ≤105.1 | pmol/L |
| 11 | β-hCG | 人绒毛膜促性腺激素 | 1.50 | | ≤8.3 | mIU/ml |
| 12 | Pre-ROM | 绝经前罗马指数 | 8.84 | | <11.65为上 | % |
| 13 | Post-ROM | 绝经后罗马指数 | 6.76 | | <31.76为上 | % |

图 7-5 肿瘤标志物检测结果示意

## 2. CA19-9结果高出参考范围提示了什么?

（1）胰腺癌患者85%~95%为阳性。肿瘤切除后CA19-9浓度会下降，再上升，则可表示复发。

（2）肝胆系癌、胃癌、结直肠癌的CA19-9水平也会升高[9]。

（3）轻度升高见于慢性胰腺炎、胆石症、肝硬化、肾功能不全、糖尿病等[9]。

# 六、CA72-4

## 1. 肿瘤标志物检测报告中的CA72-4是什么?

CA72-4是一种黏蛋白样的高分子量糖蛋白。图7-6为检测结果原图示意。

| 1 | AFP | 甲胎蛋白 | 2.54 | | ≤7.00 | ng/mL |
|---|---|---|---|---|---|---|
| 2 | CEA | 癌胚抗原 | 4.82 | | ≤5.00 | ng/mL |
| 3 | CA125 | 糖类抗原125 | 10.7 | | ≤24.0 | U/mL |
| 4 | CA153 | 糖类抗原153 | 11.1 | | ≤24.0 | U/mL |
| 5 | CA199 | 糖类抗原199 | 12.3 | | ≤30.0 | U/mL |
| 6 | CA724 | 糖类抗原724 | 26.1 | ↑ | ≤6.9 | U/mL |
| 7 | CYFRA21- | 细胞角蛋白19片段 | 2.6 | | <3.3 | ng/mL |
| 8 | NSE | 神经元特异性烯醇化酶 | 13.4 | | <16.3 | ng/mL |
| 9 | ProGRP | 胃泌素释放肽前体 | 40.5 | | <63.0 | pg/mL |
| 10 | FPSA | 游离前列腺抗原 | 0.28 | | ≤0.93 | ng/mL |
| 11 | TPSA | 总前列腺特异性抗原 | 0.58 | | ≤4.10 | ng/mL |
| 12 | FPSA/TPS | FPSA/TPSA | 0.49 | | 0.25--1.00 | |

图7-6　肿瘤标志物检测结果示意

## 2. CA72-4结果高出参考范围提示了什么？

（1）胃癌CA72-4明显升高，与CA19-9同时检测，胃癌检出率可达56%。

（2）各种消化道肿瘤、卵巢癌、肺癌等均可出现血清CA72-4升高，CA72-4和CA125联合检测，可以协助诊断卵巢癌。

（3）轻度升高：如老年人、女性在月经期或者服用激素以后。胰腺炎、肝炎、肝硬化、卵巢囊肿等。

## 七、CYFRA21-1

### 1. 肿瘤标志物检测报告中的CYFRA21-1是什么？

CYFRA21-1（cytokeratins 21-1）是人细胞角蛋白21-1片段，是细胞角蛋白19（CK19）的可溶性片段，正常情况下血清含量极低。当细胞癌变时，细胞内CK19含量升高，癌细胞坏死脱落后，以溶解片段的形式释放于血清及体液中。

CYFRA21-1被认为是诊断非小细胞肺癌最敏感的肿瘤标志物。图7-7为检测结果原图示意。

| 1 | AFP | 甲胎蛋白 | 0.72 | | ≤7.00 | ng/mL |
|---|---|---|---|---|---|---|
| 2 | CEA | 癌胚抗原 | 1.19 | | ≤5.00 | ng/mL |
| 3 | CA125 | 糖类抗原125 | 13.2 | | ≤47.0 | U/mL |
| 4 | CA153 | 糖类抗原153 | 10.2 | | ≤24.0 | U/mL |
| 5 | CA199 | 糖类抗原199 | 12.0 | | ≤30.0 | U/mL |
| 6 | CA724 | 糖类抗原724 | 0.8 | | ≤6.9 | U/mL |
| 7 | CYFRA21- | 细胞角蛋白19片段 | 5.0 | ↑ | <3.3 | ng/mL |
| 8 | NSE | 神经元特异性烯醇化酶 | 8.4 | | <16.3 | ng/mL |
| 9 | ProGRP | 胃泌素释放肽前体 | 32.4 | | <63.0 | pg/mL |
| 10 | HE4 | 人附睾蛋白4测定 | 38.0 | | ≤105.1 | pmol/L |
| 11 | β-hCG | 人绒毛膜促性腺激素 | <0.100 | | ≤5.3 | mIU/mL |
| 12 | Pre-ROM | 绝经前罗马指数 | 3.98 | | <11.65为上 | % |
| 13 | Post-ROM | 绝经后罗马指数 | 8.19 | | <31.76为上 | % |

图7-7　肿瘤标志物检测结果示意

## 2. CYFRA21-1结果高出参考范围提示了什么？

（1）非小细胞肺癌：明显升高且与肿瘤临床分期呈正相关，治疗成功的标志是CYFRA21-1的血清浓度迅速下降，反之则表示病灶未完全清除[10]。

（2）轻度升高：如侵袭性膀胱癌、头颈部肿瘤、乳腺癌、宫颈癌、消化道肿瘤、良性肝病、肾衰竭等。

## 八、NSE

### 1. 肿瘤标志物检测报告中的NSE是什么？

NSE（neuron-specific enolase）是神经元特异性烯醇化酶，是参与糖酵解途径的烯醇化酶中的一种，存在于神经组织和神经内分泌组织中。NSE在脑组织细胞的活性最高，外周神经和神经分泌组织的活性水平居中，最低值见于非神经组织、血清和脊髓液[11]。图7-8为检测结果原图示意。

| 1 | AFP | 甲胎蛋白 | 1.18 | | ≤7.00 | ng/mL |
|---|---|---|---|---|---|---|
| 2 | CEA | 癌胚抗原 | 0.90 | | ≤5.00 | ng/mL |
| 3 | CA125 | 糖类抗原125 | 15.9 | | ≤24.0 | U/mL |
| 4 | CA153 | 糖类抗原153 | 5.9 | | ≤24.0 | U/mL |
| 5 | CA199 | 糖类抗原199 | 5.3 | | ≤30.0 | U/mL |
| 6 | CA724 | 糖类抗原724 | 5.9 | | ≤6.9 | U/mL |
| 7 | CYFRA21- | 细胞角蛋白19片段 | 2.0 | | <3.3 | ng/mL |
| 8 | NSE | 神经元特异性烯醇化酶 | 22.4 | ↑ | <16.3 | ng/mL |
| 9 | ProGRP | 胃泌素释放肽前体 | 31.1 | | <63.0 | pg/mL |
| 10 | FPSA | 游离前列腺抗原 | 0.12 | | ≤0.93 | ng/mL |
| 11 | TPSA | 总前列腺特异性抗原 | 0.45 | | ≤4.10 | ng/mL |
| 12 | FPSA/TPS | FPSA/TPSA | 0.26 | | 0.25--1.00 | |

图 7-8　肿瘤标志物检测结果示意

## 2. NSE结果高出参考范围提示了什么？

（1）小细胞肺癌（SCLC）：60%~81%病例NSE浓度升高。化疗后，肿瘤缩小，NSE明显降低，与治疗前相比具有显著性差异[12]。非小细胞肺癌（NSCLC）NSE无明显增高。

（2）神经母细胞瘤：明显增高。

（3）还可见于甲状腺髓样癌、嗜铬细胞瘤、转移性精原细胞癌、黑色素瘤、胰腺内分泌瘤等。

## 九、泌素释放肽前体

## 1. 肿瘤标志物检测报告中的ProGRP是什么？

ProGRP（pro-gastrin-releasing peptide）是胃泌素释放肽（GRP）的前体，发挥神经递质的作用。由于GRP在血液中不稳定，半衰期只有2分钟，因此检测更稳定的ProGRP作为血清学标志物。图7-9为检测结果原图示意。

| 1 | AFP | 甲胎蛋白 | <0.605 | | ≤7.00 | ng/mL |
|---|---|---|---|---|---|---|
| 2 | CEA | 癌胚抗原 | 3.62 | | ≤5.00 | ng/mL |
| 3 | CA125 | 糖类抗原125 | 16.4 | | ≤24.0 | U/mL |
| 4 | CA153 | 糖类抗原153 | 9.4 | | ≤24.0 | U/mL |
| 5 | CA199 | 糖类抗原199 | 14.2 | | ≤30.0 | U/mL |
| 6 | CA724 | 糖类抗原724 | 1.9 | | ≤6.9 | U/mL |
| 7 | CYFRA21- | 细胞角蛋白19片段 | 3.2 | | <3.3 | ng/mL |
| 8 | NSE | 神经元特异性烯醇化酶 | 11.3 | | <16.3 | ng/mL |
| 9 | ProGRP | 胃泌素释放肽前体 | 82.0 | ↑ | <63.0 | pg/mL |
| 10 | FPSA | 游离前列腺抗原 | 0.08 | | ≤0.93 | ng/mL |
| 11 | TPSA | 总前列腺特异性抗原 | 0.27 | | ≤4.10 | ng/mL |
| 12 | FPSA/TPS | FPSA/TPSA | 0.31 | | 0.25--1.00 | |

图 7-9　肿瘤标志物检测结果示意

## 2. ProGRP结果高出参考范围提示了什么？

（1）小细胞肺癌（SCLC）：显著升高，ProGRP是SCLC敏感和特异的标志物；非小细胞肺癌（NSCLC）、其他肿瘤和肺部良性疾病，ProGRP升高不明显。

（2）胃肠道肿瘤、卵巢癌、甲状腺髓样癌ProGRP也会升高。

## 十、人附睾蛋白4

### 1. 肿瘤标志物检测报告中的HE4是什么？

HE4（Human epididymis protein 4）是人附睾蛋白4，是一种蛋白酶抑制剂，属乳清酸性蛋白家族。HE4仅在正常人的附睾、呼吸道上皮细胞及生殖道表达。图7-10为检测结果原图示意。

| 10 | HE4 | 人附睾蛋白4测定 | 841.6 | ↑ | ≤105.1 | pmol/L |
|---|---|---|---|---|---|---|
| 11 | β-hCG | 人绒毛膜促性腺激素 | 2.01 | | ≤8.3 | mIU/ml |
| 12 | Pre-ROM | 绝经前罗马指数 | 98.66 | | <11.65为上 | % |
| 13 | Post-ROM | 绝经后罗马指数 | 88.59 | | <31.76为上 | % |

图 7-10　人附睾蛋白4检测结果示意

## 2. HE4结果高出参考范围提示了什么？

（1）浆液性、上皮性及透明细胞性卵巢癌：显著升高；HE4是卵巢癌检测敏感性最高的肿瘤标志物，特别是早期无症状的Ⅰ期卵巢癌。

（2）约60%的肺腺癌：显著升高。

（3）约10%的肺鳞癌：可升高。

## 十一、人绒毛膜促性腺激素

### 1. 肿瘤标志物检测报告中的β-HCG是什么？

HCG（Human chorionic gonadotropin）是人绒毛膜促性腺激素，是由胎盘的滋养层细胞分泌的一种糖蛋白，它是由α和β二聚体的糖蛋白组成。

### 2. β-HCG结果高出参考范围提示了什么？

（1）生理情况升高：早期妊娠β-HCG浓度显著升高。

（2）升高还见于异位妊娠、葡萄胎、恶性葡萄胎、绒毛膜癌、精原细胞瘤、畸胎瘤、胃癌、胰腺癌、肺癌、结肠癌、肝癌、卵巢癌、消化系统类癌、脑垂体疾病、甲状腺功能亢进、卵巢囊肿、子宫癌等。

图7-11为检测结果原图示意。

| 1 | β-hCG | 人绒毛膜促性腺激素 | 3937.00 | ↑ | ≤5.3 | mIU/mL |

图 7-11　β-HCG 检测结果示意

## 十二、TPSA、FPSA

### 1. 肿瘤标志物检测报告中的TPSA和FPSA是什么？

前列腺特异抗原（prostate specific antigen，PSA）是由前列腺上皮细胞分泌产生，属激肽酶家族蛋白，存在于前列腺组织和精液中，正常人血清中含量极微[13]。

前列腺特异抗原在血清中主要以三种形式存在[14]：

（1）游离前列腺特异抗原（FPSA），占总前列腺特异抗原（TPSA）的10%~30%。

（2）前列腺特异抗原与α1-抗糜蛋白酶结合形成的复合物（PSA-ACT）。

（3）前列腺特异抗原与α2-巨球蛋白酶结合形成的复合物（PSA-α2M）。后两者又称复合前列腺特异抗原（CPSA）。

前列腺特异抗原的主要生理功能是防止精液凝固，具有极高的组织器官特异性，是目前诊断前列腺癌的首选标志物。图7-12为检测结果原图示意。

| 1 | FPSA | 游离前列腺抗原 | 1.42 | ↑ | ≤0.93 | ng/mL |
| 2 | TPSA | 总前列腺特异性抗原 | 15.74 | ↑ | ≤4.10 | ng/mL |
| 3 | FPSA/TPS FPSA/TPSA | | 0.09 | ↓ | 0.25--1.00 | |

图 7-12　TPSA、FPSA 检测结果示意

### 2. PSA结果高出参考范围提示了什么？

（1）前列腺癌：显著升高。

（2）前列腺增生、急慢性前列腺炎、尿道炎、膀胱炎、精囊炎、前列腺按摩、前列腺活检、直肠指检、留置导尿管、膀胱镜操作、长时间骑车、性刺激、

前列腺理疗等，均会导致PSA升高。

### 3. 肿瘤标志物检测报告中的FPSA/TPSA提示了什么？

FPSA/TPSA是游离前列腺特异性抗原与总前列腺特异性抗原的比值。参考范围为0.25~1.00，用于辅助鉴别前列腺癌和良性前列腺增生。小于0.25，提示前列腺癌的可能性大；大于0.25，多见于前列腺增生。图7-13为检测结果原图示意。

| 1 | AFP | 甲胎蛋白 | 4.68 | | ≤7.00 | ng/mL |
|---|------|---------|------|---|--------|-------|
| 2 | CEA | 癌胚抗原 | 1.89 | | ≤5.00 | ng/mL |
| 3 | CA125 | 糖类抗原125 | 9.5 | | ≤24.0 | U/mL |
| 4 | CA153 | 糖类抗原153 | 7.4 | | ≤24.0 | U/mL |
| 5 | CA199 | 糖类抗原199 | 0.8 | | ≤30.0 | U/mL |
| 6 | CA724 | 糖类抗原724 | 6.5 | | ≤6.9 | U/mL |
| 7 | CYFRA21- | 细胞角蛋白19片段 | 3.2 | | <3.3 | ng/mL |
| 8 | NSE | 神经元特异性烯醇化酶 | 9.6 | | <16.3 | ng/mL |
| 9 | ProGRP | 胃泌素释放肽前体 | 29.7 | | <63.0 | pg/mL |
| 10 | FPSA | 游离前列腺抗原 | 0.02 | | ≤0.93 | ng/mL |
| 11 | TPSA | 总前列腺特异性抗原 | 0.20 | | ≤4.10 | ng/mL |
| 12 | FPSA/TPS | FPSA/TPSA | 0.10 | ↓ | 0.25--1.00 | |

图 7-13　肿瘤标志物检测结果示意

## 十三、罗马指数

### 1. 肿瘤标志物检测报告中的Pre-ROMA、Post-ROMA是什么？

Pre-ROMA是绝经前罗马指数，Post-ROMA是绝经后罗马指数，是卵巢癌风险预测值。

### 2. 罗马指数结果提示了什么？

罗马指数低：提示患上皮性卵巢癌的风险低。当罗马指数高：提示患上皮性卵巢癌的风险高。

# 第三节　不同系统肿瘤标志物检测

## 1. 呼吸系统肿瘤标志物有哪些？

表 7-1　呼吸系统肿瘤标志物检测意义

| 肿瘤标志物名称 | 临床意义 | 联合检测 |
|---|---|---|
| 癌胚抗原（CEA） | 肺癌的鉴别诊断、病情监测、疗效评估 | 联合检测可提高灵敏度和准确度 |
| 鳞状细胞癌抗原（SCCA） | 是一种特异性较高的鳞癌标志物。正常值2.5μg/L。肺癌的辅助性诊断指标和预后监测 | |
| 细胞角质素片段19（CYFRA21-I） | 非小细胞肺癌（NSCLC）：明显升高，是一种敏感性和特异性较好的肺癌标志物 | |
| 神经元特异性烯醇酶（NSE） | 小细胞肺癌（SCLC）：显著升高。化疗或合并放疗后肿瘤缩小，NSE亦呈明显降低 | |
| 糖抗原50（CA5O），（CA125），（CA15-3） | 皆为非特异性的广谱肿瘤标志物，肺癌时含量升高，仅为参考指标 | |

图7-14肺癌检验结果原图示意：

图 7-14　肺癌检验结果示意

图7-15肺癌结果原图示意：

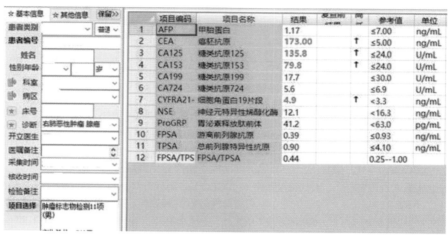

图 7-15　肺癌检验结果示意

## 2. 消化系统肿瘤标志物包括哪些？

（1）消化系统肿瘤有以下几个特点：良性肿瘤仅占约2%，癌为主，肉瘤少见；癌在食管、胃、肝胆和大肠较多见，小肠极少发生癌。

（2）常见肿瘤：食管癌、胃癌、肝胆肿瘤、胰腺癌、大肠肿瘤、小肠肿瘤。

①食管癌相关肿瘤标志物

表 7-2　消化系统肿瘤标志物检测意义

| 肿瘤标志物名称 | 临床意义 | 联合检测 |
|---|---|---|
| 鳞状细胞癌抗原（SCCA） | 食管鳞癌的第一标志物。SCCA对于食管鳞癌的肿瘤大小、侵袭深度、远处转移以及预后都有重要意义 | 联合检测有利于提高肿瘤的早期诊断、疗效、预后监测 |
| 血管内皮生长因子（VEGF） | 高表达的VEGF是食管鳞癌预后不良的一个主要标志 | |
| p53基因及相应抗体等 | p53基因的异常表达与食管鳞癌癌变过程显著相关，p53基因抗体也是食管癌的早期标志物 | |

②胃癌相关肿瘤标志物

表 7-3  胃癌相关肿瘤标志物检测意义

| 肿瘤标志物名称 | 临床意义 | 联合检测 |
|---|---|---|
| CA72-4 | 特异性较高，水平与胃癌大小有关，可用于检测术后细胞残存，且与淋巴结受累程度相关 | 联合检测可有效提高胃癌的检出率，也可监测胃癌的治疗进展及预后 |
| CA19-9 | CA19-9与肿瘤大小、淋巴结转移及浸润深度相关，是胃癌患者独立判断预后的指标 | |
| CA125 | CA125有腹膜播散者明显升高 | |
| 癌胚抗原（CEA） | 与肿瘤大小、浆膜面浸润和淋巴结转移相关；CEA升高提示胃癌患者预后不良 | |
| 表皮生长因子受体（EGFR） | 主要应用于高危人群的筛查以及对预后的判断 | |
| 胃蛋白酶原Ⅰ（PGⅠ）和Ⅱ（PGⅡ） | 用于胃癌普查 | |

图7-16为胃癌患者肿瘤标志物检测结果原图示意：

| | | | | | | |
|---|---|---|---|---|---|---|
| 1 | AFP | 甲胎蛋白 | 5.08 | | ≤7.00 | ng/mL |
| 2 | CEA | 癌胚抗原 | 2.67 | | ≤5.00 | ng/mL |
| 3 | CA125 | 糖类抗原125 | 21.4 | | ≤24.0 | U/mL |
| 4 | CA153 | 糖类抗原153 | 10.1 | | ≤24.0 | U/mL |
| 5 | CA199 | 糖类抗原199 | 44.4 | ↑ | ≤30.0 | U/mL |
| 6 | CA724 | 糖类抗原724 | 2.0 | | ≤6.9 | U/mL |
| 7 | CYFRA21- | 细胞角蛋白19片段 | 4.2 | ↑ | <3.3 | ng/mL |
| 8 | NSE | 神经元特性烯醇化酶 | 21.6 | ↑ | <16.3 | ng/mL |
| 9 | ProGRP | 胃泌素释放肽前体 | 30.1 | | <63.0 | pg/mL |
| 10 | FPSA | 游离前列腺抗原 | 0.25 | | ≤0.93 | ng/mL |
| 11 | TPSA | 总前列腺特异性抗原 | 0.60 | | ≤4.10 | ng/mL |
| 12 | FPSA/TPS | FPSA/TPSA | 0.43 | | 0.25--1.00 | |

患者类别 □ 普通 □
患者编号
姓名
性别年龄 □ □ 岁
科室 □
病区 □
床号 □
诊断 胃恶性肿瘤 术后 □
开立医生 □
医嘱备注 □
采集时间 □
核收时间 □
检验备注 □
项目选择 肿瘤标志物检测11项（男）

图 7-16  胃癌患者肿瘤标志物检测结果示意

③结直肠肿瘤相关肿瘤标志物

表7-4　结直肠肿瘤相关肿瘤标志物检测意义

| 名称 | 临床意义 | 联合检测 |
|---|---|---|
| 癌胚抗原（CEA） | 整个胃肠道恶性肿瘤患者血清中CEA均可增高，但是其特异性并不高，故CEA不是恶性肿瘤的特异性标志，在诊断上只有辅助价值 | CEA、CA50两项联合测定可提高敏感性到81.5%，特异性也可达88.8%。TIMP-1可与CEA联合检测诊断早期结直肠癌 |
| CA50 | 对结直肠癌CA50测定的敏感性与特异性分别为59.8%和93.8% | |
| 基质金属蛋白酶组织抑制因子1（TIMP-1） | 对于DukesA期和B期的结直肠癌敏感性较CEA高，另有研究指出术前血浆TIMP-1是比CEA更强的结直肠癌患者预后独立影响因素 | |
| CA242 | CA242几乎总与CA50一起表达，大肠癌的敏感性达60%~72%，直肠腺癌阳性率为79% | |
| 其他肿瘤标志物 | CA125、CA199、CA50在结直肠患者中也有可能会有明显升高 | |

图7-17为直肠癌患者肿瘤标志物检测结果原图示意：

| | | | | | | | |
|---|---|---|---|---|---|---|---|
| 1 | AFP | 甲胎蛋白 | 10.23 | ↑ | ≤7.00 | ng/mL |
| 2 | CEA | 癌胚抗原 | 11.90 | ↑ | ≤5.00 | ng/mL |
| 3 | CA125 | 糖类抗原125 | 14.3 | | ≤24.0 | U/mL |
| 4 | CA153 | 糖类抗原153 | 11.9 | | ≤24.0 | U/mL |
| 5 | CA199 | 糖类抗原199 | 79.7 | ↑ | ≤30.0 | U/mL |
| 6 | CA724 | 糖类抗原724 | 9.6 | ↑ | ≤6.9 | U/mL |
| 7 | CYFRA21- | 细胞角蛋白19片段 | 4.2 | ↑ | <3.3 | ng/mL |
| 8 | NSE | 神经元特异性烯醇化酶 | 18.1 | ↑ | <16.3 | ng/mL |
| 9 | ProGRP | 胃泌素释放肽前体 | 91.7 | ↑ | <63.0 | pg/mL |
| 10 | FPSA | 游离前列腺抗原 | 0.10 | | ≤0.93 | ng/mL |
| 11 | TPSA | 总前列腺特异性抗原 | 0.25 | | ≤4.10 | ng/mL |
| 12 | FPSA/TPS | FPSA/TPSA | 0.41 | | 0.25--1.00 | |

图7-17　直肠癌患者肿瘤标志物检测结果示意

④肝脏肿瘤标志物

表7-5 肝脏肿瘤标志物检测意义

| 名称 | 临床意义 | 联合检测 |
|---|---|---|
| 甲胎蛋白（AFP） | 用于：A. 肝癌筛查；B. 肝癌的诊断和预后评估，AFP浓度升高提示预后不良 | AFU与AFP联合测定用于早期诊断，不适于鉴别诊断。GPC-3，DCP联合AFP检测可提高诊断的敏感性 |
| α-L-岩藻糖苷酶（AFU） | 是原发性肝癌诊断的标志物，敏感性和特异性良好。小肝癌患者血清AFU阳性率高于AF | |
| 去饱和-γ-羧基-凝血酶原（DCP） | 肝癌诊断的敏感性和特异性分别为87%、85%。其鉴别肝硬化和肝癌的敏感性和特异性高于AFP | |
| 磷脂酰肌醇蛋白聚糖-3（GPC-3） | 肝癌诊断的敏感性和特异性分别为51%和90% | |
| 其他肿瘤标志物 | CEA、CA19-9等在肝脏肿瘤患者中也有可能会有明显升高 | |

图7-18为肝脏肿瘤患者肿瘤标志物检测结果原图示意：

| | | | | | | |
|---|---|---|---|---|---|---|
| 1 | AFP | 甲胎蛋白 | 563.10 | ↑ | ≤7.00 | ng/mL |
| 2 | CEA | 癌胚抗原 | 9.40 | ↑ | ≤5.00 | ng/mL |
| 3 | CA125 | 糖类抗原125 | 199.0 | ↑ | ≤24.0 | U/mL |
| 4 | CA153 | 糖类抗原153 | 11.4 | | ≤24.0 | U/mL |
| 5 | CA199 | 糖类抗原199 | 29.5 | | ≤30.0 | U/mL |
| 6 | CA724 | 糖类抗原724 | 1.1 | | ≤6.9 | U/mL |
| 7 | CYFRA21- | 细胞角蛋白19片段 | 3.3 | ↑ | <3.3 | ng/mL |
| 8 | NSE | 神经元特异性烯醇化酶 | 9.7 | | <16.3 | ng/mL |
| 9 | ProGRP | 胃泌素释放肽前体 | 21.6 | | <63.00 | pg/mL |
| 10 | FPSA | 游离前列腺抗原 | 0.15 | | ≤0.93 | ng/mL |
| 11 | TPSA | 总前列腺特异性抗原 | 1.41 | | ≤4.10 | ng/mL |
| 12 | FPSA/TPS | FPSA/TPSA | 0.11 | ↓ | 0.25--1.00 | |

患者类别 ∨ 普通
患者编号
姓名
性别年龄 ∨ 岁 ∨
科室
病区
床号
诊断 肝损伤 ∨
开立医生
医嘱备注 ∨
采集时间 ∨
核收时间 ∨
检验备注 ∨
项目选择 肿瘤标志物检测11项（男）

图 7-18 肝脏肿瘤患者肿瘤标志物检测结果示意

## 3. 乳腺肿瘤标志物

表 7-6　乳腺肿瘤标志物检测意义

| 名称 | 临床意义 | 联合检测 |
|---|---|---|
| CA153 | 是乳腺肿瘤最重要的特异性标志物，是诊断，术后复发，观察疗效的最佳指标 | 联合检测有利于早期诊断、疗效观察、预后判断及检出复发 |
| CA125 | 也有部分升高 | |
| 癌胚抗原（CEA） | CEA测定主要用于指导肿瘤的治疗和随访，对愈后疗效的观察提供一个参考的依据 | |

图7-19为乳腺癌患者肿瘤标志物检测结果原图示意：

| | | | | | | |
|---|---|---|---|---|---|---|
| 1 | AFP | 甲胎蛋白 | 1.09 | | ≤7.00 | ng/mL |
| 2 | CEA | 癌胚抗原 | 5.32 | ↑ | ≤5.00 | ng/mL |
| 3 | CA125 | 糖类抗原125 | 16.4 | | ≤25.0 | U/mL |
| 4 | CA153 | 糖类抗原153 | 11.9 | | ≤24.0 | U/mL |
| 5 | CA199 | 糖类抗原199 | 60.8 | ↑ | ≤30.0 | U/mL |
| 6 | CA724 | 糖类抗原724 | 4.0 | | ≤6.9 | U/mL |
| 7 | CYFRA21- | 细胞角蛋白19片段 | 7.8 | ↑ | <3.3 | ng/mL |
| 8 | NSE | 神经元特异性烯醇化酶 | 11.8 | | <16.3 | ng/mL |
| 9 | ProGRP | 胃泌素释放肽前体 | 104.7 | ↑ | <63.0 | pg/mL |
| 10 | HE4 | 人附睾蛋白4测定 | 193.7 | ↑ | ≤105.1 | pmol/L |
| 11 | β-hCG | 人绒毛膜促性腺激素 | 7.48 | | ≤8.3 | mIU/ml |
| 12 | Pre-ROM/ | 绝经前罗马指数 | 67.02 | | <11.65为上 | % |
| 13 | Post-ROM | 绝经后罗马指数 | 36.23 | | <31.76为上 | % |

图 7-19　乳腺癌患者肿瘤标志物检测结果示意

**4.卵巢肿瘤标志物组合**

表7-7　卵巢肿瘤标志物检测意义

| 名称 | 临床意义 | 联合检测 |
|---|---|---|
| CA125 | 80%以上的卵巢上皮性恶性肿瘤出现升高 | HE4与CA125联合检测判断卵巢肿瘤的罹患风险及肿瘤良恶性分级 |
| HE4 | HE4是卵巢癌检测敏感性最高的肿瘤标志物，特别是早期无症状的Ⅰ期卵巢癌。也用于卵巢癌类型的鉴别 | |
| 甲胎蛋白（AFP） | 未成熟畸胎瘤、混合性生殖细胞肿瘤，血清AFP也可升高 | |
| β-HCG | 对原发性卵巢绒毛膜癌有特异性 | |
| 性激素 | 颗粒细胞瘤、卵泡膜细胞瘤产生较高水平雌激素。浆液性、黏液性囊腺瘤或勃勒纳瘤有时也可分泌一定雌激素 | |

# 第四节　肿瘤标志物检测及结果的相关注意事项

**1.肿瘤标志物检测一般采用什么类型的标本?**

　　血清标本。采血约4mL于无抗凝剂或含促凝剂采血管中，应避免标本溶血。

**2.在采集标本进行肿瘤标志物检测之前，需要注意什么?**

　　（1）早晨空腹抽血，空腹超过4小时。

　　（2）采血前3天最好素食，不要饮酒；不要服用影响血液成分的药物。

　　（3）避免剧烈运动，检测前2天保持常态活动。

　　（4）有严重出血倾向患者不宜采血做肿瘤标志物检测。

　　（5）女性最好避开月经期。

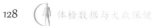

**3. 肿瘤标志物的检测项目是否存在性别差异，具体有哪些不同？**

肿瘤标志物的检测项目是存在性别差异的，图7-20、7-21为检测结果原图示意。

| | | | | | | |
|---|---|---|---|---|---|---|
| 1 | AFP | 甲胎蛋白 | 0.91 | | ≤7.00 | ng/mL |
| 2 | CEA | 癌胚抗原 | 8.55 | ↑ | ≤5.00 | ng/mL |
| 3 | CA125 | 糖类抗原125 | 45.5 | ↑ | ≤25.0 | U/mL |
| 4 | CA153 | 糖类抗原153 | 42.2 | ↑ | ≤24.0 | U/mL |
| 5 | CA199 | 糖类抗原199 | 12.7 | | ≤30.0 | U/mL |
| 6 | CA724 | 糖类抗原724 | 1.0 | | ≤6.9 | U/mL |
| 7 | CYFRA21- | 细胞角蛋白19片段 | 3.4 | | <3.3 | ng/mL |
| 8 | NSE | 神经元特异性烯醇化酶 | 5.8 | | <16.3 | ng/mL |
| 9 | ProGRP | 胃泌素释放肽前体 | 94.6 | ↑ | <63.0 | pg/mL |
| 10 | HE4 | 人附睾蛋白4测定 | 747.8 | ↑ | ≤105.1 | pmol/L |
| 11 | β-hCG | 人绒毛膜促性腺激素 | 1.31 | | ≤8.3 | mIU/mL |
| 12 | Pre-ROMA | 绝经前罗马指数 | 98.18 | | <11.65为上 | % |
| 13 | Post-ROMA | 绝经后罗马指数 | 83.01 | | <31.76为上 | % |

图 7-20　女性患者肿瘤标志物检测项目

| | | | | | |
|---|---|---|---|---|---|
| 1 | AFP | 甲胎蛋白 | 1.85 | ≤7.00 | ng/mL |
| 2 | CEA | 癌胚抗原 | 2.51 | ≤5.00 | ng/mL |
| 3 | CA125 | 糖类抗原125 | 11.1 | ≤24.0 | U/mL |
| 4 | CA153 | 糖类抗原153 | 8.0 | ≤24.0 | U/mL |
| 5 | CA199 | 糖类抗原199 | 1.0 | ≤30.0 | U/mL |
| 6 | CA724 | 糖类抗原724 | 0.8 | ≤6.9 | U/mL |
| 7 | CYFRA21- | 细胞角蛋白19片段 | 3.1 | <3.3 | ng/mL |
| 8 | NSE | 神经元特异性烯醇化酶 | 12.7 | <16.3 | ng/mL |
| 9 | ProGRP | 胃泌素释放肽前体 | 37.0 | <63.0 | pg/mL |
| 10 | FPSA | 游离前列腺抗原 | 0.30 | ≤0.93 | ng/mL |
| 11 | TPSA | 总前列腺特异性抗原 | 0.44 | ≤4.10 | ng/mL |
| 12 | FPSA/TPS | FPSA/TPSA | 0.68 | 0.25--1.00 | |

图 7-21　男性患者肿瘤标志物检测项目

由以上两张示例图可以看出共同项目AFP、CEA、CA125、CA15-3等，女性有HE4、β-HCG、Pre-ROMA和Post-ROMA，男性有FPSA、TPSA及FPSA/TPSA。

**4. 肿瘤标志物检测结果均正常是否可以排除相关肿瘤？**

肿瘤标志物正常无法完全排除肿瘤。很多肿瘤标志物在癌症早期的阳性率并不高，不能单凭肿瘤标志物发现早期癌症。

**5. 肿瘤标志物检测结果出现异常，是否说明患有相关肿瘤？**

不能。肿瘤标志物检测主要用于肿瘤的辅助诊断。一些良性疾病和生理状态也能造成结果异常。比如，月经期、盆腔炎、妊娠等会造成CA125增高；胆道梗阻、胃炎、炎性肠病、吸烟等会造成CEA增高；胰腺炎、胆道疾病、肝硬化患者CA19-9可能升高等。所以，很难单凭某项中指标升高就诊断是否患有肿瘤，更不能确定是哪一类肿瘤，还需要进一步检查。

**6. 肿瘤标志物检测结果出现哪些情况，需要引起重视？**

（1）单次检测肿瘤标志物指标升高非常明显。

（2）连续多次复查，指标持续升高。

（3）有肿瘤的家族遗传史，且检测发现相应肿瘤标志物升高。

因此，单项肿瘤标志物的升高并不一定是罹患相关肿瘤，需连续监测，还需参考其他检查结果以及临床症状来确定肿瘤存在与否。

## 参考文献

[1]石光.肺癌化疗前后血清多肿瘤蛋白芯片检测的意义[D].吉林:吉林大学,2006.

[2]杨芳.血清蛋白质组技术筛选人肺鳞癌相关抗原[D].湖南:中南大学,2007.

[3]贾学恩.几种肿瘤细胞和蛋白质纳米生物传感的压电电化学研究[D].湖南:湖南师范大学,2009.

[4]戴随.肿瘤标志物联合检测在肺癌诊断及预后的价值[D].天津:天津医科大学,2014.

[5]郁玲.常用肿瘤标志物及临床检测应用[J].医学信息(上旬刊),2011,(6):289-290.

[6]周可成,苏卫东.化学发光法检测CA125诊断卵巢肿瘤223例临床分析[J].中国现代医生,2010.

[7]黄健林,张震宇,赵双玉,等.肿瘤筛查与肿瘤标志物[J].实用医技杂志,2014,(2):64-65.

[8]李俏.学看乳腺癌检查的化验单[J].抗癌之窗,2014,(10):3.

[9]曹鹏遥.CA125、CA199、CEA在良恶性胸腔积液诊断中的应用[D].河北:华北理工大学,2019.

[10]李远眺.神经元特异性烯醇化酶联合其他肿瘤标志物检测在诊断小细胞肺癌中的应用[J].中国误诊学杂志,2012,(17):2.

[11]出良钊.贵州省一家族性中枢神经系统血管母细胞瘤的基础和临床研究[D].贵阳:贵阳医学院,2014.

[12]叶海洪.肺癌的分子生物学预后因素[J].广西医学,2000,(3):118-120.

[13]郭中强,陈松,熊晶,等.术前血清前列腺特异性抗原对前列腺电切手术疗效的影响[J].现代泌尿外科杂志,2019,(11):29-32.

[14]曾维威.近17年间前列腺癌患者的临床特征变化[D].广州:广州医科大学,2018.

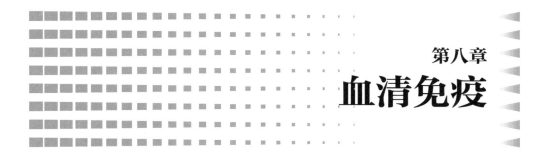

# 第八章
# 血清免疫

## 第一节　T细胞亚群

**1. 什么是淋巴细胞?**

　　淋巴细胞是白细胞的一种，在免疫应答过程中发育成为功能不同的亚群［T淋巴细胞、B淋巴细胞和NK细胞及树突状细胞（DC）群体］，在免疫防御、免疫监视及免疫稳定中发挥重要作用。

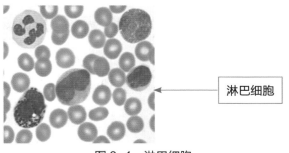

淋巴细胞

图8-1　淋巴细胞

**2. 淋巴细胞亚群的功能?**

　　可以反映机体当前的免疫状态，并可以辅助诊断某些疾病，如自身免疫病、免疫缺陷病、恶性肿瘤、血液病、变态反应性疾病等，分析发病机制，观察疗效及判断预后。

### 3. 淋巴细胞亚群检测的项目有哪些？

淋巴细胞亚群检测简称TBNK检测，本质就是淋巴细胞的分类计数，包括T细胞、B细胞和NK细胞。临床上根据各种细胞的数量判断机体的免疫功能。免疫功能低下表现为疲劳、易感染、疾病迁延不愈等，而免疫力过高又会造成自身免疫病和移植后的排异反应等。

### 4. 怎么检测淋巴细胞亚群？

流式细胞术（FCM）是淋巴细胞亚群检测的标准方法，它通过检测淋巴细胞表面表达的不同CD分子对淋巴细胞进行分类：如T淋巴细胞$CD3^+$，B淋巴细胞$CD19^+$，NK细胞$CD16^+CD56^+$等。

### 5. 进行淋巴细胞亚群检测前需要做哪些准备？

检查前避免剧烈运动，尽量避免服用解热镇痛药、精神抑制药和抗抑郁药、抗甲状腺药、抗感染药、抗疟药、抗麻风药、抗凝药、抗心律失常药、抗癫痫药、抗组胺药、抗糖尿病药、利尿药等。

### 6. 哪些人需要检测淋巴细胞亚群？

（1）免疫监视功能受损（肿瘤患者）。

（2）免疫自稳和耐受功能受损（过敏性疾病、自身免疫/炎症疾病表现）。

（3）免疫防御功能受损（反复、严重、多重感染，常规治疗效果不佳）。

（4）其他特殊情况（血常规中淋巴细胞明显异常、有家族免疫缺陷病史、长期使用免疫抑制剂）。

（5）良性肿瘤患者每隔三个月监测免疫状态。

（6）恶性肿瘤患者治疗（化疗、放疗和免疫治疗）前评估免疫状态，治疗中评价疗效，治疗后用于病情监测和预后判断。

### 7. 淋巴细胞亚群分析的报告内容有哪些？

报告内容主要是两块，一是参与细胞免疫的T淋巴细胞（CD3$^+$），T细胞又分为2个亚群，CD3$^+$CD4$^+$T细胞和CD3$^+$CD8$^+$T细胞，因此报告上常有CD3$^+$CD4$^+$/CD3$^+$CD8$^+$的比值；二是参与体液免疫的B淋巴细胞（CD3$^+$CD19$^+$），主要是NK细胞（CD3$^+$CD16$^+$CD56$^+$）。图8-2为检测结果原图示意。

| | 项目编码 | 项目名称 | 结果 | S/CO值 | | 参考值 | 单位 |
|---|---|---|---|---|---|---|---|
| 1 | CD45+ | 淋巴细胞绝对值 | 1474 | | | 1100--3200 | 个/ul |
| 2 | CD3+/CD | T淋巴细胞比例 | 72.30 | | | 55.00--84.0 | % |
| 3 | CD3+/CD | T淋巴细胞绝对值 | 1066 | | | 690--2540 | 个/ul |
| 4 | CD3+CD8 Tc/Ts(细胞毒/抑制性T细 | | 21.34 | | | 13.00--41.0 | % |
| 5 | CD3+CD8 Tc/Ts(细胞毒/抑制性T细 | | 315 | | | 190--1140 | 个/ul |
| 6 | CD3+CD4 Th细胞(辅助性T细胞)比 | | 48.08 | | | 31.00--60.0 | % |
| 7 | CD3+CD4 Th细胞(辅助性T细胞)绝 | | 709 | | | 410--1590 | 个/ul |
| 8 | CD3+CD4 DP细胞比例 | | 0.54 | | | ≤4.00 | % |
| 9 | CD3+CD4 DP细胞绝对值 | | 8 | | | ≤56 | 个/ul |
| 10 | CD3+CD4 DN细胞比例 | | 2.88 | | | <10.00 | % |
| 11 | CD3-CD1( NK细胞比例 | | 16.66 | | | 5.00--27.00 | % |
| 12 | CD3-CD1( NK细胞绝对值 | | 246 | | | 90--560 | 个/ul |
| 13 | CD19+%L B淋巴细胞比例 | | 10.14 | | | 6.00--25.00 | % |
| 14 | CD19+Ab B淋巴细胞绝对值 | | 149 | | | 90--660 | 个/ul |
| 15 | 4/8 Ratio Th/Ts比值 | | 2.25 | | | 0.68--2.47 | |

图 8-2　淋巴细胞亚群检测结果示意

**8. 免疫功能良好的淋巴细胞亚群报告单是什么样?**

T淋巴细胞数量正常,且各个淋巴细胞亚群的数量和比例正常,CD4⁺T淋巴细胞/CD8⁺T淋巴细胞比例合适。图8-3为检测结果原图示意。

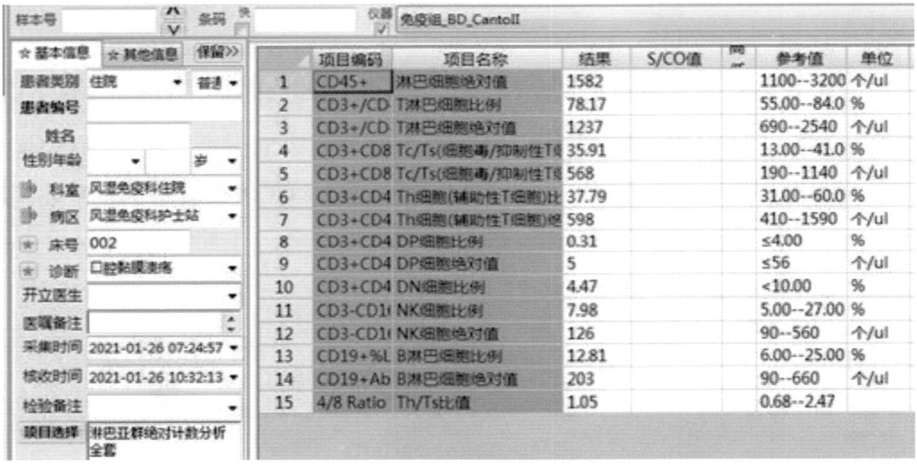

图 8-3　淋巴细胞亚群检测结果示意

**9. 机体免疫力是越强越好吗?**

不是。免疫力过高时,会错把自身器官组织当作外来异物加以攻击,引起自身免疫性疾病。有外源性病原体侵犯时,免疫细胞会发起过强的炎症反应,可导致组织器官损伤,甚至致命。

免疫功能不足或低下,则易患感染性疾病,甚至是恶性肿瘤。

**10. 什么样的T细胞亚群报告单提示免疫功能不良或低下?**

淋巴细胞数量明显减少且淋巴细胞各亚群比例失衡。图8-4为检测结果原图示意。

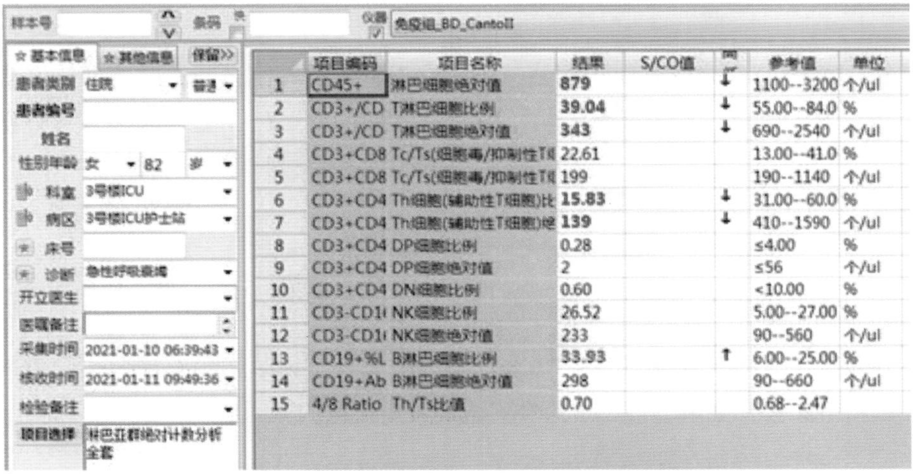

图 8-4　T 淋巴细胞亚群检测结果示意

### 11. 检查淋巴细胞亚群在免疫缺陷病中有什么作用？

淋巴细胞亚群分析可为免疫缺陷病的诊断提供较为明确的依据，现已成为艾滋病的重要诊断项目。同时，原发性免疫缺陷病患儿预防接种疫苗前也应参考淋巴亚群结果来权衡接种利弊，这是因为此类患儿存在免疫缺陷，接种疫苗后较易出现相反的严重结果，所以在为此类患儿预防接种前，进行淋巴细胞亚群检测具有重要意义。

### 12. 检查淋巴细胞亚群在血液系统疾病中有什么作用？

淋巴细胞亚群分析可为传染性单核细胞增多症等疾病的诊断与鉴别诊断提供依据；提示外周血中幼稚细胞存在与否。可用于血液系统肿瘤的初筛、动态监测化疗患者的免疫功能等。

**13. 检查淋巴细胞亚群在感染性疾病中有什么作用？**

淋巴细胞亚群分析可用于细菌感染和病毒感染的鉴别诊断；脓毒血症、支气管肺炎、重症肺炎、HIV感染、手足口等，评估患者免疫功能，监测并为其免疫治疗提供依据。

**14. 检查淋巴细胞亚群在自身免疫病中有什么作用？**

淋巴细胞亚群分析可作为系统性红斑狼疮活动的一个参考指标，为指导临床用药和预测远期预后提供依据；此外，还可用于各种皮肤病患者免疫功能的检测和川崎病的早期诊断等。图8-5为检测结果原图示意。

| 常见疾病T淋巴细胞的变化 | | | | |
|---|---|---|---|---|
| | | T细胞亚群 | | |
| 疾病 | CD3 | CD4 | CD8 | CD4/CD8 |
| 类风湿性关节炎 | | ↑（活动期） | ↓ | ↑ |
| 系统性红斑狼疮 | | -/↓（活动期） | ↑↓ | ↑ |
| 上呼吸道感染 | ↓ | | ↑ | |
| 肿瘤 | ↓↓ | ↓ | ↑↑ | ↓↓ |
| 活动性特应性皮炎 | ↓ | ↓ | ↓ | ↑ |
| 过敏性皮炎 | ↓ | | ↓ | |

图 8-5　不同疾病 T 淋巴细胞亚群检测结果变化示意

**15. 实体瘤检查淋巴细胞亚群有何意义？**

淋巴细胞亚群在调节肿瘤细胞的免疫力和特异性杀伤中至关重要。NK细胞监测自体细胞。$CD4^+$T细胞可以分泌干扰素（IFN）-γ，通过释放T细胞细胞因子来激活其他淋巴细胞亚群，并通过直接杀死肿瘤细胞来抑制肿瘤的发展。$CD8^+$T细胞亚群识别肿瘤细胞，并产生用于靶向和杀死癌细胞的IFN-γ。图8-6为检测结果原图示意。

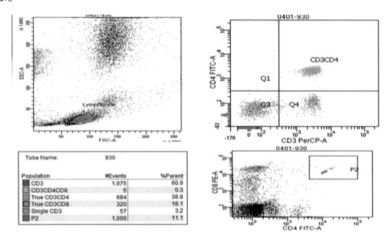

**图 8-6　淋巴细胞亚群流式检测结果示意图**

## 16. CD3⁺T淋巴细胞是什么?

　　CD3⁺是成熟T淋巴细胞。CD3⁺增高时可发生超敏反应，常见于再生障碍性贫血、恶性胸腔积液、变应性鼻炎等；CD3⁺降低表明细胞免疫功能减弱，易受感染：常见于病毒性感染、恶性肿瘤、心脑血管疾病和口腔溃疡等[1]。图8-7为检测结果原图示意。

| 项目编码 | 项目名称 | 结果 | S/CO值 | 标 | 参考值 | 单位 | 前次结果 | 前次结果百分比 | 危急值范围 | |
|---|---|---|---|---|---|---|---|---|---|---|
| CD45+ | 淋巴细胞绝对值 | 1315 | | | 1100--3200 | 个/ul | 1396 | (20210107)（↓ 5.8% | | |
| CD3+/CD | T淋巴细胞比例 | 91.86 | | ↑ | 55.00--84.0 | % | 90.73 | (20210107)（↑ 1.25% | | |
| CD3+/CD | T淋巴细胞绝对值 | 1208 | | | 690--2540 | 个/ul | 1267 | (20210107)（↓ 4.66% | | |
| CD3+CD8 | Tc/Ts(细胞毒/抑制性T细 | 17.35 | | | 13.00--41.0 | % | 21.00 | (20210107)（↓ 17.38% | | |
| CD3+CD8 | Tc/Ts(细胞毒/抑制性T细 | 228 | | | 190--1140 | 个/ul | 293 | (20210107)（↓ 22.18% | | |
| CD3+CD4 | Th细胞(辅助性T细胞)比 | 73.61 | | ↑ | 31.00--60.0 | % | 68.10 | (20210107)（↑ 8.09% | | |
| CD3+CD4 | Th细胞(辅助性T细胞)绝 | 968 | | | 410--1590 | 个/ul | 951 | (20210107)（↑ 1.79% | | |
| CD3+CD4 | DP细胞比例 | 0.46 | | | ≤4.00 | % | 0.92 | (20210107)（↓ 50.0% | | |
| CD3+CD4 | DP细胞绝对值 | 6 | | | ≤56 | 个/ul | 13 | (20210107)（↓ 53.85% | | |
| CD3+CD4 | DN细胞比例 | 0.89 | | | <10.00 | % | 1.63 | (20210107)（↓ 45.4% | | |
| 4/8 Ratio | Th/Ts比值 | 4.24 | | ↑ | 0.68--2.47 | | 3.24 | (20210107)（↑ 30.86% | | |

**图 8-7　T淋巴细胞检测结果示意**

## 17. CD4⁺T淋巴细胞是什么?

CD4$^+$即诱导性T细胞(Ti)/辅助性T细胞(Th),是调控免疫反应最重要的枢纽细胞。增高见于:自身免疫性疾病、花粉症、支气管哮喘、器官移植排斥、甲状腺功能亢进、接触性皮炎等;降低见于:免疫功能低下,病毒性感染、艾滋病、肿瘤等。图8-8为检测结果原图示意。

| 项目编码 | 项目名称 | 结果 | S/CO值 | 同 | 参考值 | 单位 | 前次结果 | 前次结果百分比 | 危急 |
|---|---|---|---|---|---|---|---|---|---|
| CD45+ | 淋巴细胞绝对值 | 1283 | | | 1100--3200 | 个/ul | | | |
| CD3+/CD | T淋巴细胞比例 | 64.10 | | | 55.00--84.0 | % | | | |
| CD3+/CD | T淋巴细胞绝对值 | 823 | | | 690--2540 | 个/ul | | | |
| CD3+CD8 | Tc/Ts(细胞毒/抑制性T细 | 41.68 | | ↑ | 13.00--41.0 | % | | | |
| CD3+CD8 | Tc/Ts(细胞毒/抑制性T细 | 535 | | | 190--1140 | 个/ul | | | |
| CD3+CD4 | Th细胞(辅助性T细胞)比 | 20.30 | | ↓ | 31.00--60.0 | % | | | |
| CD3+CD4 | Th细胞(辅助性T细胞)绝 | 261 | | ↓ | 410--1590 | % | | | |
| CD3+CD4 | DP细胞比例 | 0.92 | | | ≤4.00 | % | | | |
| CD3+CD4 | DP细胞绝对值 | 12 | | | ≤56 | 个/ul | | | |
| CD3+CD4 | DN细胞比例 | 2.11 | | | <10.00 | % | | | |
| CD3-CD1( | NK细胞比例 | 19.82 | | | 5.00--27.00 | % | | | |
| CD3-CD1( | NK细胞绝对值 | 254 | | | 90--560 | 个/ul | | | |
| CD19+%L | B淋巴细胞比例 | 15.80 | | | 6.00--25.00 | % | | | |
| CD19+Ab | B淋巴细胞绝对值 | 203 | | | 90--660 | 个/ul | | | |
| /8 Ratio | Th/Ts比值 | 0.49 | | ↓ | 0.68--2.47 | | | | |

图 8-8　T淋巴细胞检测结果示意

## 18. CD8⁺T淋巴细胞是什么?

CD8$^+$即抑制性T细胞(Ts)/细胞毒性T细胞(Tc ),免疫反应中直接杀伤性细胞。CD8$^+$增高常见于:白塞病、慢性胃炎等;降低见于:变应性鼻炎、干燥症、重症肌无力、高血压等[2]。图8-9为检测结果原图示意。

| 项目编码 | 项目名称 | 结果 | S/CO值 | 同上 | 参考值 | 单位 | 前次结果 |
|---|---|---|---|---|---|---|---|
| CD45+ | 淋巴细胞绝对值 | 2939 | | | 1100--3200 | 个/ul | |
| CD3+/CD | T淋巴细胞比例 | 81.11 | | | 55.00--84.0 | % | |
| CD3+/CD | T淋巴细胞绝对值 | 2384 | | | 690--2540 | 个/ul | |
| CD3+CD8 | Tc/Ts(细胞毒/抑制性T细胞)比 | 50.27 | | ↑ | 13.00--41.0 | % | |
| CD3+CD8 | Tc/Ts(细胞毒/抑制性T细胞)绝 | 1477 | | ↑ | 190--1140 | 个/ul | |
| CD3+CD4 | Th细胞(辅助性T细胞)比 | 28.80 | | ↓ | 31.00--60.0 | % | |
| CD3+CD4 | Th细胞(辅助性T细胞)绝 | 846 | | | 410--1590 | 个/ul | |
| CD3+CD4 | DP细胞比例 | 0.40 | | | ≤4.00 | % | |
| CD3+CD4 | DP细胞绝对值 | 12 | | | ≤56 | 个/ul | |
| CD3+CD4 | DN细胞比例 | 2.04 | | | <10.00 | % | |
| CD3-CD1( | NK细胞比例 | 9.44 | | | 5.00--27.00 | % | |
| CD3-CD1( | NK细胞绝对值 | 278 | | | 90--560 | 个/ul | |
| CD19+%L | B淋巴细胞比例 | 8.97 | | | 6.00--25.00 | % | |
| CD19+Ab | B淋巴细胞绝对值 | 264 | | | 90--660 | 个/ul | |
| 4/8 Ratio | Th/Ts比值 | 0.57 | | ↓ | 0.68--2.47 | | |

图 8-9　T 淋巴细胞检测结果示意

## 19. CD4$^+$/CD8$^+$比值对疾病诊断有什么指导作用？

CD4$^+$/CD8$^+$比值是判断人体免疫功能紊乱的敏感指标。

比值增高常表明细胞免疫功能处于"过度活跃"状态，常见于器官移植排斥反应、高血压、2型糖尿病、类风湿性关节炎等；若移植后CD4$^+$/CD8$^+$较移植前明显增加，则提示机体可能发生排斥反应。

比值降低表明机体处于"免疫抑制"状态，常见于免疫缺陷病、恶性肿瘤、红斑狼疮、某些白血病、呼吸道感染和艾滋病（小于0.5）等。

CD4$^+$/CD8$^+$降到1.0以下称为"比值倒置"。图8-10为检测结果原图示意。

| 254 | 仪器 | 免疫组_BD_CantoII | | | | | | | |
|---|---|---|---|---|---|---|---|---|---|
| 项目编码 | 项目名称 | 结果 | S/CO值 | 同 | | 参考值 | 单位 | 前次结果 | |
| CD45+ | 淋巴细胞绝对值 | 1402 | | | | 1100--3200 | 个/ul | | |
| CD3+/CD | T淋巴细胞比例 | 60.35 | | | | 55.00--84.0 | % | | |
| CD3+/CD | T淋巴细胞绝对值 | 846 | | | | 690--2540 | 个/ul | | |
| CD3+CD8 | Tc/Ts(细胞毒/抑制性T | 8.97 | | ↓ | | 13.00--41.0 | % | | |
| CD3+CD8 | Tc/Ts(细胞毒/抑制性T | 126 | | ↓ | | 190--1140 | 个/ul | | |
| CD3+CD4 | Th细胞(辅助性T细胞)比 | 45.55 | | | | 31.00--60.0 | % | | |
| CD3+CD4 | Th细胞(辅助性T细胞)绝 | 639 | | | | 410--1590 | 个/ul | | |
| CD3+CD4 | DP细胞比例 | 0.36 | | | | ≤4.00 | % | | |
| CD3+CD4 | DP细胞绝对值 | 5 | | | | ≤56 | 个/ul | | |
| CD3+CD4 | DN细胞比例 | 5.82 | | | | <10.00 | % | | |
| CD3-CD1( | NK细胞比例 | 2.39 | | ↓ | | 5.00--27.00 | % | | |
| CD3-CD1( | NK细胞绝对值 | 34 | | ↓ | | 90--560 | 个/ul | | |
| CD19+%L | B淋巴细胞比例 | 34.42 | | ↑ | | 6.00--25.00 | % | | |
| CD19+Ab | B淋巴细胞绝对值 | 483 | | | | 90--660 | 个/ul | | |
| 4/8 Ratio | Th/Ts比值 | 5.08 | | ↑ | | 0.68--2.47 | | | |

图 8-10　T 淋巴细胞检测结果示意

## 20. B淋巴细胞升高、降低各有什么临床意义?

　　B淋巴细胞明显增加常见于:淋巴组织增生失调,病毒感染早期;B淋巴细胞减少常见于:原发性B淋巴细胞缺陷病和重症联合免疫缺陷、体液免疫功能不良。图8-11为检测结果原图示意。

| 项目编码 | 项目名称 | 结果 | S/CO值 | 同 | | 参考值 | 单位 | 前次结果 | | 前次结果百分比 |
|---|---|---|---|---|---|---|---|---|---|---|
| CD45+ | 淋巴细胞绝对值 | 964 | | ↓ | | 1100--3200 | 个/ul | 671 | (20210104)( | 43.67% |
| CD3+/CD | T淋巴细胞比例 | 82.10 | | | | 55.00--84.0 | % | 80.09 | (20210104)( | 2.51% |
| CD3+/CD | T淋巴细胞绝对值 | 791 | | | | 690--2540 | 个/ul | 538 | (20210104)( | 47.03% |
| CD3+CD8 | Tc/Ts(细胞毒/抑制性T | 30.32 | | | | 13.00--41.0 | % | 28.72 | (20210104)( | 5.57% |
| CD3+CD8 | Tc/Ts(细胞毒/抑制性T | 292 | | | | 190--1140 | 个/ul | 193 | (20210104)( | 51.3% |
| CD3+CD4 | Th细胞(辅助性T细胞)比 | 48.06 | | | | 31.00--60.0 | % | 46.72 | (20210104)( | 2.87% |
| CD3+CD4 | Th细胞(辅助性T细胞)绝 | 463 | | | | 410--1590 | 个/ul | 314 | (20210104)( | 47.45% |
| CD3+CD4 | DP细胞比例 | 0.54 | | | | ≤4.00 | % | 0.41 | (20210104)( | 31.71% |
| CD3+CD4 | DP细胞绝对值 | 5 | | | | ≤56 | 个/ul | 3 | (20210104)( | 66.67% |
| CD3+CD4 | DN细胞比例 | 3.71 | | | | <10.00 | % | 4.65 | (20210104)( | 20.22% |
| CD3-CD1( | NK细胞比例 | 13.35 | | | | 5.00--27.00 | % | 10.08 | (20210104)( | 32.44% |
| CD3-CD1( | NK细胞绝对值 | 129 | | | | 90--560 | 个/ul | 68 | (20210104)( | 89.71% |
| CD19+%L | B淋巴细胞比例 | 4.19 | | ↓ | | 6.00--25.00 | % | 8.73 | (20210104)( | 52.0% |
| CD19+Ab | B淋巴细胞绝对值 | 40 | | ↓ | | 90--660 | 个/ul | 59 | (20210104)( | 32.2% |
| 4/8 Ratio | Th/Ts比值 | 1.59 | | | | 0.68--2.47 | | 1.63 | (20210104)( | 2.45% |

图 8-11　B 淋巴细胞检测结果示意

## 21. NK细胞检查的临床意义是什么？

NK细胞增多：见于病毒感染；NK细胞减少：常见于患者免疫功能低下、使用免疫抑制药物后。图8-12为检测结果原图示意。

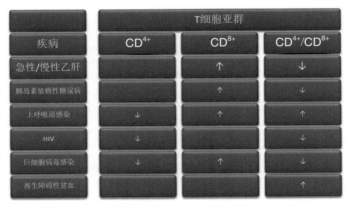

| | 项目编码 | 项目名称 | 结果 | S/CO值 | 向 | 参考值 | 单位 | 前次结果 |
|---|---|---|---|---|---|---|---|---|
| 1 | CD45+ | 淋巴细胞绝对值 | 1402 | | | 1100--3200 | 个/ul | |
| 2 | CD3+/CD | T淋巴细胞比例 | 60.35 | | | 55.00--84.0 | % | |
| 3 | CD3+/CD | T淋巴细胞绝对值 | 846 | | | 690--2540 | 个/ul | |
| 4 | CD3+CD8 | Tc/Ts(细胞毒/抑制性T | 8.97 | | ↓ | 13.00--41.0 | % | |
| 5 | CD3+CD8 | Tc/Ts(细胞毒/抑制性T | 126 | | ↓ | 190--1140 | 个/ul | |
| 6 | CD3+CD4 | Th细胞(辅助性T细胞)比 | 45.55 | | | 31.00--60.0 | % | |
| 7 | CD3+CD4 | Th细胞(辅助性T细胞)绝 | 639 | | | 410--1590 | 个/ul | |
| 8 | CD3+CD4 | DP细胞比例 | 0.36 | | | ≤4.00 | % | |
| 9 | CD3+CD4 | DP细胞绝对值 | 5 | | | ≤56 | 个/ul | |
| 10 | CD3+CD4 | DN细胞比例 | 5.82 | | | <10.00 | % | |
| 11 | CD3-CD1( | NK细胞比例 | 2.39 | | ↓ | 5.00--27.00 | % | |
| 12 | CD3-CD1( | NK细胞绝对值 | 34 | | ↓ | 90--560 | 个/ul | |
| 13 | CD19+%L | B淋巴细胞比例 | 34.42 | | ↑ | 6.00--25.00 | % | |
| 14 | CD19+Ab | B淋巴细胞绝对值 | 483 | | | 90--660 | 个/ul | |
| 15 | 4/8 Ratio | Th/Ts比值 | 5.08 | | ↑ | 0.68--2.47 | | |

图 8-12　NK 细胞检测结果示意

## 22. 常见疾病与T细胞免疫检测的关系

| | T细胞亚群 | | |
|---|---|---|---|
| 疾病 | CD$^{4+}$ | CD$^{8+}$ | CD$^{4+}$/CD$^{8+}$ |
| 急性/慢性乙肝 | | ↑ | ↓ |
| 胰岛素依赖性糖尿病 | | ↑ | ↓ |
| 上呼吸道感染 | ↓ | ↑ | ↑ |
| HIV | ↓ | ↑ | ↓ |
| 巨细胞病毒感染 | ↓ | ↑ | ↓ |
| 再生障碍性贫血 | | | ↑ |

图 8-13　常见疾病 T 淋巴细胞亚群变化示意

# 第二节 细胞因子检测

## 1. 什么是细胞因子?

细胞因子(cytokine,CK)是由多种组织细胞(主要为免疫细胞)所合成和分泌的小分子多肽或糖蛋白。细胞因子能介导细胞间的相互作用,具有调节细胞生长、分化成熟、功能维持、调节免疫应答、参与炎症反应、创伤愈合和肿瘤消长等多种生物功能。众多细胞因子在体内通过旁分泌、自分泌或内分泌方式发挥作用[3],参与人体多种重要的生理功能。

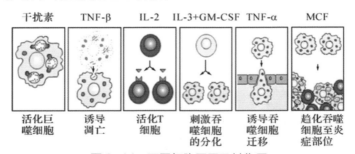

图8-14 不同细胞因子及其作用

## 2. 临床上常用的细胞因子有哪些?

CD4$^+$细胞分为Th1和Th2两个亚群。Th1细胞主要分泌IL-2、IFN-γ和TNF-β等细胞因子,介导细胞免疫反应,在诱发器官特异性自身免疫病、器官移植排斥反应和抗感染免疫等中起重要作用[4]。Th2细胞主要分泌IL-4、IL-5、IL-6、IL-10和IL-13,主要调节体液免疫反应,在诱发过敏反应中起着决定性的作用。

**3. 哪些人需要检测细胞因子？**

疑似免疫系统功能异常的患者，如感染、免疫系统疾病、肿瘤等。

**4. 目前临床上主流使用的检测方法是什么，该方法的优势是什么？**

流式细胞术。该法的优势是可同时检测多种蛋白，且能避免酶联免疫反应信号放大带来的假阳性。

**5. 细胞因子检测对感染有什么指导作用？**

（1）通过IL-6和IL-10的水平辅助$G^+$和$G^-$的诊断，指导临床抗生素使用。

（2）通过IFN-γ的水平，结合其他炎症因子变化，辅助诊断病毒感染、结核菌感染。

（3）通过对多项因子的变化幅度的评估，判断患者治疗效果。

**6. 细胞因子检测在肿瘤诊疗中的作用是什么？**

（1）肿瘤患者IL-6、IL-10水平升高。

（2）肿瘤患者细胞免疫功能被抑制，表现为IL-2、TNF-α、IFN-γ水平下降。

（3）通过监测细胞因子谱水平可以在一定程度上监测病情变化，如化疗及靶向治疗。

图8-15为检测结果原图示意。

| | 项目编码 | 项目名称 | 结果 | S/CO值 | 同上 | 参考值 | 单位 | 前次结果 | 前次结果百分比 | 危急值范围 | |
|---|---|---|---|---|---|---|---|---|---|---|---|
| 1 | IL-2 | 白介素-2 | 0.59 | | | 0.08--5.71 | pg/ml | | | | |
| 2 | IL-4 | 白介素-4 | 0.10 | | | 0.10--2.80 | pg/ml | | | | |
| 3 | IL6 | 白介素-6 | 56.72 | | ↑ | 1.18--5.30 | pg/ml | | | | |
| 4 | IL-10 | 白介素-10 | 5.12 | | ↑ | 0.19--4.91 | pg/ml | | | | |
| 5 | TNF-A | 肿瘤坏死因子α | 1.00 | | | 0.10--2.31 | pg/ml | | | | |
| 6 | IFN-R | 干扰素γ | 1.01 | | | 0.16--7.42 | pg/ml | | | | |

**图 8-15 细胞因子检测结果示意**

## 7. 细胞因子检测在自身免疫系统疾病中的作用是什么？

（1）动态监测IL-6、TNF-α、IL-17等，判断类风湿关节炎的进展及活动性。

（2）通过IL-6、IL-10、IL-17的变化，辅助系统性红斑狼疮的诊断及活动性监测。

## 8. 重症患者监测细胞因子的作用？

有利于监测重症患者细胞因子风暴（细胞因子大量迅速升高）状态，降低重症风险和死亡率。

## 9. 监测细胞因子状态对区分机体炎症/免疫状态有什么指导作用？

重症患者可能存在三种炎症/免疫状态（SIRS/CARS/MARS）：

（1）促炎因子大幅升高，提示存在炎症反应强烈（SIRS），此时建议抗炎治疗为主（激素/抗炎药/免疫抑制剂/CK拮抗剂）。

（2）抗炎因子大幅升高，抗炎或免疫抑制状态（CARS），此时建议免疫提升治疗为主。

（3）当促炎和抗炎因子大幅升高，提示炎症强烈和免疫低下（MARS），此时建议抗炎+免疫提升联合治疗。

图8-16为检测结果原图示意。

| | 项目编码 | 项目名称 | 结果 | S/CO值 | | 参考值 | 单位 | 前次结果 | 前次结果百分比 | 危急值范围 |
|---|---|---|---|---|---|---|---|---|---|---|
| 1 | IL-2 | 白介素-2 | 15.71 | | ↑ | 0.08--5.71 | pg/ml | | | |
| 2 | IL-4 | 白介素-4 | 8.33 | | ↑ | 0.10--2.80 | pg/ml | | | |
| 3 | IL6 | 白介素-6 | 9.06 | | ↑ | 1.18--5.30 | pg/ml | | | |
| 4 | IL-10 | 白介素-10 | 8.22 | | ↑ | 0.19--4.91 | pg/ml | | | |
| 5 | TNF-A | 肿瘤坏死因子α | 80.90 | | ↑ | 0.10--2.31 | pg/ml | | | |
| 6 | IFN-R | 干扰素γ | 16.15 | | ↑ | 0.16--7.42 | pg/ml | | | |

图8-16 细胞因子检测结果示意

**10. 某些重症患者C反应蛋白（CRP）/血常规白细胞计数高，细胞因子不高提示什么？**

提示机体免疫功能受到抑制。

**11. 细胞因子检测对指导临床激素或抗炎药的应用有何作用？**

炎症反应强烈的患者，需要使用激素治疗，若细胞因子、CRP及PCT均能有效降低，提示治疗效果较好，激素剂量合适；若细胞因子显著降低，CRP、PCT和血常规水平变化不显著，提示激素过度治疗，导致免疫抑制。

**12. 细胞因子检测对辅助诊断早期感染有何作用？**

（1）能更早反映感染情况：感染后，细胞因子的变化较CRP和血常规早。

（2）及时评估治疗效果：细胞因子半衰期更短，治疗有效后会比CRP、血常规和PCT下降得快，能及时提示临床降低药物剂量或停药，避免过度治疗。

**13. 细胞因子检测对儿童哮喘、过敏性鼻炎等过敏性疾病的评估有什么作用？**

儿童哮喘、过敏性鼻炎等过敏性疾病主要由于机体体液免疫介导，IL-4和IL-5可促进IgE抗体分泌，加重过敏性疾病。监测IL-4和IL-6、IL-8、TNF-α等可评估COPD、肺炎等气道炎症的病情进展、转归和药效。

**14. 细胞因子检测对自身免疫疾病的临床意义如何？**

在病程中连续监测两次或多次细胞因子水平，对疾病进展有评估作用。

（1）若促炎细胞因子水平相对升高，提示自身免疫疾病进展。

（2）若促炎细胞因子水平相对降低，提示疾病转归。

（3）若促炎细胞因子水平治疗后显著降低，提示治疗效果较好。

（4）若促炎细胞因子治疗后变化不显著，提示治疗效果较差。

图8-17为检测结果原图示意。

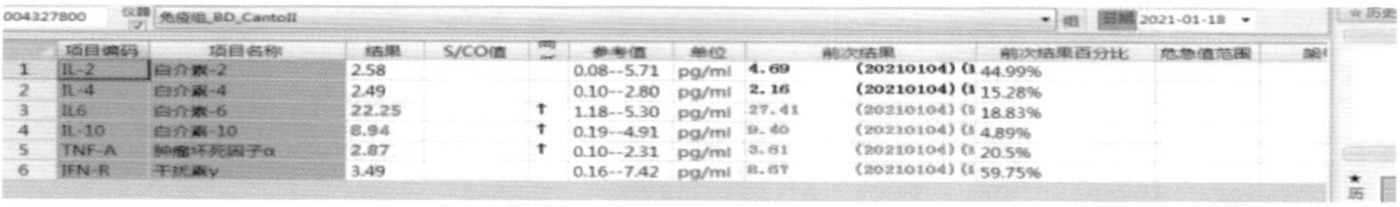

| | 项目编码 | 项目名称 | 结果 | S/CO值 | | 参考值 | 单位 | | 前次结果 | 前次结果百分比 | 危急值范围 | |
|---|---|---|---|---|---|---|---|---|---|---|---|---|
| 1 | IL-2 | 白介素-2 | 2.58 | | | 0.08--5.71 | pg/ml | 4.69 | (20210104) (↓ | 44.99% | | |
| 2 | IL-4 | 白介素-4 | 2.49 | | | 0.10--2.80 | pg/ml | 2.16 | (20210104) (↑ | 15.28% | | |
| 3 | IL6 | 白介素-6 | 22.25 | | ↑ | 1.18--5.30 | pg/ml | 27.41 | (20210104) (↓ | 18.83% | | |
| 4 | IL-10 | 白介素-10 | 8.94 | | ↑ | 0.19--4.91 | pg/ml | 9.40 | (20210104) (↓ | 4.89% | | |
| 5 | TNF-A | 肿瘤坏死因子α | 2.87 | | ↑ | 0.10--2.31 | pg/ml | 3.61 | (20210104) (↓ | 20.5% | | |
| 6 | IFN-R | 干扰素γ | 3.49 | | | 0.16--7.42 | pg/ml | 8.6T | (20210104) (↓ | 59.75% | | |

图 8-17　细胞因子检测结果示意

## 15. 细胞因子检测对评估肿瘤患者放化疗或免疫治疗的意义有哪些？

细胞因子在化疗或免疫治疗后升高，导致炎症反应强烈，因此可用来评估放化疗或免疫治疗引发的炎症反应严重程度。

疗效好：促炎细胞因子水平治疗后显著降低。

疗效差：促炎细胞因子治疗后变化不显著。

# 第三节　前列腺特异性抗原（PSA）

## 1. 什么是前列腺特异性抗原（PSA）？

前列腺特异性抗原（PSA）是一种只存在于人前列腺滤泡及导管上皮细胞胞质中的丝氨酸蛋白酶，有游离PSA（f-PSA）和结合PSA（c-PSA）。PSA是前列腺癌血清诊断的首选指标。

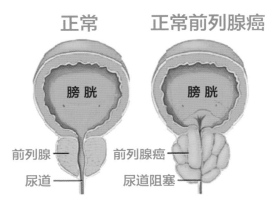

**图 8-18　正常前列腺与前列腺癌示意图**

**2. 前列腺特异性抗原（PSA）呈阳性是前列腺癌吗？**

不一定。前列腺增生和前列腺炎也会出现PSA升高。

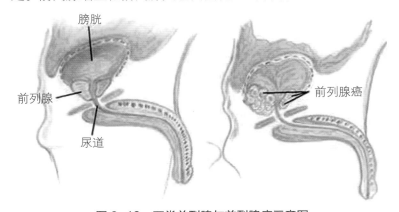

**图 8-19　正常前列腺与前列腺癌示意图**

**3. 前列腺特异性抗原（PSA）呈阴性能排除前列腺癌吗？**

不能。因为检测结果受很多因素影响，也不排除假阴性可能。

**4. 前列腺特异性抗原（PSA）检查前需要做哪些准备？**

抽血前不做前列腺特异性抗原检查可能引起前列腺损伤的各种检查，避免影响检验结果。

**5. 前列腺特异性抗原（PSA）的临床意义**

（1）PSA升高：前列腺癌、前列腺肥大，前列腺炎或一些检查后（直肠指检、前列腺穿刺等）等。一般来说，在排除检查等因素后，PSA大于10ng/mL时，应高度怀疑前列腺癌，且PSA越高，前列腺癌的可能性越大。前列腺癌术后t-PSA浓度不降或降后升高，提示肿瘤转移或复发。

（2）f-PSA/t-PSA比值：当t-PSA在4.0~10.0ng/mL之间时，f-PSA/t-PSA比值为0.15可作为前列腺肥大和前列腺癌的鉴别临界点。f-PSA/t-PSA小于0.15时，高度提示前列腺癌。

**6. 哪些因素会干扰前列腺特异性抗原（PSA）的检测结果？**

影响因素：直肠指诊、直肠内超声检查、前列腺按摩、前列腺穿刺和膀胱镜检、灌肠、穿刺、肾功能异常等。

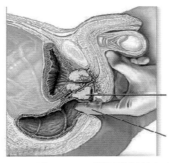

前列腺癌

直肠指检

**图 8-20　前列腺指检示意图**

## 7. 女性患者也能检测前列腺特异性抗原（PSA）吗?

　　能。乳头溢液中PSA的水平提示患乳腺癌的危险性。乳腺癌患者中，若出现PSA阳性，提示患者治愈率较高。

# 第四节　鼻咽癌筛查

## 1. 鼻咽癌三项检查包括哪些项目?

　　鼻咽癌筛查包括EB病毒Rta-IgG抗体、EB病毒衣壳抗原（VCA）和EB病毒早期抗原（EA）IgA。（图8-21为检测结果原图示意）

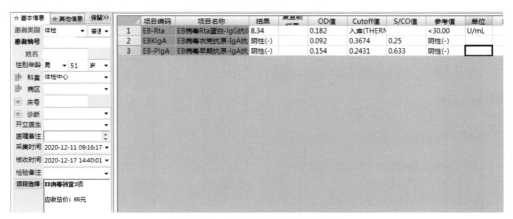

图 8-21　EB 病毒检测结果示意

## 2. EB病毒一定会引起鼻咽癌吗?

　　EB病毒被列为可能致癌的人类肿瘤病毒之一，但感染EB病毒不一定会引起鼻咽癌。

### 3. 感染EB病毒一定会发病吗?

不一定。EB病毒是一种常见的γ疱疹病毒,全世界90％以上的人感染此病毒。

体内感染的EB病毒常处于潜伏状态(隐形感染)。

### 4. EB病毒主要与哪些疾病相关?

与传染性单核细胞增多症,鼻咽癌、Burkitt氏淋巴瘤、霍奇金病、口腔腺体肿瘤、胸腺瘤、器官移植后B细胞淋巴瘤以及艾滋病相关淋巴瘤等密切相关[5]。

### 5. 什么是EB病毒Rta-IgG抗体?

EB病毒进入裂解期最先被激活的是立早基因BRLF1,其表达产物就是Rta蛋白,Rta是聚合状蛋白质,会引起人体免疫系统产生Rta抗体,分布于血液中。

### 6. 什么是EB病毒衣壳抗原(VCA)?

VCA是组成EB病毒粒子的外壳蛋白,EB病毒在宿主细胞内复制产生大量的VCA抗原。

### 7. EB病毒早期抗原(EA)IgA提示什么?

提示体内EB病毒进入复制阶段。

### 8. 鼻咽癌三项联合检测的意义是什么?

ELISA法VCA-IgA检测鼻咽癌的敏感性高,特异性低;EA-IgA检测鼻咽癌的特异性高而敏感性相对低。当联合2个指标时,敏感性和特异性均能达到90％以上,若再加上EB病毒Rta-IgG抗体,则可以大大提高早期诊断的阳性预测值。

## 9. 鼻咽癌症状

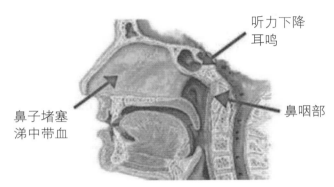

听力下降
耳鸣

鼻子堵塞
涕中带血

鼻咽部

图 8-22　鼻咽癌症状

# 第五节　艾滋病检测

### 1. 什么是艾滋病?

　　艾滋病又称获得性免疫缺陷综合征。它是由人类免疫缺陷病毒（HIV）引起的一种传染病。HIV病毒侵入人体，能破坏人体的免疫系统，令感染者逐渐丧失对各种疾病的抵抗能力。是当前最棘手的医学难题之一。

### 2. 艾滋病有疫苗可以预防吗?

　　没有，也没有治愈的特效药和方法。

### 3. 艾滋病的检测方法有哪些?

检查血清中HIV抗体。分为初筛试验和确证试验。图8-23为检测结果原图示意。

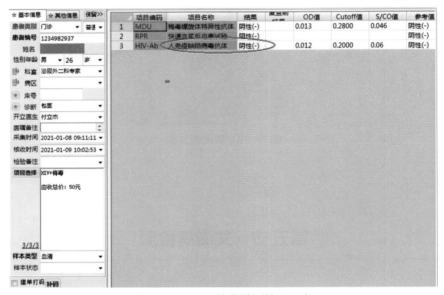

图 8-23　HIV 抗体检测结果示意

### 4. HIV抗体筛查阳性或可疑怎么办?

筛查阳性后，应到确证实验室做确证试验，以排除血液中一些非特异性物质干扰酶免疫反应引起的假阳性。

### 5. HIV抗体初筛结果阴性能否排外HIV感染?

不能。在感染的窗口期以及艾滋病晚期都可出现HIV抗体初筛结果阴性。若有高危行为可在0、1、3、6个月时进行HIV抗体初筛检测。

## 6. 什么是HIV感染的窗口期?

从感染HIV病毒到能检出抗体这一段时间称为HIV病毒感染的窗口期,时间一般4周至3个月,在窗口期HIV抗体检测为阴性。但已经具有传染性。

## 7. HIV抗体初筛结果阳性或可疑能否确定为HIV感染?

不能。必须做确证试验。

# 第六节　梅毒检测

## 1. 什么是梅毒?

梅毒是由梅毒螺旋体引起的一类性传播疾病。临床表现为:局部出现无痛性硬下疳、皮肤和黏膜出现梅毒疹等。梅毒分为先天梅毒和获得性梅毒。

## 2. 常见的梅毒传播途径有哪些?

人是梅毒的唯一传染源。

(1)先天梅毒:母体通过胎盘垂直传播给胎儿,占10%左右。

(2)获得性梅毒:通过性接触传播,约占90%。

(3)输入含有梅毒螺旋体的血液引起(极少见)。

**3. 梅毒的检测方法有哪些?**

（1）特异性抗体检测：梅毒酶联免疫吸附试验（TP-ELISA）和梅毒螺旋体颗粒凝集试验（TPPA、TPHA）等。

（2）非特异性抗体检测：快速血浆反应素环状卡片试验（RPR、TRUST）等。

二者联合检查可以提高检测的特异性和灵敏度，梅毒不同时期两项检测具有不同模式。图8-24为检测结果原图示意。

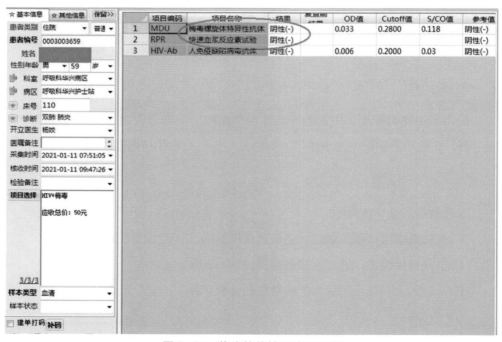

图 8-24 梅毒抗体检测结果示意

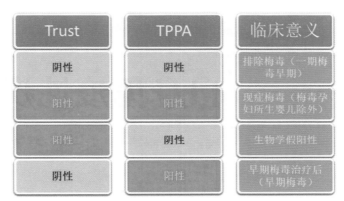

图8-25  Trust 与 TPPA 检测的临床意义

**4. 梅毒抗体阳性能否判断梅毒感染?**

不能。血清学试验受一些非特异性物质干扰,应结合临床进行判断。

# 参考文献

[1]史莹玲.右美托咪定对手术患者T淋巴细胞亚群数量的影响[D].大连:大连医科大学,2013.

[2]王堃,雷旦生,喻晶,等.肿瘤患者T淋巴细胞亚群与白细胞的相关性分析[J].实用心脑肺血管病杂志,2011,(2):126-127.

[3]张家友.IFNγ基因多态性与再生障碍性贫血易感性关系的研究[D].四川:四川大学,2007.

[4]饶钟鸣.聚集相关蛋白基因,转化生长因子β1对肺癌相关生物材料表皮葡萄球菌生物膜形成的影响[D].云南:昆明医科大学,2013.

[5]梁伟波.EBVBRLF1重组表达产物在鼻咽癌早期诊断中应用研究[D].四川:四川大学,2006.

# 第九章
# 自身免疫性疾病

## 第一节　自身免疫性肝炎

### 1. 什么是自身免疫性肝病?

　　自身免疫性肝病（autoimmun liver diseases，ALD）是因体内免疫功能紊乱引起的一组特殊类型的慢性肝病，包括自身免疫性肝炎（autoimmune hepatitis，HIA）、原发性胆汁性肝硬化（primary biliary cholangitis，PBC）、原发性硬化性胆管炎（primary sclerosing cholangitis，PSC）[1]，以及重叠综合征（overlap syndrome）。图9-1为检测结果原图示意。

### 2. 什么是自身免疫性肝炎?

　　自身免疫性肝炎（autoimmune hepatitis，HIA）是一种伴循环自身抗体和高免疫球蛋白血症、病因未明、呈慢性炎性坏死的肝脏疾病。病变部位以肝细胞为主[2]。

### 3. 什么是原发性胆汁性肝硬化?

　　原发性胆汁性肝硬化（primary biliary cholangitis，PBC）是自身免疫介导的肝内胆管损伤，以后呈肝纤维化，最终导致肝功能衰竭的一类病因不明的自身免疫性肝脏疾病[3]。病变部位主要以小叶间胆管和小胆管为主。

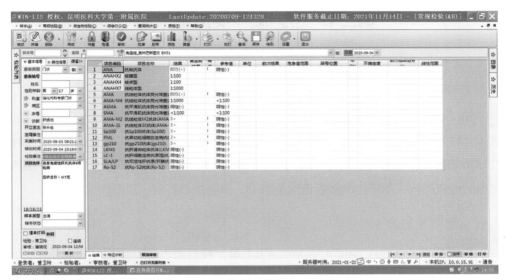

图 9-1 自身免疫性抗体检测结果示意

## 4. 什么是原发性硬化性胆管炎？

原发性硬化性胆管炎（primary sclerosing cholangitis，PSC）是一种原因不明的慢性综合征，其基本特征是肝外和（或）肝内胆管弥漫性炎症及纤维化所引起的慢性胆汁淤积症[4]。病变部位以肝内大胆管为主，少数可波及肝外胆管。

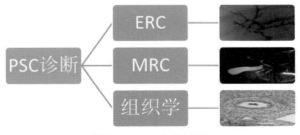

图 9-2 PSC 的诊断

## 第二节 抗"O"类风湿检测

### 1. 什么是抗"O"?

抗"O"是指链球菌溶血素"O",因其具有抗原性,能刺激机体产生相应的抗体,称为抗链球菌溶血素"O"抗体(anti-Streptolysin,ASO)。它是A群溶血性链球菌的重要代谢产物,具有溶血活性,能溶解人及动物的红细胞。抗"O"是风湿热的检查指标,用于协助诊断链球菌感染、风湿性心脏病、风湿性关节炎等。

### 2. 什么是类风湿因子?

类风湿因子(rheumatoid factor,RF)是一种针对人变性免疫球蛋白IgG分子Fc片段的特异抗体。用于类风湿关节炎(rheumatoid arthritis,RA)的诊断、分型和疗效观察。RF有IgM、IgG、IgA、IgD和IgE5种类型,通常检测的是IgM型。图9-3、9-4为检测结果原图示意。

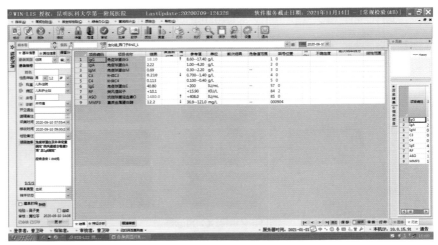

图9-3 类风湿因子检测结果示意

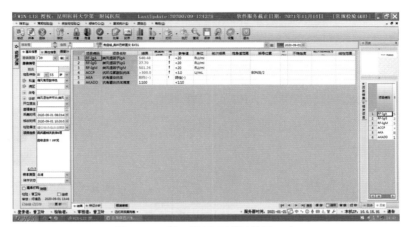

图 9-4　类风湿因子检测结果示意

## 3. 抗环瓜氨酸肽抗体（抗 -CCP 抗体）是什么？

抗 -CCP 抗体是由 21 个氨基酸残基组成的环瓜氨酸肽，该多肽即为抗 -CCP 抗体的靶抗原。抗 -CCP 抗体以 IgG 型为主。主要用于类风湿关节炎的诊断。图 9-5 为检测结果原图示意。

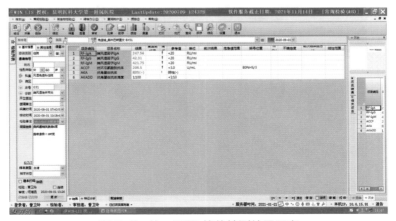

图 9-5　抗 -CCP 抗体检测结果示意

#### 4. 抗角蛋白抗体及其检测目的是什么？

　　抗角蛋白抗体（anti-keratinantibody，AKA）是一种能与鼠食管角质层反应的抗体，对类风湿关节炎具有特异性。AKA可以在类风湿关节炎发病前若干年出现，有早期诊断价值。

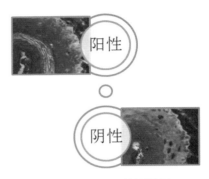

图9-6　AKA 检测结果

#### 5. 什么是类风湿性关节炎？

　　类风湿性关节炎（rheumatoid arthritis，RA）是一种病因未明的慢性、以炎性滑膜炎为主的系统性疾病。其特征是手、足小关节等多关节、对称性、侵袭性关节炎症，经常伴有关节外器官受累及血清类风湿因子阳性，可以导致关节畸形及功能丧失[4]。

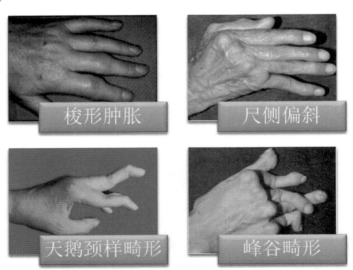

图9-7　类风湿性关节炎关节不同畸形示意图

## 6. 什么是抗磷脂综合征？

　　抗磷脂综合征（anti phospho lipid syndrome，APS）是一种以反复动脉、静脉血栓形成，习惯性流产和（或）血小板减少，以及抗磷脂抗体（anti phospholipid antibody，APA）阳性为主要特征的自身免疫性疾病。临床上将单独出现的APS称为原发性抗磷脂综合征（primary antiphos pholipid syndrome，PAPS），而伴发于系统性红斑狼疮（SLE）或其他自身免疫性疾病、肿瘤、感染等疾病者称为继发性抗磷脂综合征（secondary antiphospholipid syndrome，SAPS）。APS多见于成人，女性发病明显高于男性，60%~80%的PAPS是女性。图9-8为检测结果原图示意。

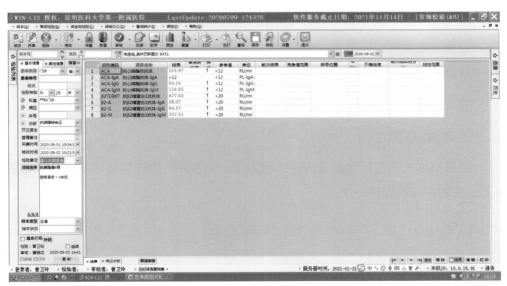

图 9-8　抗磷脂抗体检测结果示意

# 第三节　自身免疫病相关指标检测

**1. 什么是自身免疫病？**

　　自身免疫病（autoimmune diseases，AD）是机体免疫系统受到某些内、外因诱发，自身免疫耐受状态被打破，引起持续迁延的自身免疫对自身抗原产生过度的免疫应答，或造成自身细胞破坏、组织损伤或功能异常导致的临床病症。

**2. 常见的自身免疫病有哪些？**

　　自身免疫性溶血性贫血、免疫性血小板减少性紫癜、重症肌无力、毒性弥漫性甲状腺肿、抗肾小球基底膜肾炎、系统性红斑狼疮、类风湿关节炎、干燥综合征、多发性肌炎及皮肌炎、硬化症、1型糖尿病、自身免疫性肝病等。

**3. 什么是自身抗体？**

　　自身抗体是指抗自身细胞内、细胞表面和细胞外抗原的免疫球蛋白。主要是IgG、无器官和种族特异性。

**4. 常见的自身抗体（ANA）荧光图形有哪些？**

　　核均质型、核粗颗粒型、核模型、核仁型。

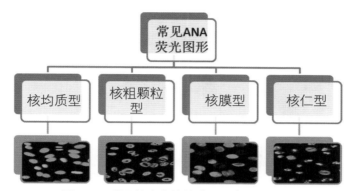

图 9-9 常见的自身抗体（ANA）荧光图形

## 5. 为什么要检测自身抗体？

自身抗体作为自身免疫病的特征性标志，可用于疾病的诊断和鉴别诊断，病情评估与治疗监测，病程转归与预后判断等[5]。

## 6. 抗核抗体及检查目的是什么？

抗核抗体（ANA）是以真核细胞的细胞核成分为靶抗原的器官非特异性自身抗体的总称。主要用于自身免疫疾病的诊断和病程追踪。

## 7. 抗双链DNA（dsDNA）抗体及检查目的是什么？

抗dsDNA抗体是抗DNA抗体中的一种，是系统性红斑狼疮（systemic lupus erythematosus，SLE）患者的特征性标志抗体，是SLE的重要诊断标准之一，可用于该病的诊断和治疗效果追踪。

## 8. 抗核小体（AnuA）检查目的是什么？

抗核小体（AnuA）对系统性红斑狼疮（SLE）的诊断特异性可达95％，而且与SLE病情活动有关。图9-10为检测结果原图示意。

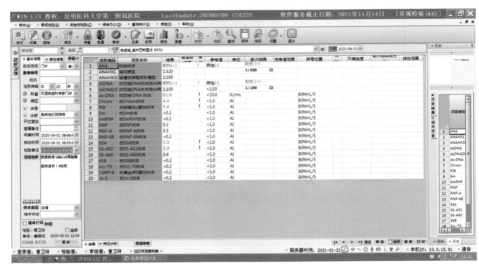

图 9-10 抗核抗体检测结果示意

## 9. 什么是抗中性粒细胞胞质抗体？

抗中性粒细胞胞质抗体（ANCA）是一组以人中性粒细胞胞质成分为靶抗原的自身抗体。用于原发性血管炎诊断治疗。

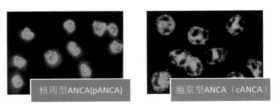

图 9-11 ANCA 荧光检测结果示意

## 10. 什么是系统性红斑狼疮？

系统性红斑狼疮（SLE）是一种由遗传、激素与环境因素相互作用而引起机体免疫调节紊乱所致的结缔组织性炎症性疾病。临床常表现为发热、面部红斑、多形性皮疹、光过敏、多发性口腔溃疡、关节炎、多发性浆膜炎、血管炎、肾炎及中枢神经系统症状。图9-12为检测结果原图示意。

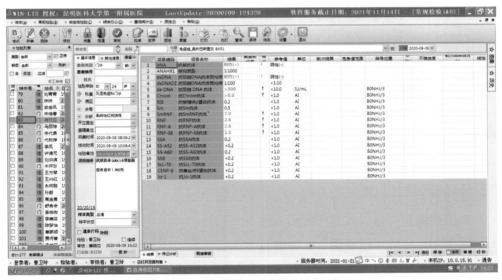

**图9-12　抗核抗体检测结果示意**

## 11. 什么是干燥综合征？

干燥综合征（Sjögren syndrome，SS）是主要以累积泪腺、唾液腺等外分泌腺，高淋巴细胞浸润和特异性抗体（如SSA/SSB）阳性为特征的慢性、弥漫性炎症性自身免疫病。临床上以口、眼干燥为主要症状[6]。图9-13为检测结果原图示意。

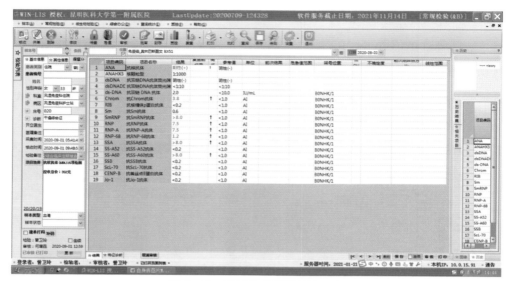

图 9-13 抗核抗体检测结果示意

## 12. 什么是系统性血管炎?

系统性血管炎是以血管坏死和炎症为主要病理特征的一组疾病。以受累血管大小、类型、分布、临床特点及原发或继发等特点为分类依据。

## 13. 什么是系统性硬化症?

系统性硬化症(systemic sclerosis, SSc)是以皮肤硬化、纤维化为特征的系

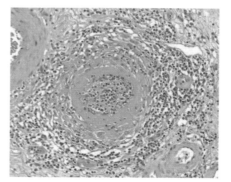

图 9-14 系统性血管炎病理检测结果示意图

统性结缔组织疾病,除皮肤受累外,还可出现消化道、肺、肾、心脏等内脏器官受累[7]。SSc见于世界各区域、各种族,高发年龄为30~50岁,男女比为1:(3~4)。

## 14. 什么是炎性肌病?

炎性肌病是一组以累及横纹肌为主,炎性细胞浸润和肌纤维坏死为主要病理特征的异质性疾病。常见的类型有皮肌炎（dermatomyositis,DM）、多发性肌炎（polymyositis,PM）和包涵体肌炎（inclusion body myositis,IBM）[8]。DM患者女性比男性更多见。PM多见于18岁之后。IBM更多见于50岁之后的男性。

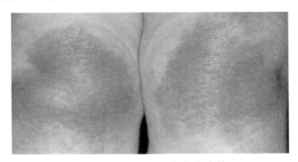

图 9-15 炎性肌病皮肤症状

## 15. 什么是混合性结缔组织病?

混合性结缔组织病（mixed connective tissue disease,MCTD）是一种临床上有系统性红斑疮（SLE）、系统性硬化症（SSc）、多发性肌炎（PM）、皮肌炎（DM）及类风湿关节炎（RA）等疾病特征,血清中有极高滴度的斑点型抗核抗体和抗UIRNP（snRNP）抗体的临床综合征。MCTD发病年龄在4~80岁,大多数患者在30~40岁出现症状,女性多见,约占80%[9]。

# 参考文献

[1]刘香漫.原发性胆汁性肝硬化伴自身免疫性肝炎特征的疗效观察[D].郑州:郑州大学,2017.

[2]李勇琪,王达.自身免疫性肝炎概述[J].国外医学(消化系疾病分册),1997,(1):34－37.

[3]王美云,李向培,陶金辉,等.原发性胆汁性肝硬化及其合并干燥综合征的临床及实验室检查特点比较[J].安徽医科大学学报,2011,(11):61－64.

[4]刘晓丽.针刺联合当归四逆汤治疗类风湿性关节炎疗效观察[J].按摩与康复医学,2015,(3):3.

[5]王健,江超,李季青,等.166例ANA阳性者血清线性免疫ANA谱的结果分析[J].中华全科医学,2012,(3):17－18＋150.

[6]杨波,闫慧明.原发性干燥综合征合并血小板减少的相关分析[J].临床荟萃,2012,(2):50－51.

[7]肖华.吡非尼酮抑制Hedgehog信号通路延缓肺纤维化[D].广东:南方医科大学,2018.

[8]王国春,卢昕.多发性肌炎和皮肌炎的鉴别诊断[J].中日友好医院学报,2007,(4):40－42.

[9]周正菊,王红霞,杨章元,等.混合性结缔组织病患者ANA谱及ANA检测分析[J].海南医学院学报,2012,(10):124－126.

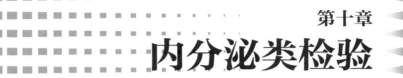

# 第十章 内分泌类检验

## 第一节 内分泌及检验基础

### 1. 什么是内分泌?

内分泌是指人体某些腺体或散在的特定细胞所产生的具有活性的物质直接分泌到血液中,通过血液循环运输到靶细胞,调节各系统、器官、细胞代谢和功能,促进其生理、生化的应答现象。

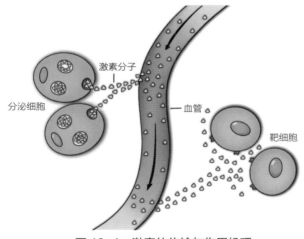

图 10-1 激素的传输与作用机理

## 2. 什么是内分泌系统？它的功能是什么？

内分泌系统是由内分泌腺（主要有垂体、甲状腺、甲状旁腺、胰岛、肾上腺和性腺）及存在于某些器官中的内分泌组织和细胞组成的一个体液调节系统，其功能是：与神经系统相辅相成，共同调节机体的生长发育和各种代谢过程，维持内环境的稳定，并影响行为和控制生殖等，内分泌系统通过所分泌的激素来发挥调节作用。

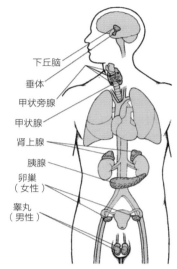

图 10-2　内分泌系统示意图

## 3. 什么是激素？它的功能是什么？

由内分泌细胞分泌的具有生物学活性的化学物质称为激素。它的功能主要包括：调控人体的生长发育、生殖和性别发育，调节机体内部平衡、代谢和营养供应，对环境、应激和伤害产生应答等。

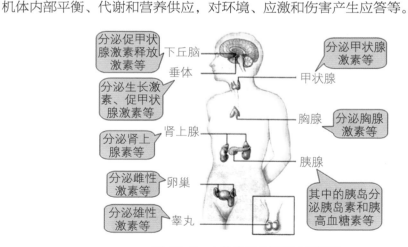

图 10-3　人体主要分泌腺及其激素

## 4. 常见的激素有哪些?

常见的激素见表10-1:

表 10-1　分泌腺及其激素

| 分泌激素的腺体 | 激素 | 缩写 | 化学本质 |
| --- | --- | --- | --- |
| 下丘脑 | 促甲状腺释放激素 | TRH | 肽类 |
| | 促甲状腺激素释放激素 | GRH | 肽类 |
| | 生长素释放激素 | GHRH | 多肽 |
| | 生长素释放抑制激素 | GHIH | 肽类 |
| 腺垂体(垂体前叶) | 促甲状腺激素 | TSH | 糖蛋白 |
| | 促肾上腺皮质激素 | ACTH | 肽类 |
| | 促卵泡生成激素 | FSH | 糖蛋白 |
| | 促黄体生成激素 | LH | 糖蛋白 |
| | 生长激素 | GH | 蛋白质 |
| | 泌乳素 | PRL | 蛋白质 |
| 神经垂体(垂体后叶) | 抗利尿激素 | ADA | 肽类 |
| | 催产素 | oxytocin | 肽类 |
| 肾上腺髓质 | 肾上腺素 | epinephrin | 氨基酸衍生物 |
| | 去甲肾上腺素 | sympathin | 氨基酸衍生物 |
| 肾上腺皮质 | 醛固酮 | aldosterone | 类固醇 |
| | 雌激素 | estrogens | 类固醇 |
| | 雄激素 | andtrogens | 类固醇 |
| 其他腺体 | 促绒毛膜性腺激素 | HCG | 蛋白质 |
| | 前列腺素 | PSA | 脂肪酸衍生物 |

## 5. 如何才能知道人体内激素水平含量?

健康个体血液中激素含量很低,化学发光免疫测定(chemiluminescent

immunoassay，CUA）和电化学发光免疫测定（electrochemiluminescent immunoassay，ECUA）能特异、灵敏、准确和快速地测定血液中各种激素，是目前临床实验室用于激素测定的主要技术之一。

# 第二节 性激素六项

## 1. 什么是性激素，其生理功能如何？

性激素是由性腺（睾丸或卵巢）、肾上腺以及胎盘分泌的激素。作用是：促进性器官发育成熟，维持第二性征、性功能，繁衍后代。

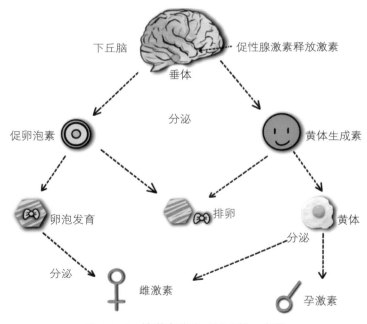

图 10-4 性激素分泌及其功能示意图

## 2. 什么是生理周期?

对女性而言,分为:卵泡期,自月经第1日至卵泡发育成熟,一般需要约10~14天;排卵期,卵泡成熟后便排出卵子,经输卵管由卵巢送往子宫,排卵多发生在下次月经来潮前14天左右;黄体期,排卵后7~8日(相当于月经周期第22天左右),若卵子未受精,黄体在9~10日开始退化形成白体,排卵日至月经来潮称为黄体期,一般为14天左右,黄体功能减退后月经来潮;月经期,血液和脱落的黏膜由子宫经阴道排出,此时期卵巢中又有新的卵泡发育,开始了新的周期[1]。

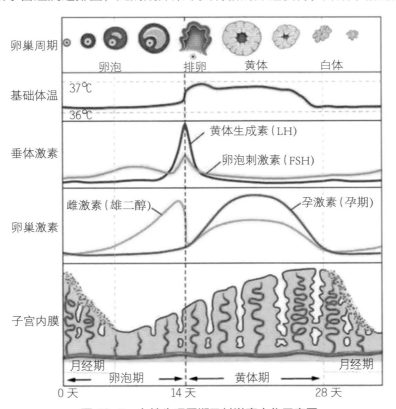

图 10-5  女性生理周期及其激素变化示意图

### 3. 什么是绝经?

通俗定义是指月经永久性停止,是机体生理功能的一种自然衰退现象。

### 4. 什么是绝经后期?

绝经后期是指绝经后的生命时期。绝经后,卵巢内卵泡耗完,分泌雌激素的功能停止。

### 5. 性激素六项包括哪些项目?

包括:睾酮(TESTO)、雌激素(E2)、孕酮(PROG)、泌乳素（PRL)、促卵泡生成素(FSH)和促黄体生成素(LH)。图10-6为检测结果原图示意。

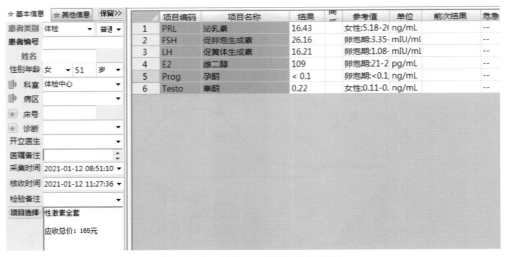

图 10-6　性激素检测结果示意图

## 6. 性激素六项的分泌场所及常用单位是什么？

表 10-2　性激素及其分泌场所

| 激素名称 | 分泌场所 | 常用单位 |
|---|---|---|
| 促卵泡激素（FSH） | 脑垂体 | IU/L（mIU/mL） |
| 促黄体生成素（LH） | 脑垂体 | U/L（mIU/mL） |
| 泌乳素（PRL） | 脑垂体 | ng/mL |
| 雌二醇（E2） | 卵巢 | pg/mL（pmol/L） |
| 孕激素（P） | 卵巢 | ng/mL（nmol/L） |
| 睾酮（T） | 卵巢 | ng/mL（nmol/L） |

注：雌二醇：1pg/mL=3.67pmol/L；孕酮：1ng/mL =3.18 nmol/L

## 7. 什么是睾酮（TESTO）？

睾酮（testosterone，T），由睾丸、卵巢分泌的性激素，是男性重要的雄性激素。

增高常见于：先天性肾上腺增生症、肾上腺皮质功能亢进症、睾丸间质细胞瘤、男性性早熟，女性体内睾酮水平上升可能提示雄激素综合征（AGS）、多囊卵巢综合征（PCOS）、女性肥胖症、应用雄性激素后等。

降低常见于：原发性小睾丸症、睾丸不发育症、生殖功能障碍、垂体功能减退、泌乳素过高症，也见于睾丸炎症、创伤及肿瘤，肝硬化、慢性肾功能不全等。

## 8. 什么是雌二醇（E2）？

雌二醇（estradiol，E2）是雌激素的主要成分，主要由卵巢、睾丸和胎盘分泌。生理功能是促进女性性器官的生长发育及第二性征的出现，参与脂质代谢，调节血管平滑肌细胞和内皮细胞的诸多功能，在排卵的控制机制中起着核心作用。

增高常见于：妊娠期、卵巢肿瘤及性腺母细胞瘤、垂体瘤、女性性早熟、男性女性化、无排卵功能性子宫出血、多胎妊娠、肝硬化等。

降低常见于：各种原因所致的原发性性腺功能减退、下丘脑和垂体病变所致的继发性性腺功能减退、绝经期、原发性或继发性闭经、卵巢切除后等。此外，重症妊娠期高血压疾病患者血中E2水平往往较低，若血中E2水平特别低，则提示有胎儿宫内死亡的可能。

## 9. E2的检测有何用途？

测定有助于监测排卵的情况，用于判断闭经原因、监测卵泡发育、诊断女性性早熟等。

表 10-3　血 E2 参考范围

| 测定时间 | 正常参考范围（pmol/L） | 测定时间 | 正常值参考范围（pmol/L） |
|---|---|---|---|
| 青春前期 | 18. 35~110.10 | 黄体期 | 367~1101 |
| 卵泡期 | 91. 75~275.25 | 绝经后 | 18. 35~91.75 |
| 排卵期 | 734. 0~2202.0 | | |

## 10. 什么是孕酮（PROG）？

孕酮（progesterone，P）是一种重要的孕激素，主要由黄体、卵巢及妊娠期胎盘分泌合成，是睾酮、雌激素及肾上腺皮质激素的前体。

增高常见于：葡萄胎、妊娠期高血压疾病、原发性高血压、多胎妊娠、先天性17-α羟化酶缺乏症、先天性肾上腺增生、卵巢颗粒层膜细胞瘤、卵巢脂肪样瘤等疾病。

降低常见于：黄体生成障碍和功能不良、多囊卵巢综合征、无排卵型功能失调、闭经、先兆流产、胎儿发育迟缓、死胎、严重妊娠期高血压疾病；异位妊娠时血孕酮水平偏低，测定血孕酮水平在宫外孕的鉴别诊断中可以作为参考依据。

## 11. PROG检测有何用途？

在月经周期中，孕酮的主要作用是促进子宫内膜增殖肥厚，使其中血管和腺体增生，引起分泌以便受精卵（胚胎）着床。这对妊娠和维持正常月经周期非常重要。妊娠时，孕酮可维持妊娠，抑制子宫肌层收缩。孕酮还能作用于乳腺，促进乳腺腺泡与导管的发育，为泌乳作准备。常用于：

表 10-4　血 PROG 参考范围血孕酮正常范围

| 时期 | 正常范围（nmol/L） | 时期 | 正常范围（nmol/L） |
|---|---|---|---|
| 卵泡期 | <3.18 | 妊娠中期 | 159~318 |
| 黄体期 | 15.9~63.6 | 妊娠晚期 | 318~1272 |
| 妊娠早期 | 63.6~95.4 | 绝经后 | <3.18 |

（1）监测排卵：血孕酮大于15.6nmol/L，提示有排卵。

（2）了解黄体功能：黄体期血孕酮水平低于生理值，提示黄体生成不足；月经来潮4~5日血孕酮仍高于生理水平，提示黄体萎缩不全。

（3）了解妊娠状态：血孕酮水平低于78.0nmol/L，提示有异位妊娠的可能；血孕酮水平低于15.6nmol/L，可提示为死胎。

## 12. 什么是促黄体生成素（LH）？

促黄体生成素（luteinizing hornone，LH）是由腺垂体的促性腺激素细胞分泌的性激素。

## 13. 检测LH有何用途?

于男性,LH能促使睾丸间质细胞增殖并合成雄激素、促进间质细胞分泌睾酮促进精子成熟。于女性,卵泡期LH与卵泡刺激素(FSH)共同作用,促使卵泡成熟和雌激素的合成,继而引起排卵。排卵后促使卵泡转变为黄体,促进间质生长以及孕酮合成。月经中期LH快速升高刺激排卵,此时快速增高的LH被称为"LH峰"[2]。绝大多数女性排卵发生在此后的14~28小时后,这个时间段的妇女最易受孕。因此,可以通过测定"LH峰"以明确排卵功能是否正常以提高受孕率。

表 10-5　血 LH 正常范围

| 测定时期 | 正常范围(U/L) |
| --- | --- |
| 卵泡期 | 5~30 |
| 排卵期 | 75~100 |
| 黄体期 | 3~30 |
| 绝经期 | 30~130 |

增高:血中LH和FSH二者水平均增高的疾病有垂体促性腺激素细胞腺瘤、卵巢功能早衰、性腺发育不全、细精管发育不全、完全性性早熟等。

降低:血中LH和FSH二者均降低的疾病一般由下丘脑-垂体病变所致,包括垂体性闭经、下丘脑性闭经、不完全性性早熟等,男性患无精症时FSH水平会很低。

## 14. 什么是促卵泡生成素(FSH)?

促卵泡生成素(follicle stimulating hormone,FSH)由腺垂体细胞分泌,和LH同为促性腺激素家族成员。与LH相同,FSH在促性腺激素释放激素的调控下也呈脉冲式释放,二者协同促进性腺(卵巢和睾丸)的生长发育并对其功能进行调控，对于男性和女性，生理作用和LH基本一致。

表 10-6　血 FSH 正常范围

| 测定时期 | 正常范围（U/L） |
|---|---|
| 青春期 | ≤5 |
| 正常女性 | 5~10 |
| >40岁 | >40 |

**15. FSH和LH同为促性腺激素家族成员，二者是如何协调作用的？**

　　FSH促进卵泡成熟及分泌雌激素，LH促进排卵和黄体生成，以促使分泌雌激素和孕激素。FSH和LH在卵泡的发育过程中（从卵泡早期、晚期直至排卵），发挥重要的作用。

**16. 不同时期卵泡雌激素（FSH）和黄体生成素（LH）是如何变化的？**

表 10-7　不同时期卵泡雌激素（FSH）和黄体生成素（LH）的变化

| | 卵泡早期 | 卵泡晚期 | 排卵前 24 小时 | 24 小时后 | 排卵 |
|---|---|---|---|---|---|
| FSH | 低水平 | 略下降 | 最低值后升高 | 下降 | 恢复 |
| LH | 低水平 | 上升 | 高峰 | 骤降 | 恢复 |

**17. 女性黄体期检查的最佳时间是什么时候？**

　　最佳时间是经前一周或基础体温上升6~7天。如孕酮检测水平低于15nmol/L则可考虑诊断黄体功能不足。这对反复流产者意义重大（孕期孕酮水平低下会导致流产）；如孕酮水平小于3nmol/L，可确定无排卵。

## 18. 检测卵泡雌激素（FSH）和黄体生成素（LH）有什么作用？

（1）协助判断闭经原因：FSH和LH均为腺垂体分泌的促性腺激素，当LH水平明显升高，表明病变在下丘脑；LH水平不增高，表明病变在腺垂体；若两者水平均高于正常，病变则在卵巢。

（2）协助诊断多囊卵巢综合征：LH和FSH的比值大于3，有助于诊断多囊卵巢综合征。

（3）诊断性早熟：若FSH和LH呈周期性变化，表明可能患有由促性腺激素分泌增多引起的真性性早熟；若FSH和LH水平较低，且无周期性变化，表明可能为假性性早熟。

## 19. 什么是泌乳素（PRL）？

PRL是由腺垂体细胞分泌的性激素，能促进乳腺组织的生长发育和分化，是乳房正常发育和妇女哺乳期的必需条件；PRL还参生殖功能的调节。

## 20. 检测PRL有何用途？

妊娠后PRL逐渐增加，至分娩前达高峰。

表 10-8　PRL 泌乳素不同时期的参考范围

| 测定时期 | 正常范围（μg/L） | 测定时期 | 正常范围（μg/L） |
|---|---|---|---|
| 非妊娠期 | <25 | 妊娠中期 | <160 |
| 妊娠早期 | <80 | 妊娠晚期 | <400 |

## 21. 性激素六项结果怎么看？

基于女性生理周期各期激素水平波动的特点，检测结果应根据检测时间相对应的具体生理周期时期的参考范围来甄别。例如，如果在月经来潮的第2~5天采血检测激素水平，那就要参考卵泡期的水平来判断；如检查结果在卵泡期的正常水平内，就属正常现象等。

**22. 在女性生理周期中，哪个时间段是了解基础内分泌的关键时间点？**

在月经来潮的第2~3天。此时E2一般为30~50pg/mL。

提示卵巢储备不良，经期提前、周期缩短，E2、LH、FSH升高。另外，药物干预后的月经期内，第2~5天不建议检测，因为药物黄体酮20天后才能完全消除其影响。

**23. 女性通过哪几项检测结果可以预测排卵的出现？**

月经过后卵泡继续发育，伴随着卵泡的发育雌激素水平不断增高，直到卵泡发育成熟时，雌激素分泌达到高峰，同时高浓度的雌激素刺激LH升高，形成一个峰值，继而排卵出现。排卵后雌激素稍有下降，随之孕酮分泌增加，为受孕做准备。此时，主要目的是预测有无排卵前LH峰值的出现来预测是否接近或排卵，因此，检测E2、LH、PROG这三项目必不可少，与B超卵泡监测协同运用评估排卵情况，这对指导治疗（如助孕等的治疗）帮助较大。

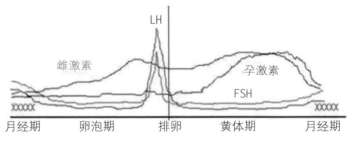

图 10-7　卵巢周期中性激素的分泌规律

### 24. 哪些人需要检测性激素六项？

（1）备孕夫妇。

（2）月经紊乱、闭经及不孕症、生殖道异常出血、生殖系统相关肿瘤、女性男性化等。

（3）男性：男性女性化、阳痿及性功能障碍、不育及精液检测异常（不液化、少精、精子活动力弱、死精等）、生殖系统相关肿瘤等。

（4）生长发育异常的儿童及青少年等。

（5）内分泌系统疾病。

### 25. 进行性激素六项检查前需要做哪些准备？

早上9：00—9：30左右抽血，平静休息10分钟左右抽血，空腹最佳。男性只要没有剧烈运动，生活规律，上午8：00—11：00点空腹可随时检查[3]。

性激素六项检查中，PRL（泌乳素）的分泌是脉冲式的，在一天之中会有很大变化，睡眠一小时内PRL迅速提高，之后睡眠中分泌量维持在较高水平，醒后则开始下降[4]，3：00—4：00分泌量是中午的一倍以上；神经刺激，某些部位特别是胸部的皮肤受刺激，包括周围神经损伤引起的激烈疼痛如手术、烧伤、带状疱疹等，均会引起PRL增高，采血前应注意避开这些特殊情况。

# 第三节　甲状腺功能

## 1. 甲状腺位于人体哪个位置？

甲状腺由甲状腺滤泡、滤泡旁细胞及间质组成，位于人体气管前、环状软骨和胸骨上切迹之间，由左右两叶通过峡部连接，呈蝴蝶形，是人体最大的内分泌腺，有合成、贮存和分泌甲状腺激素的功能。

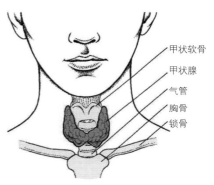

图 10-8　甲状腺解剖

## 2. 甲状腺的主要功能是什么？

甲状腺的功能单位是甲状腺滤泡，负责合成、储存和释放甲状腺激素（thyroid hormones，TH），其中主要的是甲状腺素（T4）和较少量的三碘甲状腺原氨酸（T3）。TH可以作用于心血管、神经、免疫和生殖系统，促进人体必需的三大营养物质（蛋白质、脂肪和糖类）代谢及碳水化合物代谢等。甲状腺滤泡旁细胞还分泌降钙素（calcitonin，CT），调节钙动态平衡。下丘脑、垂体与甲状腺构成调节轴，共同调节甲状腺功能。下丘脑分泌促甲状腺激素释放激素（TRH），刺激腺垂体分泌促甲状腺激（TSH），TSH可刺激甲状腺合成激素并分泌。高水平的血清甲状腺激素会通过经典的负反馈途径抑制TRH和TSH的分泌。

## 3. 甲状腺疾病主要有哪些？

甲状腺功能亢进、甲状腺功能减退、自身免疫性甲状腺炎、甲状腺肿瘤、正常甲状腺功能病态综合征等。

## 4. 甲状腺功能检查具体包括哪些指标？

包括：促甲状腺激素（TSH）、三碘甲状腺原氨酸（TT3）、四碘甲状腺原氨酸（TT4）、游离三碘甲状腺原氨酸（FT3）、游离甲状腺素（FT4）、甲状腺球蛋白抗体（TGAb）、抗甲状腺过氧化物酶抗体（TPOAb）、促甲状腺激素受体抗体（TRAb）等。图10-9为检测结果原图示意。

| | 项目编码 | 项目名称 | 结果 | 复查前结果 | 高低 | 参考值 | 单位 | 前次结果 |
|---|---|---|---|---|---|---|---|---|
| 1 | T3 | 三碘甲状腺原氨酸 | 1.00 | | | 0.58--1.59 | ng/mL | |
| 2 | T4 | 甲状腺素 | 7.37 | | | 4.87--11.72 | ug/dL | |
| 3 | FT3 | 游离三碘甲状腺原氨酸 | 3.01 | | | 1.58--3.91 | pg/mL | |
| 4 | FT4 | 游离甲状腺素 | 1.02 | | | 0.70--1.48 | ng/dL | |
| 5 | TSH | 促甲状腺激素 | 2.880 | | | 0.350--4.94 | ng/dL | |
| 6 | aTG | 抗甲状腺球蛋白抗体 | 176.35 | | ↑ | <4.11 | IU/mL | |
| 7 | aTPO | 抗甲状腺过氧化物酶抗 | 622.68 | | ↑ | <5.61 | IU/mL | |

左侧信息栏：

☆基本信息　☆其他信息　保留>>
患者类别　千疗体检　普通
患者编号
姓名
性别年龄　女　41　岁
科室　体检中心
病区
床号
诊断
开立医生
医嘱备注
采集时间　2020-12-02 08:44:25
核收时间　2020-12-02 11:18:04
检验备注　建议定期复查
项目选择　甲功七项

图 10-9　甲状腺功能检测项目结果示意

## 5. 什么是促甲状腺激素（TSH）？

TSH是由腺垂体分泌，对游离甲状腺素具有负反馈调节作用的激素。

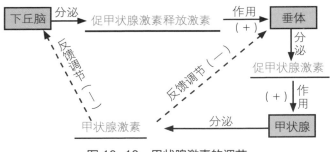

图 10-10　甲状腺激素的调节

升高常见于：原发性甲减，甲亢患者接受[131]I治疗后，某些严重缺碘居民，垂体TSH瘤，亚急性甲状腺恢复期，亚临床甲状腺功能减退，慢性淋巴细胞性甲状腺炎等。

降低常见于：原发性甲亢，亚临床甲亢，第三性（下丘脑性）甲减，药物（糖皮质激素）过量，库欣综合征，肢端肥大症等。

### 6. 检测TSH有何用途？

TSH是评估甲状腺功能的初筛实验，诊断原发性和继发性甲状腺功能异常，甲状腺癌患者术后或放、化疗后采用甲状腺素治疗等监测的最重要指标，也是筛选亚临床甲状腺功能异常，产前诊断先天性甲减的最佳指标。图10-11为检测结果原图示意。

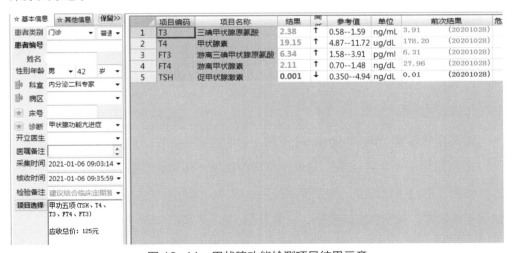

图 10-11　甲状腺功能检测项目结果示意

### 7. 什么是四碘甲状腺原氨酸（TT4）？

TT4是甲状腺分泌的主要激素，包括结合型和游离型两种。绝大部分以结合状态存在。

增高常见于：甲亢、亚急性甲状腺炎、家族性高TBG血症、妊娠、口服雌激素及避孕药、甲状腺激素不敏感综合征、原发性胆汁性胆管炎、药物（如胺碘酮）的影响等。

降低常见于：原发或继发性甲减、缺碘性甲状腺肿、慢性淋巴细胞性甲状腺炎、家族性低TBG血症、各种蛋白丢失（或消耗）性疾病（如肾病综合征、慢性肝病危重患者），另外，甲亢的治疗过程中、糖尿病酮症酸中毒、恶性肿瘤、心力衰竭等也可使TT4降低。

### 8. 检测TT4有何用途？

检测TT4是判断甲状腺功能状态最基本的筛查指标，由于评价甲状腺合成分泌甲状腺激素的状况，为相关疾病的诊断和治疗提供帮助。

### 9. 什么是游离甲状腺素（FT4）？

游离甲状腺素（free thyroxine，FT4）具有生物学活性，只占TT4的0.03%。

增高常见于：甲亢，甲亢危象，甲状腺激素不敏感综合征，多结节性甲状腺肿，弥漫性毒性甲状腺肿，初期桥本氏甲状腺炎，部分无痛性甲状腺炎，某些非甲状腺疾病因素，如重症感染发热、危重患者、服用药物（如肝素、胺碘酮等）。

降低常见于：甲减、黏液性水肿、晚期桥本氏甲状腺炎、部分肾病综合征患者等，服用药物（如抗甲状腺药物、苯妥英钠、糖皮质激素等）。图10-12为检测结果原图示意。

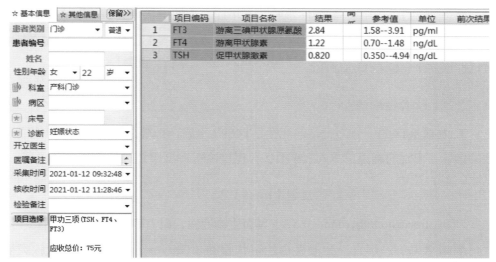

图 10-12　甲状腺功能检测项目结果示意

## 10. 检测FT4有何用途？

　　FT4测定不受血液循环中结合蛋白浓度和结合力特性变化的影响，更能反映人体甲状腺功能真实状况，是较为敏感和价值最高的指标，FT4和TSH、FT3三项联合检测，通常可以确诊甲亢或甲减，以及追踪观察疗效。对诊断甲亢的灵敏度明显优TT4。

## 11. 什么是三碘甲状腺原氨酸（TT3）？

　　三碘甲状腺原氨酸（3,5,3'-triiodothyronine，T3）大部分由甲状腺素经酶脱碘而生成，只有小部分由甲状腺滤泡细胞合成分泌。大部分是结合形式，约0.3%以游离状态存在的T3才具有生物活性。

　　增高常见于：甲亢、医源性甲亢、亚急性甲状腺炎、高TBG血症、T3型甲亢（如功能亢进性甲状腺腺瘤、缺碘所致的地方性甲状腺肿与T3毒血症）等。

降低常见于：甲减、黏液性水肿、呆小症、慢性甲状腺炎、非甲状腺疾病的低T3综合征（常见于多种重度感染，慢性多器官功能衰竭及各种原因所致的慢性消耗性疾病）、低TBG血症等。

## 12. 检测TT3有何用途？

T3的量是T4的十分之一，但活性是T4的3~4倍，TT3的测定是诊断甲亢最灵敏的指标，甲亢时高出正常人水平很多，也是诊断T3型甲亢最特异的指标。

## 13. 什么是游离三碘甲状腺原氨酸（FT3）？

FT3（free trijodothyronine FT3）具有生物活性，只占TT3的0.3%的左右。

增高常见于：甲亢、弥漫性毒性甲状腺肿（Graves）、桥本氏甲状腺炎初期、缺碘性甲状腺肿等。

降低常见于：甲减、低T3综合征、甲亢治疗中、黏液性水肿、晚期桥本氏甲状腺炎等。

## 14. 检测FT3有何用途？

FT3和FT4一样，FT3的测定不受血液循环中结合蛋白浓度和结合特性变化的影响，不需要另外测定结合参数，更能反映人体甲状腺功能真实状况。

## 15. FT3和FT4是血液循环中具有生物活性的甲状腺激素，且测定时不受甲状腺结合球蛋白影响，那么为何还要测定TT3和TT4？

理论上说，血清FT3和FT4测定时不受甲状腺结合球蛋白影响，较TT3和TT4测定有更好的特异性和敏感性，但因血中FT3和FT4含量甚微，测定结果的稳定性不如TT3和TT4，此外，一些疾病如血清TBG明显异常，遗传性异常白蛋白血症以及某些非甲状腺疾病（如肾功能衰竭）和胺碘酮、肝素等药物可使血清FT4增高；苯妥英钠、利福平等可加速T4在肝脏的代谢，使FT4降低。因此，TT3和TT4仍然是判断甲状腺功能的主要指标。

## 16. 甲功五项常见的联合应用及意义

表 10-9  不同疾病甲功检测项目的变化

| | TT4 | TT3 | FT3 | FT4 | TSH |
|---|---|---|---|---|---|
| 甲亢 | ↑ | ↑ | ↑ | ↑ | ↓ |
| T3甲亢 | — | ↑ | — | — | — |
| 甲亢治疗缓解后 | — | — | — | — | — |
| 自主性高功能性结节 | ↑或— | ↑或— | ↑或— | ↑或— | ↓或— |
| 原发性甲低 | ↓ | ↓ | ↓ | ↓ | ↑ |
| 继发性甲低 | ↓ | ↓ | ↓ | ↓ | ↓ |
| 先天性甲状腺激素合成障碍 | ↓或— | ↓或— | ↓或— | ↓或— | ↑或— |
| 缺碘性甲状腺肿 | — | — | — | — | — |
| 单纯性甲状腺肿 | — | — | — | — | — |
| 慢性淋巴性甲状腺炎 | ↓ | ↓ | ↓或— | ↓或— | ↑或— |
| 亚急性甲状腺炎（急性） | — | ↑或— | ↑或— | ↑或— | ↓ |
| TBG容量增加 | ↑ | ↑ | — | — | — |
| TBG容量减少 | ↓ | ↓ | — | — | — |

## 参考文献

[1]赵井苓.补肾活血方干预肾虚血瘀型卵巢储备功能下降之月经后期、过少的临床研究 [D].湖北:湖北中医药大学,2014.

[2]胡建华.女性性激素六项指标测定在不孕症辅助诊断中的应用价值[J].中国实用医刊, 2013,(14):3.

[3]严晓愚.关于激素替代治疗患者问题咨询工作的核心内容探讨[J].全文版:医药卫生, 2016,(5):2.

[4]李怡梅.控制性超排卵治疗中卵巢高反应影响因素分析[D].广西:广西医科大学,2010.

# 第十一章
# 肝炎病原学检测

## 第一节　基本概念

**1. 病毒性肝炎有哪几种?**

病毒性肝炎是由肝炎病毒所致的一种以肝损坏为主的急性或慢性传染病。常见的病毒性肝炎有五种：甲型肝炎、乙型肝炎、丙型肝炎、丁型肝炎、戊型肝炎。

**2. 可引起慢性肝炎的肝炎病毒有哪些?**

可引起慢性迁延性肝炎或慢性活动性肝炎的是乙型、丙型、丁型。

**3. 可经胃肠道感染的肝炎病毒有哪些?**

甲型和戊型。传染源为甲肝和戊肝的亚临床感染者和患者，可经胃肠道即粪－口途径传播；人群普遍易感。

**4. 可经血液传播的肝炎病毒有哪些?**

乙型、丙型、丁型和庚型肝炎病毒可经血液传播。

### 5. 如何知道患了甲肝？

需要通过实验室检查并结合临床症状综合诊断。通常实验室检测肝功能和甲型肝炎抗体（包括抗HAV-IgM与抗HAV-IgG滴度）。

### 6. 甲型肝炎抗体抗HAV-IgM与抗HAV-IgG有何不同？

抗HAV-IgM阳性表示机体正感染甲肝病毒，是早期诊断甲肝的特异性指标；抗HAV-IgG是一种保护性抗体，阳性表示曾感染过甲肝病毒，预示对甲肝有抵抗力。图11-1为检测结果原图示意。

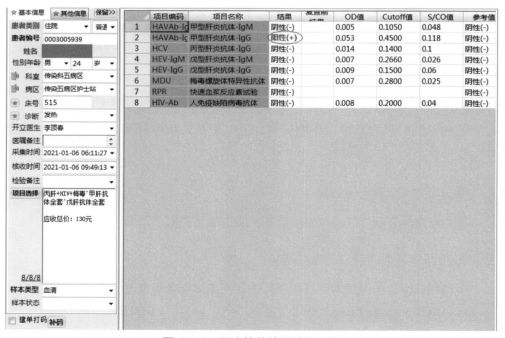

图 11-1　肝炎抗体检测结果示意

# 第二节　乙型肝炎

### 1. 如何知道患了乙肝？

乙型肝炎是由乙型病毒（HBV）感染引起的一种传染性疾病，感染乙肝后会出现恶心、乏力、食欲减退、恶心、呕吐、厌油、肝大及肝功能异常等症状。可通过检测乙肝两对半、HBV-DNA、肝功能等，并结合临床症状确诊。

### 2. 什么是乙肝两对半？

是乙型肝炎病毒血清学标志物，共3对：乙型肝炎病毒表面抗原（HBsAg）和乙型肝炎病毒表面抗体（抗HBs或HBsAb）、乙型肝炎病毒e抗原（HBeAg）和乙型肝炎病毒e抗体（抗HBe或HBeAb）、乙型肝炎病毒核心抗原（HBcAg）和乙型肝炎病毒核心抗体（抗HBc或HBcAb）。由于乙型肝炎病毒核心抗原（HBcAg）在血中不易检测到，剩余五项简称"乙肝两对半"。

### 3. 乙型肝炎病毒表面抗原（HBsAg）检测有何意义？

乙型肝炎病毒表面抗原（HBsAg）是最早出现的血清学标志物。HBsAg（＋）表示存在乙型肝炎病毒（HBV）感染。提示急性乙肝、慢性乙肝患者或乙型肝炎病毒携带者。

 表面抗原 ▶ 病毒感染的标志

### 4. 乙型肝炎病毒表面抗体（抗HBs或HBsAb）检测有何意义？

乙型肝炎病毒表面抗体是机体对HBsAg所产生的具有一定中和作用的抗

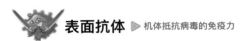 表面抗体 ▶ 机体抵抗病毒的免疫力

体，表示机体具有一定免疫力。HBsAb（＋）提示既往感染过HBV，或接种过乙肝疫苗产生了保护性抗体。

## 5. 乙型肝炎病毒表面抗体（抗HBs或HBsAb）高低有何意义？

乙型肝炎病毒表面抗体滴度越高保护力越强。

## 6. 乙型肝炎病毒表面抗体（抗HBs或HBsAb）阳性可能再次感染乙型肝炎病毒吗？

可能。不同亚型乙肝病毒感染或者病毒株发生了变异。

## 7. 乙型肝炎病毒e抗原（HBeAg）检测有何意义？

乙肝病毒具有嗜肝性，在肝脏细胞核内进行复制，释放e抗原（HBeAg）。HBeAg（＋）表示病毒复制活跃，血清内HBVDNA含量高，传染性强。因此，e抗原是乙肝病毒复制的指标之一。

## 8. 乙型肝炎病毒e抗体（抗HBe或HBeAb）检测有何意义？

HBeAb（＋）表示患者的传染性减弱，病毒复制降低或缓解。个别人乙型肝炎病毒e抗（＋）病情迁延不愈，多为变异的乙肝病毒感染所致。

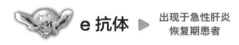
e抗体 ▶ 出现于急性肝炎恢复期患者

## 9. 乙型肝炎病毒核心抗体（抗HBc或HBcAb）检测有何意义？

高滴度的核心抗体（＋）：表示乙肝病毒正在复制，具有传染性，可持续存在数年至数十年；低滴度的乙型肝炎病毒核

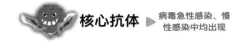
核心抗体 ▶ 病毒急性感染、慢性感染中均出现

心抗体（＋）：表示既往感染过乙肝病毒。

## 10. 乙型肝炎病毒表面抗体（抗HBs或HBsAb）定量测定优于定性测定吗？有何意义？

是。乙型肝炎病毒表面抗体定量测定高于10 U/L，可认为抗体已产生；如果抗HBs大于100 U/L，针对乙肝的免疫力一般可维持10年左右，即使此期间降到检测限以下，当再次接触病毒，抗HBs可迅速升高。

## 11. 什么是乙型肝炎的窗口期？

HBV急性感染，抗HBs尚未出现的空隙期，称为乙型肝炎的窗口期，此期可短至数天或长至数月，此期抗HBc是唯一可以检测到的血清学标志物。

## 12. 乙肝两对半中单项抗HBc阳性可见于哪些情况？

（1）既往感染：抗HBs或HBsAb滴度低于检测限。

（2）低水平病毒携带：HBsAg应滴度低于检测限。

（3）核心窗口期：血清中HBsAg和HBeAg消失，而抗HBs或HBsAb尚未出现[5]。

（4）被动获得抗HBs或HBsAb：如经输血或胎盘获得。

（5）假阳性：血清中非特异性物质干扰，而出现假阳性结果。

图11-2为检测结果原图示意。

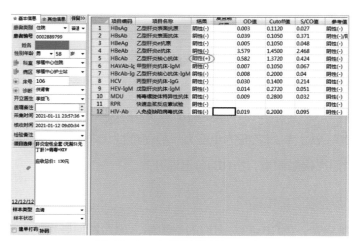

图 11-2　病原学检测结果示意

### 13. 接种乙型肝炎疫苗前需进行哪些检查？

应进行乙肝两对半检测，确定既往无感染的情况下才能进行疫苗接种。图
11-3为检测结果原图示意。

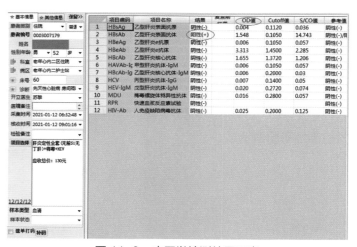

图 11-3　病原学检测结果示意

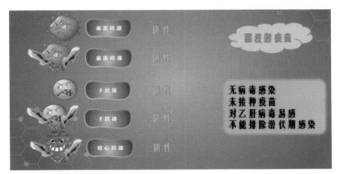

图 11-4　乙肝两对半阴性结果临床意义

## 14. 乙肝表面抗体（抗HBs或HBsAb）阳性是否表明不需要再次接种乙肝疫苗？

乙肝表面抗体（抗HBs或HBsAb）是一种保护性抗体，其阳性仅表示机体内存在抗体，但滴度具体数值（OD）未知，故应进行乙肝表面抗体的定量检测确定其含量（mIU/mL，U/L），才能判断是否需要再次接种乙肝疫苗。图11-5为检测结果原图示意。

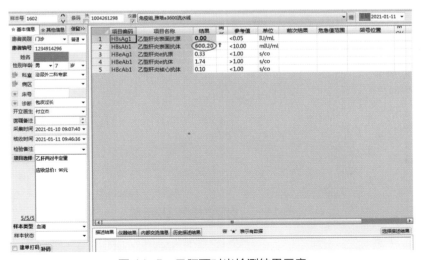

图 11-5　乙肝两对半检测结果示意

## 15. 乙肝表面抗体（抗HBs或HBsAb）定量浓度为多少时应再次接种乙肝疫苗？

定量检测浓度低于100 U/L时应接种乙肝疫苗。

## 16. 乙型肝炎病毒核心抗体（抗HBc或HBcAb）IgM检测有何意义？

乙型肝炎病毒核心抗体（抗HBc或HBcAb）IgM既是乙型肝炎近期感染指标，又是乙肝病毒在体内持续复制的指标，并可提示该血液具有传染性。图11-6为检测结果原图示意。

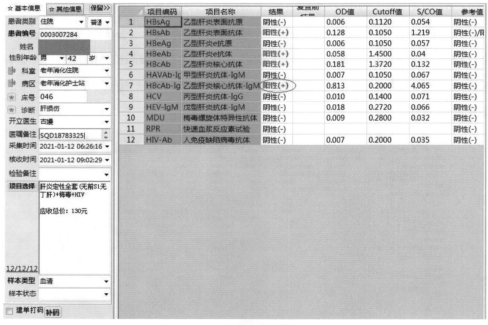

图 11-6　病原学检测结果示意

### 17. 乙肝病毒前S1抗原检测有何意义？

乙肝病毒前S1抗原可用于诊断乙肝病毒的早期感染，在乙肝病毒检测中前S1抗原与HBeAg及HBV-DNA高度相关，是乙肝病毒复制的标志。乙肝病毒前S1抗原持续阳性提示病程慢性化。

### 18. 什么是乙肝两对半大三阳，传染性如何？

大三阳是指乙肝表面抗原（HBsAg）、乙肝e抗原（HBeAg）、乙肝核心抗体（抗HBc）三项阳性。大三阳说明传染性强。患者的血液、唾液、精液、乳汁、宫颈分泌液，甚至尿液等都可能具有传染性。图11-7为检测结果原图示意。

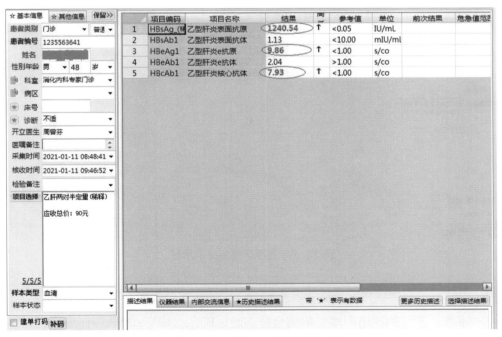

图 11-7　乙肝两对半检测结果示意

## 19. 什么是乙肝两对半小三阳，传染性如何？

小三阳是乙肝表面抗原（HBsAg）、乙肝e抗体（HBeAb）、乙肝核心抗体（抗HBc）三项阳性。

小三阳时是否具有传染性需要检测DNA，若DNA呈阴性，肝功能、B超等均长期正常，说明病毒已不复制，无传染性。图11-8为检测结果原图示意。

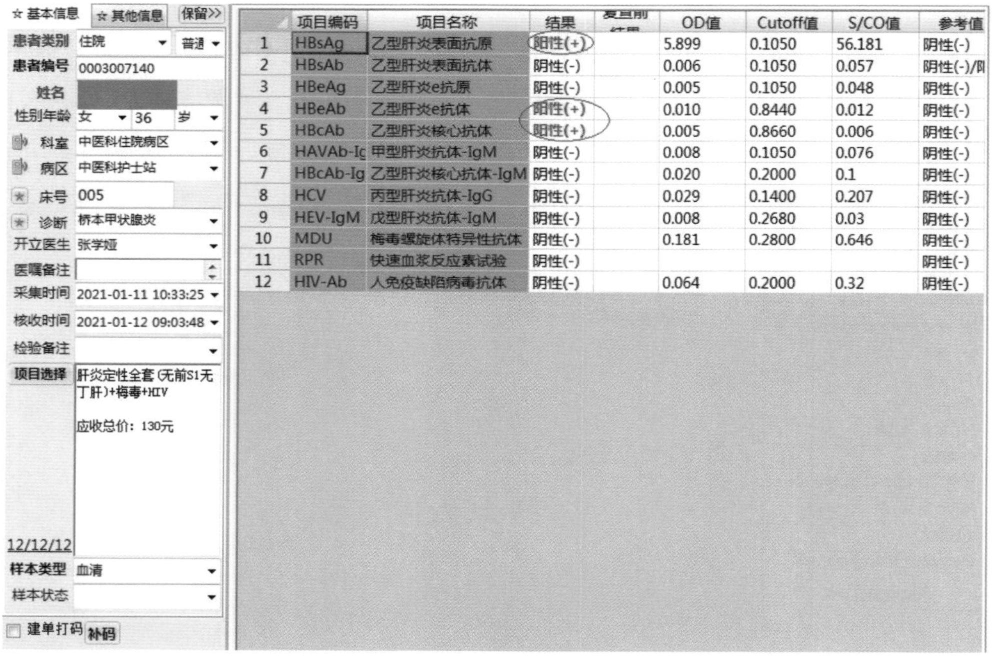

☆基本信息 ☆其他信息 保留>>

患者类别 住院 普通
患者编号 0003007140
姓名
性别年龄 女 36 岁
科室 中医科住院病区
病区 中医科护士站
床号 005
诊断 桥本甲状腺炎
开立医生 张学娅
医嘱备注
采集时间 2021-01-11 10:33:25
核收时间 2021-01-12 09:03:48
检验备注
项目选择 肝炎定性全套(无前S1无丁肝)+梅毒+HIV 应收总价：130元
12/12/12
样本类型 血清
样本状态
建单打码 补码

| | 项目编码 | 项目名称 | 结果 | 复查前结果 | OD值 | Cutoff值 | S/CO值 | 参考值 |
|---|---|---|---|---|---|---|---|---|
| 1 | HBsAg | 乙型肝炎表面抗原 | 阳性(+) | | 5.899 | 0.1050 | 56.181 | 阴性(-) |
| 2 | HBsAb | 乙型肝炎表面抗体 | 阴性(-) | | 0.006 | 0.1050 | 0.057 | 阴性(-)/阳 |
| 3 | HBeAg | 乙型肝炎e抗原 | 阴性(-) | | 0.005 | 0.1050 | 0.048 | 阴性(-) |
| 4 | HBeAb | 乙型肝炎e抗体 | 阳性(+) | | 0.010 | 0.8440 | 0.012 | 阴性(-) |
| 5 | HBcAb | 乙型肝炎核心抗体 | 阳性(+) | | 0.005 | 0.8660 | 0.006 | 阴性(-) |
| 6 | HAVAb-Ig | 甲型肝炎抗体-IgM | 阴性(-) | | 0.008 | 0.1050 | 0.076 | 阴性(-) |
| 7 | HBcAb-Ig | 乙型肝炎核心抗体-IgM | 阴性(-) | | 0.020 | 0.2000 | 0.1 | 阴性(-) |
| 8 | HCV | 丙型肝炎抗体-IgG | 阴性(-) | | 0.029 | 0.1400 | 0.207 | 阴性(-) |
| 9 | HEV-IgM | 戊型肝炎抗体-IgM | 阴性(-) | | 0.008 | 0.2680 | 0.03 | 阴性(-) |
| 10 | MDU | 梅毒螺旋体特异性抗体 | 阴性(-) | | 0.181 | 0.2800 | 0.646 | 阴性(-) |
| 11 | RPR | 快速血浆反应素试验 | 阴性(-) | | | | | 阴性(-) |
| 12 | HIV-Ab | 人免疫缺陷病毒抗体 | 阴性(-) | | 0.064 | 0.2000 | 0.32 | 阴性(-) |

图 11-8 病原学检测结果示意

## 20. 乙肝的严重程度可以通过是大三阳还是小三阳来判断吗？

不能。乙肝的严重程度应该结合肝功能、B超、HBV-DNA等详细检测结果综合判断。乙肝小三阳患者中，有一类型是乙肝病毒DNA高水平（PCR检测>

$10^6$）且肝功能不正常，称为"e抗原阴性的慢性乙肝"，它约占小三阳患者总数的10%，其特点是病毒复制活跃、传染性强，易转化为肝硬化、肝癌。

因此，大三阳不一定比小三阳危险，相反小三阳也不一定比大三阳安全。

## 21. 乙肝定量检测有何优点？

定性检测的结果没有具体数值，仅有阴性、阳性和灰区结果；实验室间可能存在较大差异，无法动态观察病情。定量检测可动态观察病情和确定是否需要接种乙肝疫苗。图11-9为检测结果原图示意。

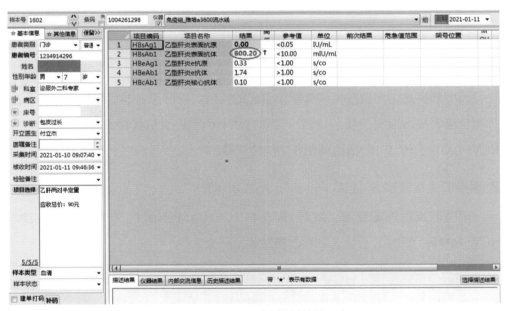

图 11-9　乙肝两对半检测结果示意

## 22. 什么情况需进行HBV-DNA检测?

HBV-DNA是评估HBV是否复制的金标准。HBV-DNA可在HBsAg出现前2~4周检出。因此，检测HBV-DNA可以作为HBsAg阴性而感染HBV的早期诊断，同时还可用于HBV感染者的传染性判断，乙肝的疗效观察，研究HBV基因是否变异及抗病毒疗效的评价等。

# 第三节　丙肝、戊肝

### 1. 如何知道患了丙型肝炎?

丙型肝炎是由丙型肝炎病毒感染引起的疾病。丙肝患者的症状都很隐秘，还有部分患者根本没有症状。目前，常用方法有丙型肝炎抗体检测（HCV-IgM和HCV-IgG）、HCV-RNA检测和肝功能检测等。

### 2. 丙型肝炎抗体检测（HCV-IgM）阳性表示?

丙型肝炎急性期患者，发病4周左右HCV-IgM可阳性。6个月内可痊愈，HCV-IgM转为阴性；反之，则转为慢性丙型肝炎。

### 3. 丙型肝炎抗体检测（HCV-IgG）阳性表示?

丙型肝炎抗体检测（HCV-IgG）阳性表示既往有HCV感染。图11-10为检测结果原图示意。

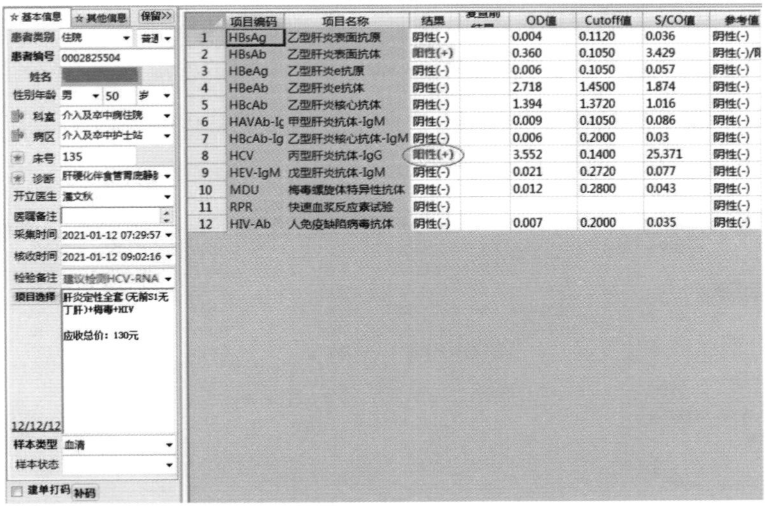

图 11-10　病原学检测结果示意

## 4. 丙型肝炎抗体检测（HCV-IgG）阳性常见于什么情况下？

输血后。

## 5. 何时需进行HCV-RNA检测？

（1）急性感染的诊断。

（2）丙型肝炎抗体检测阴性。

（3）排外其他慢性肝炎。

（4）动态监测HCV抗感染治疗的效果。

## 6. 如何知道患了丁型肝炎？

丁型病毒性肝炎是丁型肝炎病毒（HDV）感染人体导致肝脏细胞炎性改变的一种疾病。HDV属于一种缺陷病毒，它是乙型肝炎病毒的共生体，所以，一般丁型病毒性肝炎与乙型病毒性肝炎是同时存在的；丁型肝炎的症状、体征和病理改变同其他类型的病毒性肝炎无特征性区别。目前常用的检测方法有肝组织的丁肝抗原检测、丁型肝炎抗体检测IgM、血清丁肝病毒核糖核酸的检测和肝功能检测等。图11-11为检测结果原图示意。

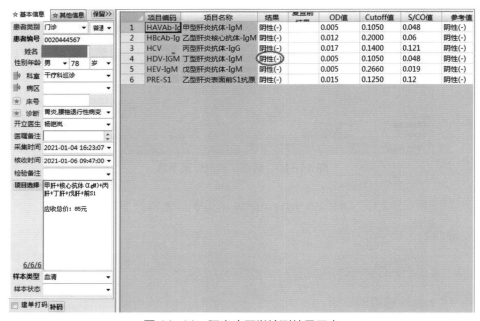

图 11-11   肝炎病原学检测结果示意

### 7. 如何知道患了戊型肝炎？

戊型肝炎是由经粪-口传播的戊型肝炎病毒感染引起的急性传染病。目前常用的检测方法有戊型肝炎抗体检测（HEV-IgM和HEV-IgG）、HEVRNA检测和肝功能检测等。HEV-IgM（＋）提示早期感染。图11-12为检测结果原图示意。

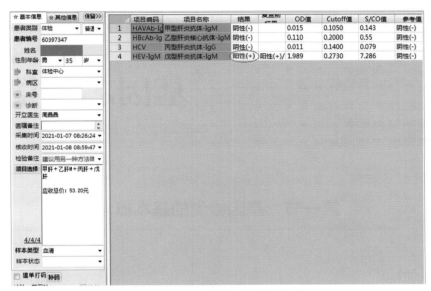

图 11-12 肝炎抗体检测结果示意

## 参考文献

[1]牛平英,李娜.酶联免疫吸附试验一步法检测抗HBc有关问题探讨[J].中国医学创新, 2009,(21):135-136.

## 第十二章
# 基因芯片篇

## 第一节 基因检测的基本概念

### 1. 什么是基因?

基因是原核、真核生物以及病毒的DNA和RNA分子中具有遗传效应的核苷酸序列(片段),是遗传的基本单位和突变单位,以及控制性状的功能单位。

### 2. 什么是基因的遗传效应?

基因的遗传效应是能控制一种生物性状的表现,或能控制一种蛋白质的生物合成,或能转录一种信使RNA。

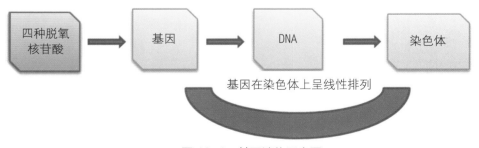

图 12-1 基因遗传示意图

基因、染色体、蛋白质、性状的关系：

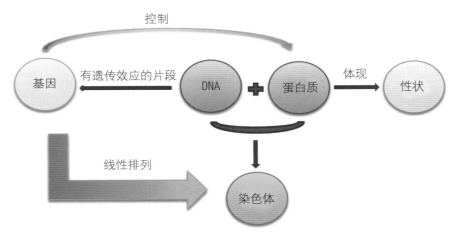

图 12-2　基因、染色体、蛋白质、性状的关系示意图

### 3. 基因与疾病的关系是什么？

　　大多数疾病是多种环境因素和遗传体质共同作用的结果，对健康不利的遗传体质所对应的是一些与疾病发生相关的基因，称为疾病易感基因。每一个基因都有与众不同的特定功能，与人类疾病有关的基因统称为疾病相关基因。

　　通过基因检测，可以高效、迅速、准确地分析出人们体内疾病的相关基因类型。通过大量科学数据对比，从而得出我们的基因状况是属于正常状况，还是比普通人风险更大一些的疾病易感基因。

### 4. 什么是基因诊断？

　　基因诊断是利用现代生物学和分子遗传学的技术方法，直接检测遗传物质结构和表达水平是否正常，从而对疾病作出判断的方法[1]。基因诊断检测疾病主要有三大类：单基因遗传病、感染性疾病、肿瘤等多基因遗传病。

## 5. 基因变异会引起什么疾病?

基因变异引起的疾病分为两种:

内源基因变异:受先天遗传和(或)后天内外环境因素影响,人类的基因结构及表达的各个环节都可能发生异常,从而导致疾病。这类基因变异,分为基因结构突变和表达异常。

外源基因入侵:病原体感染人体后,其特异的基因被带入人体并在人体内增殖,从而引起各种疾病。这种基因改变主要引起各种表型改变。

## 6. 基因诊断有什么特点?

针对性强,特异性强,灵敏度高,适用性强,诊断范围广。

## 7. 基因诊断的常用技术有哪些?

核酸分子杂交,聚合酶链反应(PCR),核酸序列分析法等。

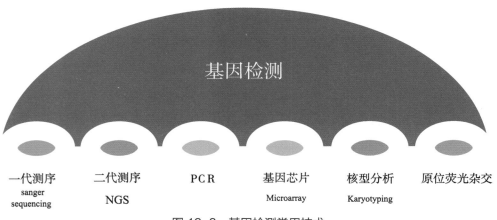

图 12-3  基因检测常用技术

## 8. 基因诊断的主要应用有哪些?

（1）对体内病原微生物的检测：直接检测病原微生物的遗传物质，提高检测的敏感性、特异性。目前，基因诊断已用于病毒性肝炎、艾滋病的诊断。在病毒、细菌、支原体、衣原体、立克次体及寄生物感染的诊断中发挥作用。

（2）遗传病：遗传病是指遗传物质（基因）的异常所导致的疾病。异常基因检测是诊断遗传病最有效的方法。比如产前检测，可减少遗传病儿的出生率。也是目前对大多数尚没有理想治疗方法的遗传病最有效的预防措施。

（3）癌症：癌细胞是由受伤基因所激活。环境污染物、微生物、某些食品或药品等可能是造成基因损伤的根源。基因诊断癌症可以通过探测某种基因的存在与否、有无变异，区别变异基因属良性或恶性，从而达到诊断癌症的目的。基因诊断癌症准确率高，甚至可以对患癌倾向性作出预测。最有名的例子，当属好莱坞著名影星安吉丽娜·朱莉，因她因携带BRCA1突变，导致她具有较高的乳腺癌和卵巢癌患病风险，因此她决定摘除乳腺、卵巢和输卵管，以降低患癌风险。

（4）器官组织移植：器官移植（包括骨髓移植）的主要难题是解决机体对移植物的排斥反应。基因诊断技术能够分析和显示基因型，更好地完成组织配型，从而提高器官移植的成功率[2]。

（5）DNA指纹、个体识别、亲子关系识别、法医物证、非典型病原体肺炎鉴别等。

## 9. 目前临床实验室开展了哪些基因诊断的项目?

乙肝、丙肝、戊肝、丙肝基因型，乙肝变异株，艾滋病RNA测序，结核耐药性，非典型病原体肺炎测定等。

### 10. 基因诊断在早期癌症诊断中的不足

由于癌症的相关基因比较多，且癌症的病因多种多样，病程也较复杂，目前还没发现某个基因对某种肿瘤具有特异性。

### 11. 基因检测在药物使用方面的应用

基因多态性是影响药物在不同个体中表现出不同药效的重要内在因素。药物基因检测就是分析每个人的基因特点，通过评估个体对药物的代谢速率、敏感性和安全性等，帮助临床选择合适的治疗药物和剂量，使患者达到最佳的治疗效果，确保患者用药安全，避免严重不良反应，减少药物治疗的风险和费用。

### 12. 基因诊断适用于哪些人群？

全部人群。但由于基因检测费用不菲，所以建议在孕前、遗传病的筛查、高危人群的肿瘤筛查、肿瘤患者的针对性治疗等人群中率先开展基因检测。

肿瘤易感基因检测：适合家族中有成员诊断出癌症的人群。

遗传性肿瘤基因检测：适合近亲患有罕见的癌症，且该癌症与遗传密切相关或家族中几位一级亲属罹患同一种癌症，同时，家族中患癌成员都有相同的基因突变。如BRCA2与乳腺癌。

肿瘤临床基因检测：主要包括化疗、靶向及免疫等药物。适合恶性肿瘤的患者。

肿瘤早期筛查基因检测：适合临床相关指标怀疑癌症但无法确诊的人群。

### 13. 基因诊断的利弊

基因诊断是目前的前沿科学，我们可以通过该技术，预防很多疾病，甚至治疗一些疑难疾病。但基因技术的创新，一方面，需要严格把握科学研究与伦理法规的基本底线，确保创新技术的安全性和有效性；另一方面，要保证技术的发展符合科学、伦理和法治的原则，使风险可控，这样才能使该技术良性、有序发展，最终造福人类[3]。

### 14. 基因诊断的价格

基因诊断价格一般取决于需要检测的位点数量，检测位点数量越多，价格越高。国内癌症单病种基因检测一般在几千元，全基因检测数万元。患者可以根据自身经济条件和癌症类型去正规的基因检测机构选择合适的基因检测类型。

## 第二节　感染性疾病的基因检测

### 一、新型冠状病毒 COVID-19

#### 1. 什么是新型冠状病毒？

新型冠状病毒是目前全世界已知的第7种冠状病毒，属于β冠状病毒属，是蛋白包裹的单股正链RNA病毒。新型冠状病毒和SARS、类SARS冠状病毒有着共同祖先，是一个寄生于果蝠的HKU9-1冠状病毒。

新型冠状病毒的自然宿主可能是蝙蝠，主要经呼吸道飞沫传播，有极强的人传人概率。

#### 2. 如何确诊新型冠状病毒？

有发热、咳嗽、胸闷、气短，而且胸部CT等影像学检查肺部有病变的患者进行痰、咽拭子、呼吸道分泌物等检测，病毒核酸阳性，或病毒基因组测序，与已知的新型冠状病毒高度同源就可以确诊。

### 3. 新型冠状病毒与普通感冒有什么区别?

普通感冒与新型冠状病毒的区别，大致可以从呼吸症状、咳嗽症状、发热症状、全身症状四个方面加以区分，如下:

（1）呼吸症状:普通感冒的患者往往不会感到呼吸急促或者呼吸困难。而新型冠状病毒感染的肺炎患者，会有呼吸频率加快，甚至呼吸困难的表现。

（2）咳嗽症状:普通感冒的患者，咳嗽症状一般出现的时间比较晚。而新冠病毒感染的肺炎患者，咳嗽以干咳为主，且咳嗽的症状比较严重，咳嗽时往往还伴有痰音、喘息。

（3）发热症状:普通感冒患者发热常于48~72小时之后趋于正常，且退烧药物效果较好。而新型冠状病毒感染的肺炎患者，常表现为高烧持续72小时以上。

（4）全身症状:普通感冒虽然对患者的生活工作有影响，但影响不会特别大。新型冠状病毒感染的患者，会表现精神状态差，食欲差的表现;除此之外，新型冠状病毒感染的肺炎还具有潜伏期，大概在2~14天。

### 4. 如何预防新型冠状病毒感染?

不同人群预防新型冠状病毒感染口诀:

（1）普通人群:少出行，不聚会，戴口罩，勤通风，多洗手，少熬夜。

（2）老年人、有基础疾病的人、孕产妇:学知识，勤监测，少出行，律生活，遵医嘱，善喂养。

（3）婴幼儿及儿童:勤洗手，少出行，戴口罩，多通风，均营养，足睡眠。

（4）去过疫情高发地区或接触过疫区人员人群:先报告，后独处，勤监测，及时诊，勿公交，戴口罩。

（5）居家隔离人群：独居住，少接触，严监测，勤洗手，戴口罩，常乐观。

（6）返岗上班人群：查身体，戴口罩，自行往，常通风，少聚集，勤洗手。

（7）因其他疾病去医院就医的患者和陪护人：少就医，先预约，自觉检，资料齐，严防护，少接触。

## 二、乙型肝炎病毒（HBV）DNA

### 1. 什么是乙型肝炎病毒DNA?

乙肝病毒DNA指的是乙肝病毒的脱氧核糖核酸，它为不完全的环状双链DNA。病毒的复制是靠DNA的复制来完成的，一般来说，HBV-DNA浓度越高，病毒的复制越活跃，乙肝患者的传染性越强。

### 2. 什么是乙肝病毒DNA检测?

乙肝两对半并不能准确地判断病毒复制情况，检测HBV-DNA是判断乙肝病毒复制的常用手段。一般来说，把数值大于$10^3$认为阳性；$10^3$~$10^5$认为是低量复制；$10^5$~$10^7$为中等量复制；大于$10^7$为大量复制。

以往乙肝患者抗病毒治疗的指征是：HBeAg阳性（大三阳）患者HBV-DNA数值要求达到$10^5$拷贝/毫升（20000U/mL），HBeAg抗原阴性（小三阳）患者HBV-DNA数值要求达到$10^4$拷贝/毫升（2000U/mL），国际建议的HBV-DNA检测正常值是：小于50U/mL。

### 3. 患了乙型肝炎有哪些表现?

食欲减退、恶心、上腹部不适、肝区痛、乏力，也可有黄疸、发热、肝大伴肝功能损害等。

## 4. 乙肝病毒DNA检测需要空腹吗？建议多长时间检测一次？

不需要空腹。HBV-DNA的检测不受饮食、运动以及休息等因素影响。

在病毒活动期，1~2个月检测一次；如果是在病毒的耐受期，3~6个月检测一次。在进行抗病毒治疗的过程中，至少3个月检查一次。

## 5. 乙肝病毒DNA检测有什么临床意义？

（1）可了解乙肝病毒在体内存在的数量、是否复制；是否具有传染性，传染性有多强。

（2）判断患者是否需要服药，适合哪类抗病毒药物及药物治疗的疗效。

（3）判断肝功能异常改变是否由病毒引起。

## 6. 怎样预防乙型肝炎？

早发现、早诊断、早隔离、早报告、早治疗及早处理。

（1）管理传染源：对HBV标志阳性肝病患者，要依其症状、体征和实验室检查结果，分别进行治疗和管理指导。

（2）切断传播途径：加强献血员筛选，严格掌握输血及血制品应用，控制母婴传播。防止通过血液、体液传播。

（3）保护易感人群：人工免疫特别是主动免疫是预防乙肝的根本措施，乙肝疫苗预防接种已在我国取得较好效果。对HBsAg、HBeAg阳性孕妇所生婴儿，于出生24小时内注射高效价乙肝免疫球蛋白（HBIG），同时接种一次乙肝疫苗，于出生后1个月再注射HBIG和疫苗。

## 三、丙型肝炎病毒（HCV）

### 1. 什么是丙型病毒性肝炎？

简称丙型肝炎、丙肝，是一种由丙型肝炎病毒（HCV）感染引起的病毒性肝炎，主要经输血、针刺、吸毒等传播。丙型肝炎呈全球性流行，可导致肝脏慢性炎症坏死和纤维化，部分患者可发展为肝硬化甚至肝细胞癌（HCC）。

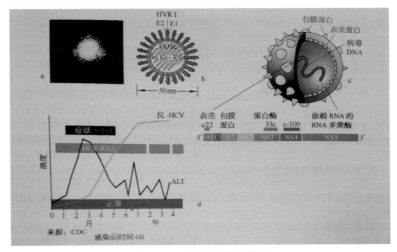

图 12-4　丙肝病毒示意图

注：图片来源于《蛋白质实验室检测项目临床应用指南》

## 2. HCV-RNA是什么？有什么临床意义？

HCV-RNA是丙型肝炎病毒的核糖核酸，是HCV的遗传物质。HCV-RNA阳性提示HCV复制活跃，传染性强；HCV-RNA转阴则示HCV病毒复制受抑制，预后较好。连续监测HCV-RNA，结合抗-HCV的动态变化[4]，可作为丙肝预后判断和药物疗效的评价指标；HCV-RNA阳性同时抗-HCV阳性，提示活动性肝炎，HCV-RNA阴转而抗-HCV阳性，则提示既往感染。

## 四、人类乳头状瘤病毒（HPV）

### 1. 什么是HPV？

HPV是人类乳头状瘤病毒，属于乳多空病毒科的乳头状瘤空泡病毒A属，是球形DNA病毒，它能引起人体皮肤黏膜的鳞状上皮增殖。HPV有100多种，其中20~40种与癌症相关[5]。在人和动物中分布广泛，有高度的特异性，低危型HPV感染可引起人类良性的肿瘤和疣，如生长在生殖器官附近皮肤和黏膜上的人类寻常疣、尖锐湿疣以及生长在黏膜上的乳头状瘤[6]。而持续性高危型HPV感染可导致癌症的发生，如宫颈癌。

### 2. 什么是HPV-DNA检测及分型？

人类乳头瘤病毒分为低危型和高危型，其中低危型包括：6，11，40，42，43，44，54，61，70，72，81，cp6，108等；高危型包括：16，18，31，33，35，39，45，51，52，53，56，58，59，66，68，73，82，A7等。

根据侵犯的组织部位不同可分为：

（1）皮肤低危型：1，2，3，4，7，10，12，15等与寻常疣、扁平疣、跖疣等相关。

（2）皮肤高危型：5，8，14，17，20，36，38与疣状表皮发育不良有关；其他还与可能HPV感染有关的恶性肿瘤，如外阴癌、阴茎癌、肛门癌、前列腺癌、膀胱癌[7]。

（3）黏膜低危型：6，11，13，32，34，40，42，43，44，54等与感染生殖器、肛门、口咽部、食管黏膜有关，如尖锐湿疣[8]。

（4）黏膜高危型：16，18，30，31，33，35，53，39与宫颈癌、直肠癌、口腔癌、扁桃体癌等[8]有关。

### 3. HPV检测适应证有哪些？

阴道炎及接触性出血；白带增多、腥臭，阴道不规则出血；骶尾、臀部及大腿部的持续性疼痛；或者女性定期体检。

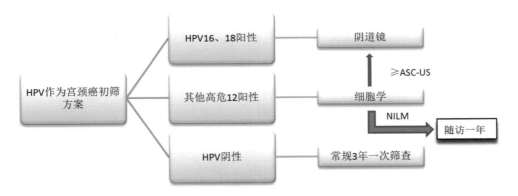

图 12-5　HPV 初筛方案

### 4. HPV感染途径有哪些？

性传播途径；密切接触；间接接触：通过接触感染者的衣物、生活用品、用具等[9]。

医源性感染：医务人员在治疗护理时防护不好或通过医务人员传给患者[9]。

母婴传播：婴儿通过孕妇产道时感染。

## 五、艾滋病病毒（HIV）

### 1. 什么是HIV？

HIV是人类免疫缺陷病毒，即艾滋病（AIDS，获得性免疫缺陷综合征）病毒。HIV分为HIV-1和HIV-2。HIV-2主要分布于非洲西部。HIV-1广泛分布于世界各地，是引起全世界AIDS流行的病原，HIV的研究也是以HIV-1为主进行的。

### 2. HIV的传染源及传播途径有哪些？

艾滋病患者和无症状HIV携带者为主要传染源。HIV的传播途径主要有：

（1）性接触传播：女性对HIV的易感性比男性高4倍。

（2）血液传播：静脉吸毒、共用注射器。

（3）母婴传播：包括宫内、分娩过程及产后传播等。

### 3. 感染了艾滋病有哪些临床表现？

初期症状常同普通感冒：如全身疲劳无力、食欲减退、发热等。随着病情加重，则会出现皮肤、黏膜白色念珠菌感染，单纯疱疹、带状疱疹、紫斑、血疱、瘀血斑等；侵犯至内脏器官时，则出现各系统不同表现，还可并发恶性肿瘤或出现一些罕见疾病，如肺孢子虫肺炎、弓形体病、非典型性分枝杆菌与真菌感染等。

#### 4. 什么是HIV核酸检测?

HIV核酸检测，即检测HIV－RNA，分为定性检测和定量检测[10]。

HIV核酸定性检测：可用于HIV感染的辅助诊断，病程监控、指导治疗方案及疗效测定、预测疾病进程等。定性结果阴性，不能排除HIV感染[10]。

HIV核酸定量检测：可测定血液中病毒复制水平，HIV核酸定量检测多用于监测HIV感染者的病程进展和抗病毒治疗效果。

#### 5. HIV核酸检测临床意义有哪些?

早期诊断、早期治疗，延缓病情发展，提高生活质量，保护他人免受感染，有利于艾滋病的控制。

（1）缩短艾滋病病毒检测的"窗口期"：窗口期同样具有传染性。核酸检测将HIV检测的窗口期缩短至11天。

（2）及早发现，早期药物预防，降低感染概率。

（3）快速排查感染隐患，解除恐艾心理压力。

### 六、结核分枝杆菌核酸（TB-DNA）

#### 1. 什么是结核分枝杆菌?

俗称结核杆菌，是引起结核病的病原体。结核病是一种古老的疾病，全球广泛分布，是细菌感染性疾病致死的首位原因。结核分枝杆菌可通过呼吸道、消化道或皮肤损伤侵入易感机体，侵犯全身各器官，引起多种组织器官的结核病，如肺结核，脑、肾结核，肠结核，结核性腹膜炎等。

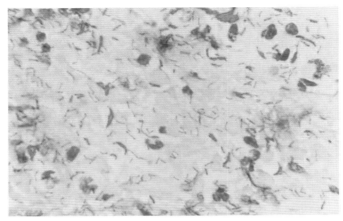

图 12-6 结核分枝杆菌

## 2. 什么是结核分枝杆菌核酸（TB-DNA）检测？

结核分枝杆菌基因（TB-DNA）扩增检测是通过将细菌所含的基因片段进行体外扩增的技术。

## 3. 哪些标本可以用于结核分枝杆菌核酸检测？

痰液、脑脊液、肺泡灌洗液、胸膜腔积液（胸水）、腹膜腔积液（腹水）、尿液、血液、分泌物等。

## 4. TB-DNA检测的临床意义有哪些？

（1）提高检测结核杆菌的阳性率和准确率，可以快速诊断肺结核、结核分枝杆菌菌血症、淋巴结核、结核性脑膜炎、结核性胸膜炎及腹膜炎等[11]。

（2）监测抗结核的药物疗效[11]。

（3）结核病的分子流行病学研究。

## 七、淋球菌核酸检测

### 1. 什么是淋球菌感染?

淋病奈瑟球菌,简称淋球菌(NG),是革兰氏阴性双球菌,可引起泌尿生殖系统的化脓性感染,是常见的性传播疾病之一,俗称淋病。临床表现以尿道炎、宫颈炎多见,典型症状是排尿困难、尿频、尿急、尿痛、排出黏液或脓性分泌物等[12]。也可侵犯眼睛、咽部、直肠和盆腔等处,以及血行播散性感染引起关节炎、肛周炎、败血症、心内膜炎或脑膜炎等。淋病奈瑟球菌寄居在尿道内膜[12]。

### 2. 什么是淋球菌核酸检测?

通过PCR-荧光探针法或荧光PCR,根据荧光信号的变化实现对淋球菌核酸的快速检测。

### 3. 淋球菌核酸检测有什么临床意义?

淋球菌是引起淋病的病原体,淋病是发病率最高的性传播疾病,确诊主要依赖实验室检查。淋球菌核酸检测,特异高、敏感度高、速度快,可用于淋病的快速诊断、鉴别诊断和流行病学调查。

## 八、沙眼衣原体核酸检测

### 1. 什么是沙眼衣原体?

沙眼衣原体(CT)是以二分裂方式繁殖的原核细胞型微生物,在室温下迅速丧失其传染性,加温至50℃,30分钟即可将其杀死。但衣原体耐寒,-70℃下能存活数年。四环素、红霉素、氯霉素对它有抑制作用，而链霉素、新霉素则无效。常用消毒剂如0.1％甲醛、0.5％碳酸可将衣原体迅速灭活。沙眼衣原体可引起沙眼，非淋菌性尿道炎、阴道炎、宫颈炎、子宫内膜炎等；还可以通过母婴传播新生儿眼结膜炎、肺炎，甚至可导致胎膜早破、早产、新生儿死亡等。

### 2. 怎样预防沙眼衣原体感染？

沙眼衣原体通常由性接触感染或通过接触患者使用过的物品、衣物、洗浴用品等发生间接感染，还可以发生交叉感染。沙眼衣原体目前尚无特异性预防方法，主要是注意个人卫生，避免直接或间接接触传染；沙眼衣原体感染后，主要引起患者的结膜囊异常，女性感染沙眼衣原体后，可引起不孕不育或妇科疾病。备孕夫妻应该进行衣原体检测，若存在衣原体感染，应治愈后再受孕；若妊娠早期检测为阳性，应及时治疗，以免对胎儿造成损害。

### 3. 什么是沙眼衣原体核酸检测？

沙眼衣原体核酸检测是直接检测病原体DNA，因其准确性高、特异性强、速度快，可用于沙眼衣原体的早期诊断，也是目前检查是否感染沙眼衣原体最常用的方法。标本一般为分泌物。

## 九、解脲支原体核酸检测

### 1. 什么是解脲支原体？

解脲支原体亦称溶脲支原体，属支原体科脲原体属，是人类泌尿生殖道常见的寄生菌之一。可引起非淋菌性尿道炎，男性前列腺炎或附睾炎、女性阴道炎、宫颈炎及女性不孕症，如已妊娠则可感染胎儿导致流产、早产及低体重胎儿，也能引起新生儿呼吸道和中枢神经系的感染。多寄生在男性尿道、阴茎包皮和女性阴道。

## 2. 感染解脲支原体有哪些症状?

潜伏期为1~3周,表现为尿道刺痛,不同程度的尿急、尿频及排尿刺痛,尿道口轻度红肿[13],常于晨起见尿道口有少量黏液性、脓性分泌物,或见污秽裤裆。男性患者亚急性期常合并前列腺感染,出现会阴部胀痛、腰酸、双股内侧不适感或在做提肛动作时有自会阴向股内侧发散的刺痛感。女性患者多见以子宫颈为中心扩散的生殖系炎症,多数无明显症状。当感染局限在子宫颈,表现为白带增多、混浊、子宫颈水肿、充血或表面糜烂[14];感染扩及尿道表现为尿道口潮红、充血,挤压尿道可有少量分泌物外溢,但很少有压痛出现。

## 3. 什么是解脲支原体核酸检测?

采用核酸释放剂快速裂解、释放生殖道分泌物样本中的解脲支原体DNA,应用实时荧光定量PCR检测技术,通过荧光信号的变化实现对解脲支原体DNA的快速检测。

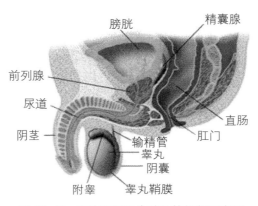

图 12-7 男性泌尿及生殖系统解剖示意图

**4. 解脲支原体核酸检测的临床意义是什么?**

解脲支原体核酸检测能够为快速诊断提供帮助,做到早诊断早治疗。

## 十、手足口病病毒（EV71、CoxA16）

### 1. 什么是手足口病?

手足口病是由肠道病毒引起的传染病。有多种肠道病毒可引起手足口病,其中以肠道病毒71型（EV71）和柯萨奇病毒A16型（CoxA16）最为常见。其感染途径包括消化道、呼吸道及接触传播,每年的夏秋2季,6~9月为流行高峰期。多发生于5岁以下儿童,口痛、厌食、低热,手、足、口腔等部位出现小疱疹或小溃疡,多数患儿1周左右自愈,少数患儿可引起心肌炎、肺水肿、无菌

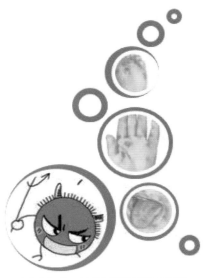

图 12-8  手足口病症状示意图

性脑膜脑炎等并发症。个别重症患儿病情发展快,导致死亡。目前缺乏有效治疗药物,主要是对症治疗[15]。

### 2. 什么是手足口病二项（EV71-RNA、CoxA16-RNA）及肠道病毒通用型（EV-RNA）检测?

手足口病二项就是EV71-RNA、CoxA16-RNA。肠道病毒通用型就是EV-RNA。肠道病毒鉴定芯片主要是针对EV71、CoxA15、CoxA16及CoxB3、EV-RNA通用型设计出的生物芯片,利用肠道病毒鉴定芯片的特定基因序列来鉴别肠

道病毒的类型。肠道病毒鉴定生物芯片可快速检出肠病毒型别，为患者的早期诊断和早期治疗争取重要时机。

### 3. 手足口病是通过什么方式传播的?

人类是肠病毒唯一的传染源，以密切接触传播为主：如通过唾液、飞沫，被疱疹液、粪便等污染的手、毛巾、手绢、牙杯、玩具、食具，被污染的水源、奶瓶以及床上用品、内衣等引起间接接触传播。

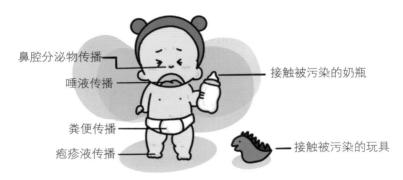

鼻腔分泌物传播
唾液传播
粪便传播
疱疹液传播
接触被污染的奶瓶
接触被污染的玩具

图 12-9　手足患病传播途径

### 4. 如何防治手足口病?

预防是关键：

（1）早发现，早隔离：发现手足口征候的孩子，要隔离治疗，分开食宿；用具、玩具应分开。

（2）把住病从口入关，防密切接触：避免粪便、口鼻分泌物污染水与食物，处理好患儿排泄物，尿布要洗净消毒再用，奶瓶、食具也要经常消毒。

（3）养成良好的卫生习惯，加强环境卫生管理，健全疫情报告制度。

（4）及时就诊：儿童一旦出现发热、感冒或呼吸道症状，或发现手足口疱疹、皮疹，应速去医院就诊。

治疗：主要是对症治疗。

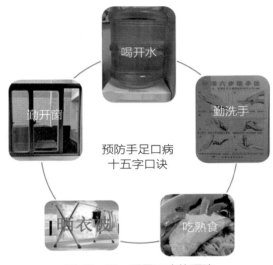

图 12-10　手足口病的预防

## 十一、肺炎支原体核酸（MP-DNA）检测

### 1. 什么是肺炎支原体及支原体肺炎？

肺炎支原体（MP）是人类支原体肺炎的病原体，它是能独立存活的最小微生物。支原体肺炎潜伏期2~3周，秋冬季多见。由急性期患者的口、鼻分泌物经空气飞沫传播，引起呼吸道感染[16]，阵发性刺激性干咳。头痛、发热、咽炎、气管支气管炎。发病以青少年为主。

**2. 肺炎支原体核酸检测是如何进行的?**

目前,可对咽拭子、支气管灌洗液、肺泡灌洗液、痰等标本中的肺炎支原体核酸物质进行提取,采用基因扩增手段,通过常规PCR、巢式PCR、实时荧光定量PCR、多重PCR等方式进行核酸(DNA)检测,为临床诊断提供参考。

**3. 肺炎支原体核酸检测有何临床意义?**

肺炎支原体是经呼吸道传播的原发性非典型病原体肺炎和急性呼吸道感染的重要病原体,其感染常见于儿童及青少年,占非细菌性肺炎的1/3以上[17]。肺炎支原体基因扩增检测,因速度快、特异性和灵敏度较高,能做到早期检测感染、监测治疗效果、进行耐药性分析等,为临床提供诊断依据和用药指导,是临床早期诊断肺炎支原体感染最有价值的方法。

**4. 如何防治支原体肺炎?**

锻炼身体,定期开窗通风,防寒保暖,饮食均衡。少去人员密集的地方。大环内酯类抗生素(红霉素、阿奇霉素)是常用的抗支原体药物。

## 十二、肺炎衣原体核酸(CP-DNA)检测

**1. 什么是肺炎衣原体及衣原体肺炎?**

衣原体分为沙眼衣原体(CT)、肺炎衣原体(CP)、鹦鹉热衣原体和家畜衣原体。肺炎衣原体(CP)是引起衣原体肺炎的主要病原体,偶见鹦鹉热衣原体肺炎。

肺炎衣原体肺炎多见于学龄儿童,常见症状有发热、寒战、肌痛、干咳,非胸膜炎性胸痛,头痛、不适和乏力。肺部X线检查呈非典型病原体肺炎表现,该病

通过呼吸道分泌物造成人—人传播。

## 2. 如何检测肺炎衣原体核酸？

取鼻咽部或咽后壁拭子、气管和支气管分泌物、肺泡灌洗液鼻咽拭子、血浆、脑脊液等标本，通过PCR法检测肺炎衣原体DNA，该法快速，敏感性更高，且可区分衣原体种类。

## 3. 肺炎衣原体核酸检测有何临床意义？

肺炎衣原体肺炎最可靠的方法是培养，但由于肺炎衣原体培养要求高，一般实验室难以做到。因此，肺炎衣原体核酸检测为该病的早期诊断提供了很大帮助。

## 十三、轮状病毒核酸（RV-RNA）检测

### 1. 什么是轮状病毒？

轮状病毒（RV）是一种双链RNA病毒，属呼肠孤病毒科，经粪-口传播。它会感染与小肠联结的肠黏膜细胞并且产生肠毒素，引起肠胃炎、腹泻。RV中的A组、B组、C组对人有致病性，A组主要引起婴幼儿急性胃肠炎，常导致婴幼儿重症腹泻，俗称"秋季腹泻"；B组主要引起成人腹泻；C组散发。轮状病毒经粪-口传播。

### 2. 轮状病毒核酸检测是如何进行的、有何意义？

采集患者发病3日内的粪便样本。应用PCR荧光探针技术，基于实时荧光PCR仪，对粪便标本中的轮状病毒A组、B组和C组在核酸水平上进行定性检测，可用

于轮状病毒感染的辅助诊断及分子流行病学的研究。

**3. 如何快速鉴别轮状病毒肠炎？**

速记口诀歌："秋天上感便三多（次数多、量多、水分多），蛋花汤样无腥臭。"

**4. 如何防治轮状病毒感染？**

（1）早发现、早隔离。

（2）加强饮食、饮水及个人卫生；做好患者粪便的消毒工作；医院要严格做好婴儿区及新生儿室的消毒工作。

（3）保护易感人群：2个月~5岁婴幼儿可口服减毒重组的活疫苗。

本病无特效药物，以饮食疗法和液体疗法等对症治疗为主。因病情轻，病程短，呈自限性，故多可在门诊接受治疗。

# 第三节 遗传性疾病的基因检测

**一、相关概念**

**1. 出生缺陷（birth defect）**

出生缺陷又称先天缺陷，是指由于先天性、遗传性或不良环境等原因，引起的出生时存在的各种结构性畸形和功能性异常[18]。

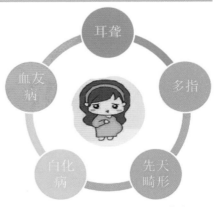

图 12-11 出生缺陷相关疾病

## 2. 先天性疾病（congenital disease）

婴儿一出生即存在的疾病。

## 3. 遗传病（genetic disease）

由于基因突变、染色体数目或结构变异导致的疾病，如苯丙酮尿症、唐氏综合征等。

## 4. 单基因病（monogenic disease）

由单个基因突变引起的遗传病。单基因病通常呈现特征性的家系传递模式[19]。

## 5. 多基因病（polygenic disease）

遗传信息通过两对及两对以上致病基因的累积效应所致的遗传病，其遗传效应多受环境因素影响。多基因病有家族聚集现象，但无单基因病那样有明确的家系传递模式[19]。

## 6. 染色体病（chromosomal disorder）

由染色体数目或结构异常而引起的临床综合征。

核型

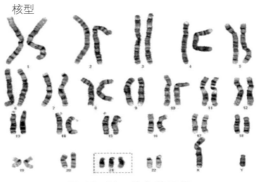

图 12-12　染色体异常

**7. 出生缺陷的三级预防是什么？**

一级预防：在孕前和孕早期采取的预防措施，目的是预防出生缺陷的发生；内容包括：婚检、孕前优生健康检查、地中海贫血筛查、遗传咨询、选择最佳生育年龄、增补叶酸等。

二级预防：在孕期采取的产前筛查和产前诊断，目的是避免严重缺陷儿的出生；内容包括：孕期母血产前筛查，高风险人群绒毛、羊水、脐血染色体检测，彩超等。

三级预防：在新生儿出生后进行新生儿疾病筛查，目的是早期发现可治疗的新生儿疾病和其他异常。内容包括：新生儿遗传代谢性疾病筛查、新生儿听力筛查等。

## 二、地中海贫血

**1. 地中海贫血是什么？**

地中海贫血（以下简称"地贫"），又称海洋性贫血、珠蛋白生成障碍性贫血，是一组遗传性溶血性贫血疾病。由于基因缺陷致使血红蛋白中一种或以上珠蛋白链合成缺失或不足所导致的贫血及病理状态，以α地贫和β地贫较为常见[20]。地贫广泛分布于东南亚等地，在我国广西、广东、云南、海南等地有较高发病率，是我国南方重点防治的遗传性溶血性疾病。

**2. 地中海贫血到底有多严重？**

重型α地贫患儿在孕中期或孕晚期会出现水肿，通常会在宫内或娩出后死亡；重型β地贫患儿出生后3~6个月出现贫血，进而出现肝脾肿大、黄疸、发育不良，平均每20天就要输血一次，还需要每天注射或口服去铁药。如果重型β地贫患者活到40岁，就需要4000人每人献血200mL，医疗费用一年近10万元，一生需要花费480多万元。

### 3. 育龄夫妇应该如何预防地贫患儿出生？

地贫是一种常染色体隐性基因遗传病，其基因携带率高达11%~24%，一般在同时携带相同致病基因的两个人生育了发病的子代时才被发现。

育龄夫妇应该重视婚前、孕前及产前的地贫筛查，尤其是进行地贫基因检测，可以全面了解夫妇双方地贫基因携带情况，评估生育地贫患儿的风险，有效辅助临床诊断，弥补地贫常规筛查所造成的漏检。

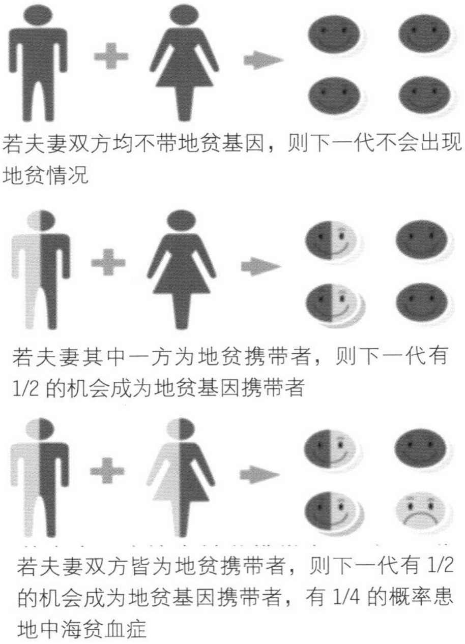

若夫妻双方均不带地贫基因，则下一代不会出现地贫情况

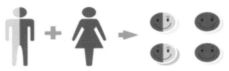

若夫妻其中一方为地贫携带者，则下一代有1/2的机会成为地贫基因携带者

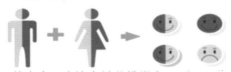

若夫妻双方皆为地贫携带者，则下一代有1/2的机会成为地贫基因携带者，有1/4的概率患地中海贫血症

**图 12-13　地中海贫血遗传示意图**

**4. 地贫基因携带者算健康人吗?**

　　地中海贫血是常染色体隐性遗传病,携带者通常为表型正常、身体健康,无生理或智力异常,不需要药物治疗。而地贫基因携带者因具有正常珠蛋白基因,自身虽不发病,但可能会将突变基因传递给下一代。

**5. 地贫患者结婚生育是否能生出健康的孩子?**

　　如果配偶不携带地贫基因,那么这对夫妇生育的下一代为地贫基因携带者,通常为表型正常、身体健康。

**6. 夫妻一方为 α 地贫患者,另一方为 β 地贫患者,那么生出的宝宝一定是地贫患者吗?**

　　孩子虽然是地贫携带者,但是不会发病。

**7. 地贫的遗传规律是什么?**

　　正常人自父母双方各继承2个α珠蛋白基因(αα/αα)合成足够的α珠蛋白链;各继承1个β珠蛋白基因合成足够的β珠蛋白链。地贫是由于珠蛋白基因的缺失或点突变,使肽链合成障碍导致。

**8. 地贫的检测方法有哪些?**

　　对备孕的准父母来说,有效地进行地贫检测,科学指导生育,对迎接新生命的到来至关重要。

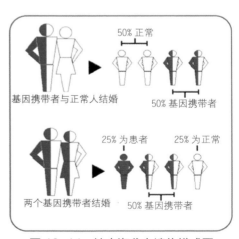

**图 12-14　地中海贫血遗传模式图**

### 9. 红细胞参数检测

地贫人群的红细胞：以平均血红蛋白体积（MCV）小于82fL（飞升）和平均血红蛋白含量（MCH）小于27pg作为地贫检测的指标。此方法特异性较低，不能区分地贫与缺铁性贫血，可能漏诊部分静止型地贫及轻型地贫。

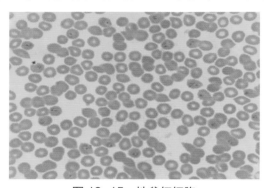

图 12-15　地贫红细胞

### 10. 血红蛋白电泳检测

当HbA2大于3.5％疑为β地贫，HbA2小于2.5％疑为α地贫。此方法可能漏诊部分静止型地贫及轻型地贫。

### 11. 基因检测

基因诊断结果对于地贫的确诊是必须的，可用于预测临床表型和病情进展，同时也是基因携带者确诊的检测指标和进行高风险胎儿产前诊断的有效手段。地贫的产前诊断一般在妊娠早、中期通过抽取高风险胎儿的绒毛、羊水或脐带血进行，基于家系成员DNA分析的基因诊断是地贫产前诊断的基本和常规手段。夫妻双方任一方确诊为地贫携带者或患者，建议配偶进行基因检测；父母为β地贫，建议胎儿进行产前诊断；父母为α地贫，建议父母做基因型检测，同时进行遗传咨询。

## 12. α地中海贫血的基因诊断技术

Southern印迹杂交、MLPA、特异性扩增缺失断裂区gap-PCR和实时PCR技术是目前常用的检测方法。我国引起α地贫的分子缺陷主要是α珠蛋白基因缺失以及HbCS、HbQS和HbWS点突变等，因此，进行基因诊断归根结底是要鉴定出α珠蛋白基因缺失数目或突变类型。

## 13. β地中海贫血的基因诊断技术

PCR结合反向点杂交（reverse dot blot，RDB）技术是当前我国对地贫进行基因诊断和产前诊断的首选方法。根据地贫已知突变位点的特异核苷酸序列合成一组等位基因特异性寡核苷酸探针，将这一组生物素标记的ASO探针固定在杂交膜上，然后与PCR扩增的样品珠蛋白基因DNA片段进行杂交，经过严格条件下的杂交和洗膜，通过抗生物素辣根过氧化酶（POD）催化底物显色而产生杂交信号，从而可以在1个杂交反应中同时分析同一样品中可能存在的多个点突变，杂交信号的检测达到检测特异地贫突变。该技术方便、快速、准确、实用，并有一定的检测通量，目前，可对17种占我国地贫突变类型总数99％的点突变作出明确的基因诊断。

# 三、无创 DNA 检测

## 1. 什么是无创孕妇外周血游离DNA产前筛查（NIPT）？

染色体疾病患儿出生的风险，具有偶然性和随机性，发病率随着孕妇年龄的增长而升高。无创DNA（NIPT）是出生缺陷防控的利剑[21]。通过新一代的DNA测序技术对母体外周血中游离的DNA片段（包含胎儿游离DNA）进行检测，经过大数据分析后得到胎儿的遗传学信息，对胎儿是否为21-三体、18-三体、13-三体这三大染色体疾病进行高准确性预测[21]。

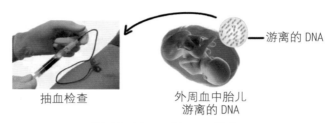

游离的 DNA

抽血检查　　　　外周血中胎儿
游离的 DNA

**图 12-16　无创 DNA 检查**

### 2. 什么时候做无创DNA?

最佳检测时机为12周~22周+6天之间。

### 3. 什么人需要做无创DNA?

（1）唐筛临界风险、单指标异常者。

（2）有介入性产前诊断禁忌证者（如先兆流产、发热、出血倾向、慢性病原体感染活动期、孕妇Rh阴性血型等）[22]。

（3）20周+6天以上，错过唐筛时机，但要求进行21-三体、18-三体、13-三体综合征风险评估者临床指征[22]。

（4）要求优生的孕妇。

### 4. 哪类孕妇谨慎做无创DNA?

（1）唐筛高风险（发生风险高，无创DNA结果阳性还是要做穿刺确诊，阴性也不能完全排除）。

（2）高龄孕妇（大于等于35岁）（发生风险高，无创DNA结果阳性还是要做穿刺确诊，阴性也不能完全排除）。

（3）重度肥胖（体液量多，胎儿DNA相对少）。

（4）IVF（染色体异常风险高，不仅限于21、18、13号染色体，超出无创检测范围）。

（5）不良孕产史（染色体异常风险高，不仅限于21、18、13号染色体，超出无创检测范围）。

（6）双胎或多胎（胎儿间DNA相互干扰，降低检测结果准确性）。

（7）其他医生认为可能影响结果准确性的情况。

## 9. 哪类孕妇不能或不需要做无创?

（1）孕周小于12周（胎儿DNA浓度低）。

（2）夫妇一方明确有染色体异常（无创DNA不覆盖21、18、13号以外的染色体异常）。

（3）1年内有输血、移植手术、异体细胞治疗（外源性DNA干扰）。

（4）超声发现胎儿结构异常须产前诊断（染色体异常风险高，需要查染色体确诊以便明确胎儿预后）。

（5）有基因遗传病家族史或提示胎儿罹患基因病高风险（基因病不在无创DNA的检测范围内）。

（6）妊娠合并恶性肿瘤（异常肿瘤细胞DNA干扰）。

（7）其他医师认为有明显影响结果准确性的情况。

## 10. 无创DNA低风险就能代表胎儿正常吗?

不能。无创DNA低风险只代表21、18、13号染色体数目异常风险低。其他染色体异常或发育异常，胎儿智力是否正常等，均不在无创DNA检测范围内，因此，无创DNA检测不代表完全没风险。

### 11. 无创DNA可以代替穿刺吗?

不能。无创DNA是针对发病率较高的21、18、13号染色体进行预测,对于其他染色体异常,如特纳综合征、克氏综合征、猫叫综合征等,按国家规范暂不在报告范围。因此,无创DNA的覆盖面是比较局限的。

### 12. 无创DNA高风险就一定是异常吗?

不一定。无创DNA作为一个高准度、低风险的筛查,受到广大孕妈以及临床医生的好评。但筛查终究不是确诊。高风险也可能是假阳性,确诊需要抽羊水检测。

## 四、耳聋基因检测

### 1. 什么是遗传性耳聋?

遗传性耳聋是由于父母携带遗传性耳聋基因突变并传给后代所引起的听力障碍。这种基因突变导致内耳多种细胞或者信号传递通路受到损害,使听力系统无法正常传递声音信号,导致耳聋。遗传性耳聋犹如一个"隐性杀手"代代相传。

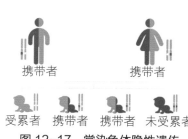

图 12-17　常染色体隐性遗传病遗传模式图

### 2. 父母没有耳聋,为什么孩子会出现耳聋?

遗传分为显性遗传和隐性遗传。显性遗传就是指上一代存在听力问题,遗传给下一代。隐性遗传就是父母亲携带相关基因但不发病,而孩子可能会发病。

**3. 与耳聋遗传相关的基因有多少种?**

有300多种。最常见的致聋基因有GJB2（先天性耳聋）、GJB3（后天高频耳聋）、SLC26A4（大前庭水管综合征）、MT-RNR1（药物性耳聋）等。

**4. 耳聋基因筛查是什么? 有何意义?**

筛查：采集微量血液进行基因检测，可明确受检者是否携带耳聋致病基因突变。

意义：通过对耳聋基因检测结果的分析，确定其遗传方式，计算耳聋再发风险，对患者家庭成员的患病风险、携带者风险、子代再发风险做出准确评估[23]，指导科学生育健康宝宝。

**5. 耳聋基因检测跟医院的听力筛查有什么区别?**

新生儿耳聋基因检测，可有效检出新生儿迟发性与药物敏感性听力障碍的风险。而普通听力筛查无法检查出迟发性与药物敏感性听力障碍。所以，它们不能替代，是相互补充的检查项目。

**6. 听力与基因联合筛查有什么意义?**

（1）降低传统听力筛查漏检率。根据美国听力学会《儿童听力筛查指南》显示：患有听力损失的9岁儿童中，50%是通过了新生儿传统听力筛查的。所以，即便通过新生儿听力筛查，仍有可能会出现听力损失。

（2）提高耳聋检测准确度。耳聋基因检测准确度大于99.9%，且能将耳聋的确诊时间提早到出生后7~14天之内。

（3）提高耳聋检测效率。联合筛查可以使新生儿听力缺陷高危因素的发现比例提高20倍以上。

（4）查明迟发性耳聋与药物性耳聋风险。解决当前新生儿听力筛查无法检出的药物性耳聋和迟发性耳聋相关问题，延缓甚至避免耳聋。

（5）避免下一代耳聋发生。指导科学婚育，从源头上预防耳聋出生缺陷的发生。

## 7. 进行新生儿耳聋基因检测的最佳时间是什么时候？

宝宝出生后1~3天是新生儿耳聋基因检测的最佳时间。可检出宝宝是否存在迟发性与药物敏感性耳聋风险，做到早知道、早干预。

## 8. 父母听力正常且家里人都没有耳聋遗传史，宝宝有必要做基因检测吗？

科学研究表明，每100个中国人中，就有5~6个人携带常见耳聋基因。同时，携带有相同耳聋基因的听力正常父母一旦结婚生育，其宝宝可能发生听力障碍。只有进行基因检测才能确定宝宝是否存在耳聋基因异常。

## 9. 宝宝出生后对外界声音有反应，也会自己发出声音，听力应该没有问题，还有必要进行耳聋基因检测吗？

临床上并不能以宝宝有无发声来判断有无听障问题，因为只要婴幼儿的发声器官（声带、喉咙、咽部、口腔）是正常的，他就能无意识地发出一些声音，这会造成父母或保健医生的错觉，以为孩子的听力及言语发育没有问题[24]。宝宝出生后对外界声音有反应，说明此时他的听力可能没有问题，但仍需排除迟发性与药物敏感性听力障碍的风险。

## 10. 宝宝在医院出生后没有及时做耳聋基因检测，之后做还有用吗？

有的。出生后的任何时间都可以进行，但仍建议及早检测，根据检测结果评估患病风险，第一时间指导听力监控与言语康复，这对存在风险的孩子非常关键。

## 11. 为什么耳聋基因检测结果正常，宝宝听力筛查却没有通过？

遗传因素占耳聋发病因素的60%左右。另外，母亲怀孕期间的药物使用史；分娩史；孕母宫内感染（巨细胞病毒、疱疹、毒浆体原虫病）；新生儿高胆红素血症；早产或体重低；颅面部畸形以及各种后天因素（创伤、爆震）等也可引起。有条件者可考虑进行更全面的耳聋基因检测。

同时，建议在孩子出生42天内到当地听力筛查中心进行听力复筛，若复筛仍不通过，则需在3个月内进行听力学诊断。

## 12. 宝宝听力筛查显示通过，但耳聋基因检测却显示有异常，该怎么办？

听力筛查通过，表明宝宝此时听力没有异常，但基因检测结果异常，表示孩子可能存在耳聋风险。具体结果提示请参考报告内容，必要时建议咨询专科临床医生。

## 13. 宝宝耳聋基因检测结果显示正常，是不是代表以后就不会患上耳聋？

新生儿耳聋基因检测覆盖了常见的基因，但并未覆盖全部耳聋基因。另外，创伤、噪声、感染等也可导致听力下降，故基因检测结果显示正常并不能代表终生的情况。日常生活中仍要注意用耳卫生，若发现听力异常，及时就医。

## 14. 宝宝基因检测结果显示异常，那么听力正常的亲属有必要进行耳聋基因检测吗？

如果基因检测结果异常，那么受检者的直系亲属也有可能携带相关基因突变，建议受检者与亲属到专科医院进行临床遗传咨询，再决定是否进行相关基因检测。

## 15. 助听器是什么？

　　助听器实际上就是利用小型扩音器，将原本听不到的声音扩大至听障者的残余听力能够听到，从而将声音传送至大脑听觉中枢，感受声音。

## 16. 什么是人工耳蜗？人工耳蜗的原理和特点是什么？

　　人工耳蜗实际上是一种电子装置，能够将声音转化为电信号，通过植入人体的电极刺激听觉神经兴奋并将声音信息传入大脑，来帮助重度、极重度耳聋成人和儿童听到声音。所以，植入人工耳蜗前需评估植入效果，基因检测可帮助判断听觉神经是否存在病变，评估人工耳蜗适应证。

## 参考文献

[1]樊晓寒,惠汝太.遗传性高血压的基因诊断[J].内科急危重症杂志,2010,(3):5-7.

[2]钟小林,黄刚,张立,等.基因诊断的基本策略与临床应用[J].医学综述,2004,(4):5-7.

[3]刘瑞爽.基因编辑婴儿事件相关法律问题探析[J].医学与哲学,2019,(2):25-30+85.

[4]刘金涛.丙型肝炎病毒(HCV)的检测及应用探究[J].国际病毒学杂志,2008,(5):6.

[5]韦奇秀.人乳头瘤病毒与子宫颈癌的关系研究进展[J].右江医学,2013,(1):114-116.

[6]罗雪华.HPV16-E6蛋白在宫颈病变组织中的表达及临床应用[J].中国当代医药,2011,(19):86-87.

[7]宋晓宇.女性外阴Bowen丘疹样病与HPV不同亚型的关系[D].大连:大连医科大学,2014.

[8]余小定,陈盈盈,赵莹.2009年—2013年余姚市中医医院2390例妇女HPV感染情况分析[J].中国卫生检验杂志,2014,(23):91-93.

[9]陈海颜,王之珺,王小兰,等.女性外阴尖锐湿疣患者人乳头状瘤病毒感染类型与复发的临床分析[J].中华医院感染学杂志,2016,(15):3.

[10]尚红,张子宁.人免疫缺陷病毒感染的实验室检测[J].中华检验医学杂志,2006,(7):107-108.

[11]刘晓敏.结核分枝杆菌的实验室检查及其临床应用[J].实用医技杂志,2008,(2):132-134.

[12]陈强.淋病奈瑟菌opa基因分型研究及其流行病学应用[D].北京:中国协和医科大学,2007.

[13]姚涛.泌尿生殖道支原体属感染现状及耐药性分析[J].中外医学研究,2012,(22):65-66.

[14]卢锋.女性泌尿生殖道支原体感染的检测及临床药敏分析[J].中国民族民间医药杂志,2010,(22):2.

[15]汪小燕,李家福.手足口病患儿的临床护理及预防[J].广东职业技术教育与研究,2015,(2):2.

[16]冯永钦,张清平,潘红玲,等.间接血凝法(IHA)检测肺炎支原体抗体在儿童呼吸道感染诊治中的临床应用[J].中国实验诊断学,2011,(5):93-94.

[17]田红艳.儿童肺炎支原体感染检测结果分析[J].保健医学研究与实践,2016,(5):2.

[18]刘可,朱洁明,黄嘉欣,等.基于国家免费孕前优生健康检查的中医健康管理模式对预防新生儿出生缺陷的临床价值分析[J].广西医科大学学报,2017,(7):4.

[19]分子遗传学基因检测送检和咨询规范与伦理指导原则2018中国专家共识[J].中华医学杂志,2018,(28):8.

[20]张玲,韩坤,胡朝晖,等.广州地区528例珠蛋白生成障碍性贫血患者的ABO血型分布[J].检验医学与临床,2016,(2):2.

[21]张婷,韩蓁,原婷,等.无创产前诊断技术临床应用中的伦理问题[J].中国医学伦理学,2019,(6):60-63.

[22]谢佐莲.6966例孕妇外周血胎儿游离DNA检测结果分析[D].福建:福建医科大学,2017.

[23]黄晗,李小英,陈鹏,等.遵义市汇川区特殊教育学校聋哑学生致聋原因调查分析[J].遵义医学院学报,2016,(2):3.

[24]李丽.甘肃省新生儿听力与聋病易感基因联合筛查的研究[D].兰州:兰州大学,2009.

# 第十三章
# 精准医疗

## 第一节　精准医疗的概念

### 1. 什么是精准医学？

精准医学是以个体化医疗为基础、随着基因组测序技术快速进步，以及生物信息与大数据科学的交叉应用而发展起来的新型医学概念与医疗模式[1]。包括：精准诊断、精准治疗、精准预防等多个方面。

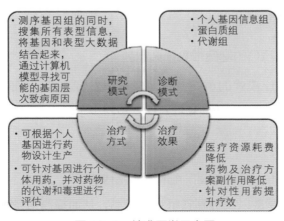

图 13-1　精准医学示意图

## 2. 精准医学的本质是什么？

本质是通过基因组、蛋白质组等组学技术和医学前沿技术，对于大样本人群与特定疾病类型进行生物标志物的分析与鉴定、验证与应用，从而精确寻找到疾病的原因和治疗的靶点，并对一种疾病不同状态和过程进行精确亚分类，最终实现对于疾病和特定患者实行个性化精准治疗的目的，提高疾病诊治与预防的效益[2]。

## 3. 精准医学概念的起源

精准医学来源于精准武器的概念，最早起源于微创外科，后来衍生到从表象、症状逐渐深入细胞学、分子生物学，形成了对疾病从预防到诊断再到治疗的一系列完整的有针对性的诊疗过程。

## 4. 精准医学中"精准"的核心要素

（1）精准的治疗方案。

（2）正确的治疗时机。

（3）大数据、信息的共享。

（4）治疗方案的个体化。

## 5. 精准医学可以为我们的健康带来什么帮助？

精准医疗是医疗模式的革新，它可以更早发现疾病，同时针对性地给予治疗，这不但提高了医疗的有效性和针对性，更减少了医疗资源浪费。

## 6. 精准影像是什么？

精准影像是精准医疗的基础，它能让诊断更敏感、直观。大范围扫描、低剂量扫描、提高图像精度以及提高软组织分辨率，从而提高对微小病灶的检出及诊断。利用显微CT技术，能及时检出肝脏小血管瘤、胰腺癌肝转移、早期肺癌等，为患者的治疗争取时间。

# 第二节　精准医疗在医疗保健方面的应用

**1. 精准医学可以用于哪些疾病的预防及治疗？**

白化病、先天性聋哑、蚕豆病等可以通过产前检查得到预防；舞蹈病等，可以在病情发作前做出预判；通过精准影像可以发现早期肺部肿瘤；针对肿瘤患者，可以通过基因检测，选择更有效的药物进行治疗。

**2. 精准医疗在诊断方面的应用有哪些？**

精准医疗最重要的内容是基因诊断。基于该前提，精准医疗可以用于多种疾病的预警、筛查、早诊、指导治疗、疗效监测、预后判断等。例如在感染性疾病、肿瘤、遗传病、优生优育、代谢病、肥厚型心肌病等诊断方面发挥作用。

**3. 什么是外科手术的围手术期精准治疗？**

外科精准治疗包括靶向治疗和免疫治疗。靶向治疗的特点是高效低毒，免疫治疗则能够让部分患者长期生存，这两点也恰恰是外科术前给患者做治疗所追求的目标。将这两种治疗方法运用到围手术期的治疗，就叫围手术期的精准治疗。

**4. 围手术期精准治疗的特点是什么？**

要做围手术期的治疗，先要进行基因检测，根据检测结果再制订治疗方案：基因检测阳性的患者可以考虑靶向治疗，阴性患者则可以采用免疫治疗，这也是围手术期精准治疗最精髓的地方。

### 5. 什么是肿瘤的精准治疗？

通过对肿瘤组织进行基因检测，找出肿瘤细胞的突变靶点，然后针对性地使用靶向药物，让肿瘤得到更好的抑制，达到带瘤生存的目的。

### 6. 什么人适合靶向治疗？

只有基因检测结果阳性，并且有淋巴结转移的患者，才适合做靶向治疗。因为靶向治疗的时间较长，患者的用药时间常常需要2年左右。

### 7. 术后靶向治疗问题

术后凡是有EGFR突变，又已经出现淋巴结转移的患者，靶向治疗可以延迟其复发和转移的进展速度。

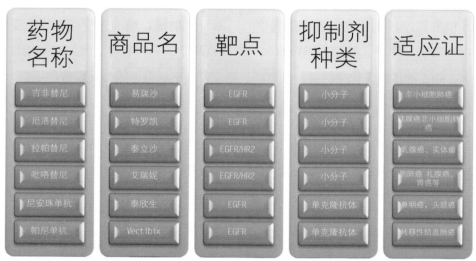

| 药物名称 | 商品名 | 靶点 | 抑制剂种类 | 适应证 |
|---|---|---|---|---|
| 吉非替尼 | 易瑞沙 | EGFR | 小分子 | 非小细胞肺癌 |
| 厄洛替尼 | 特罗凯 | EGFR | 小分子 | 胰腺癌非小细胞肺癌 |
| 拉帕替尼 | 泰立沙 | EGFR/HR2 | 小分子 | 乳腺癌、实体瘤 |
| 吡咯替尼 | 艾瑞妮 | EGFR/HR2 | 小分子 | 肺癌、扎腺癌、胃癌等 |
| 尼安珠单抗 | 泰欣生 | EGFR | 单克隆抗体 | 鼻咽癌、头颈癌 |
| 帕尼单抗 | Vectibix | EGFR | 单克隆抗体 | 转移性结直肠癌 |

图 13-2　恶性肿瘤术后靶向治疗

## 8. 精准医疗在骨科方面的应用

（1）可以对先天性或特发性脊柱侧弯的患者提前进行基因治疗。

（2）应用精准医疗的手段，可以对退行性脊柱疾患、关节进行软骨修复。

（3）应用影像学的前沿技术，提高对疾病的诊断率，不断改进手术方法，提高外科手术效率，减轻患者创伤及痛苦。

（4）通过精准治疗，优化药物治疗方案，使患者得到更好的治疗。

## 9. 如何解决癌症治疗中产生的耐药现象？

成功治疗癌症的一个主要障碍是耐药性。从获得的癌症组织发展癌症模型，揭示耐药机制。分析循环血液样本中的肿瘤DNA和肿瘤细胞，预测肿瘤的复发。临床试验测试靶向药物的组合，以发现克服抗药性的方法[3]。

## 10. 心血管疾病的精准医疗发展方向

（1）对于单基因突变所致心血管疾病，精准医疗可用于基因诊断、疾病分型、疾病预后转归及遗传性疾病家族阻断等四个方面[4]。

（2）多因素导致的心血管疾病，精准医疗则更加注重药物基因组学领域，寻找治疗靶点，从而指导治疗[4]。

## 11. 检测肿瘤细胞突变常用的标本类型

（1）术中得到肿瘤标本。

（2）穿刺活检的标本：这种方法创伤较小，可以避免不必要的手术，对患者影响小。

（3）液体活检：检测血液循环或体液中的肿瘤细胞和肿瘤DNA片段。液体活检样本提取方便、风险较小、成本较低。

推荐顺序是：近期手术或活检新取的组织标本＞1~2年内的组织标本＞最新的血标本＞2年以上的旧组织标本。

## 12. 所有肿瘤患者都需要进行基因检测吗？

都可以。但不同病种、不同分期、出于不同目的，应该选择不同的基因进行检测。

## 13. 哪些情况可以不做基因检测，直接选择靶向治疗？

（1）靶向药单一：有些癌症，突变类型比较单一，靶向药没有选择余地。

（2）生存期不乐观：可以不做基因检测，直接靶向治疗，争取给患者更有利的治疗。

## 14. 做了基因检测就一定有靶向药物可用吗？

不一定。

（1）绝大部分的癌症并不是单纯由突变导致的，很多癌症患者可能不存在突变的靶点。

（2）即便检测到突变的靶点，这个靶点现阶段可能没有获批的药物可以使用。选择其他的治疗方案，如化疗或放疗。同时，治疗过程中可以再次进行肿瘤基因检测，看看是否出现新的可靶向治疗的突变。

## 15. 什么是循环肿瘤细胞（CTC）检测？

循环肿瘤细胞（circulating tumor cell，CTC）是存在于外周血中的各类肿瘤细胞的统称。这些肿瘤细胞一般是因为自发或诊疗操作从实体肿瘤病灶（原发灶、转移灶）脱落[5]，存活下来的肿瘤细胞，可以通过迁移、黏附、相互聚集形成微小癌栓，并在一定条件下发展为转移灶，增加恶性肿瘤患者死亡风险[6]。

CTC检测就是通过捕捉外周血中少量存在的CTC，并且有效地识别、标记和计数活的肿瘤细胞。该项检测在乳腺癌、肺癌、结直肠癌及前列腺癌等转移性实体瘤的微转移、监测术后复发、疗效评估与预后及个体化靶向治疗等方面有重要作用。

## 16. CTC检测能否作为常规体检项目？

不能。因为肿瘤患者外周血中CTC数量稀少，通常$10^6$~$10^7$个白细胞中仅含有1个CTC。再加上该技术大部分用于科研。

## 17. 什么是免疫诊断？

免疫诊断（immunologic diagnosis）是应用免疫学的理论、技术和方法诊断各种疾病和测定免疫状态。它是确定疾病的病因和病变部位，或是确定机体免疫状态是否正常的重要方法。可用于免疫缺陷病、自身免疫病等的诊断，或是传染性疾病、肿瘤等的检查。在防止肿瘤复发、转移等方面，免疫治疗的地位更为重要。

## 18. 体检前沿检测项目的探索与开展

全面体检，应该是在基本体检项目的基础上，根据家族史、个人病史等多种因素，因人而异，选择更有针对性的检查项目的同时，再增加适当的早癌筛查项目。

## 19. 如何早期发现肺癌？

低剂量螺旋CT适合健康人群肺部疾病的筛查。低剂量螺旋CT是指在不影响成像精度的情况下，通过优化扫描参数减低辐射剂量。低剂量螺旋CT的射线剂量只相当于一次常规CT的1/5~1/10，其5毫米以上结节的发现率等同于普通CT检查。

## 20. 肺癌的危险因素有哪些？

吸烟（包括二手烟），职业性致癌物质的暴露（砷、铬、石棉、镍、镉、铍、二氧化硅、柴油废气、煤油烟等），氡的暴露，既往恶性肿瘤病史（如肺癌、淋巴瘤、吸烟相关恶性肿瘤，如膀胱癌及头颈部肿瘤等），肺癌家族史，肺部相关疾病史（慢性阻塞性肺疾病、肺纤维化），激素替代治疗（女性）等。

## 21. 为什么要对肺癌筛查的人群进行危险度分组？

一方面，提高检出效率；另一方面，也减少患者不必要的精神和经济负担。根据受检人群的不同情况，筛查前对目标人群进行评估和危险程度分级，将目标人群分为高、中、低危险组，仅对高危险组进行进一步的筛查和检测。

## 22. 高危险组人群的肺癌筛查策略是什么？

目前，采用2020版美国国家综合癌症网（NCCN）肺癌筛查指南，把高危险组人群分为两个不同的亚组，对他们分别采取不同的筛查策略：

（1）高危险组1的标准：55~77岁；每年吸烟30包或以上；戒烟时间短于15年。对于此类人群，推荐进行低剂量CT筛查，且即使首次检查为阴性或者结节大小未达到进一步检查标准，仍然推荐每年进行低剂量CT筛查。

（2）高危险组2的标准：50岁及以上；每年吸烟20包或以上；有至少一条高危因素（二手烟除外）。对于此类人群，指南推荐进行低剂量CT筛查。

## 23. 低剂量螺旋CT对肺癌检查的利弊是什么？

低剂量螺旋CT更适合于短期内多次复查及需要常年随诊。如果要精确诊断病灶，还需要常规剂量CT检查。

## 24. 低剂量CT检查的适应人群是什么？

（1）吸烟不少于20包/年（或400支/年），或曾经吸烟不少于20包/年（或400支/年），戒烟时间少于15年[7]。

（2）有环境或高危职业暴露史（如石棉、铍、铀、氡等接触者）[7]。

（3）合并慢性阻塞性肺疾病、弥漫性肺纤维化或有肺结核病史者[7]。

（4）既往罹患恶性肿瘤或有肺癌家族史者[8]。

（5）被动吸烟者。

## 25. 肠道早癌筛查的新技术

多靶点粪便FIT-DNA联合检测技术，通过检测粪便中的基因突变、甲基化、血红蛋白等，多维度捕捉早期病变的信号，达到早期发现病变的目的。

## 26. 超声AI助诊早癌筛查

传统超声在早癌筛查的缺点：

（1）特征判断主观性强。

（2）特征无法进行精细量化。

（3）存在着观察者差异。

超声AI优点：通过收集大量已有病理诊断病例的超声影像资料，自动提取共性特征，进行良恶性肿瘤的统计分析，精准记住所有大规模样本特征。通过这样的AI辅助诊断系统，对良恶性肿瘤的判断准确率可在85%~90%。

## 27. 数字病理+人工智能，推动精准诊断新发展

病理报告为临床医生制订恰当的治疗方案提供了有力依据。利用AI技术，通过计算机的深度学习，当医生取材、制片、拍照以后，人工智能诊断平台会自动

进行扫描上传和快速分析，进行恶性肿瘤的识别，表明相关肿瘤可能病灶区域，同时生成报告，帮助病理医生进行诊断。未来，人工智能将辅助病理医生，进一步提高病理诊断的效率与可靠度。

## 参考文献

[1]吴一龙.精准医疗及伴随诊断在肺癌中的临床应用[J].生物产业技术,2018,(2):8.

[2]中国老年学和老年医学学会精准医疗分会成立大会第一届精准医疗大会[J].医学信息,2018,(15):202.

[3]朱寒青.深度解读精准医疗的兴起与发展[J].健康大视野,2016,(17):8.

[4]施冰,李俊峡.精准医疗在心血管疾病的临床应用[J].中国临床保健杂志,2018,(3):4.

[5]李新星,胡志前.ctDNA与肿瘤[J].中国现代普通外科进展,2016,(12):4.

[6]姚汉玉,胡云鹏,符德元.循环肿瘤细胞在乳腺癌中的研究进展[J].国际外科学杂志,2017,(3):4.

[7]张晓菊.《肺结节诊治中国专家共识2018版》解读[J].中华实用诊断与治疗杂志,2019,(1):7-9.

[8]中华医学会呼吸病学分会肺癌学组,中国肺癌防治联盟专家组.肺结节诊治中国专家共识(2018年版)[J].中华结核和呼吸杂志,2018,(10):9.

# 第十四章
# 妇检篇

## 第一节　白带常规

### 1. 什么是白带？

白带是女性生殖系统分泌的液体，主要由阴道黏膜、宫颈腺体、前庭大腺及子宫内膜的分泌物混合而成的阴道分泌物[1]。

### 2. 阴道分泌物检测是什么？

阴道分泌物检测也就是常说的白带检测。图14-1为检测结果原图示意。

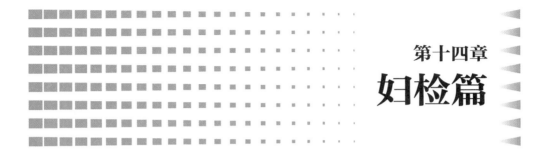

图 14-1　阴道分泌物检测示意图

### 3. 什么人需要进行阴道分泌物检测?

外阴瘙痒、白带异常时,围产期妇女,妇科手术前等。

### 4. 阴道分泌物检测有什么作用?

判断是否存在阴道感染以及初步确定感染病原体种类最常用的、简便快捷的检查,为医生诊断提供依据。

### 5. 阴道分泌物检测pH有什么作用?

阴道正常的pH为4~4.5,该酸性环境在让阴道杆菌生存的同时,可以抑制其他病原体生长,使阴道具有自净作用。当pH升高时,阴道内环境遭到破坏,阴道杆菌数量减少,就易遭受病原微生物的侵害。

### 6. 为什么白带要检测过氧化氢?

过氧化氢是阴道乳酸杆菌的代谢产物。乳酸杆菌一方面分解糖原使阴道处于酸性环境;另一方面,产生过氧化氢,抑制和杀死包括厌氧菌等的其他的细菌,以此维持阴道菌群平衡。因此,过氧化氢检测是反应阴道内微生态的一个指标。值得注意的是,当过氧化氢阳性时,并不表示过氧化氢增多,而是表示阴道内的过氧化氢减少。

### 7. 白带检测唾液酸苷酶的作用是什么?

唾液酸苷酶是由阴道内加德纳菌以及部分厌氧菌分泌产生的一种酶,正常情况下,在阴道内含量是特别低的。只有阴道菌群失衡,致病菌过度繁殖时才会大量产生唾液酸苷酶。在阴道分泌物检测中,常用酶化学法检测唾液酸苷酶,当唾液酸苷酶阳性时,提示有细菌性阴道病。

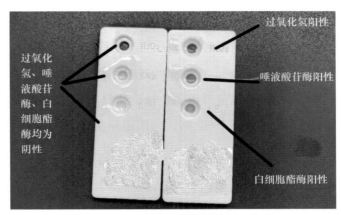

图 14-2　阴道分泌物化学检测示意图

**8. 阴道分泌物检测中，白细胞酯酶的作用是什么？**

　　白细胞酯酶是存在于中性粒细胞中的一种特异性酶类。在阴道分泌物的检测中，如果白细胞酯酶阳性，表示白细胞增多，提示可能有阴道炎症。

**9. 昨天去医院做妇检，化验单上显示滴虫"+"，这是什么意思？**

　　当化验单上出现滴虫"+"时，表示检测出滴虫，提示滴虫性阴道炎。

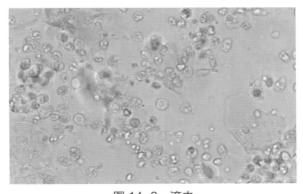

图 14-3　滴虫

### 10. 阴道杆菌的数量代表什么?

阴道杆菌就是常说的阴道乳酸杆菌,是阴道内的正常菌群,它一方面分解糖原使阴道处于酸性环境;另一方面,产生过氧化氢,抑制和杀死其他的细菌,包括厌氧菌等,以此维持阴道菌群平衡,让阴道具有自然的防御功能。正常情况下,阴道杆菌数量在++~++++之间,当阴道杆菌为"-"时,提示可能有阴道炎。

### 11. 杂菌是什么?

指除阴道杆菌以外的,寄生于阴道内的其他的菌群。它们通常为条件致病菌。

### 12. 阴道分泌物检测中,加德纳球杆菌是什么?

加德纳球杆菌是阴道内的一种正常菌群,通常情况下,阴道内是乳酸杆菌占优势,但当发生细菌性阴道病时,乳酸杆菌的数量减少,使其他的病原菌大量繁殖,其中最常见的就是加德纳球杆菌。

### 13. 阴道分泌物检测中,线索细胞阳性有什么意义?

线索细胞是阴道鳞状上皮细胞上,黏附了大量的加德纳球杆菌及其他短小杆菌而形成的巨大细胞团[2]。线索细胞阳性,结合pH、唾液酸苷酶等,可诊断细菌性阴道病。

### 14. 阴道分泌物检测中,加德纳球杆菌阳性就一定线索细胞阳性吗?

不一定。正常时,阴道内可见少量加德纳球杆菌;线索细胞则需要加德纳菌感染到一定数量时才出现。

**15. 阴道分泌物检测中，唾液酸苷酶、加德纳球杆菌与线索细胞三个项目指向的是同一个疾病吗？检测有没有重复？**

三个项目均指向细菌性阴道病，但检测不重复，而是相互补充。采用常规的光学显微镜检查加德纳球杆菌与线索细胞时，检验结果的影响因素较多。唾液酸苷酶为酶化学法，受主观影响因素小，结合镜检，能初步判断细菌性阴道病的种类，且存在多重感染和重度感染时，降低漏检率。

**16. 阴道分泌物检测中，酵母样真菌孢子阳性是什么意思？**

提示可能有真菌感染。常见的为白色假丝酵母菌。

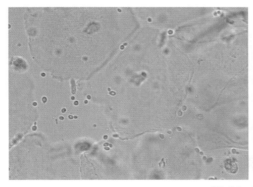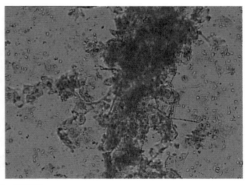

图 14-4 真菌

**17. 阴道分泌物检测中，酵母样真菌孢子阳性就是霉菌感染吗？**

不一定。假丝酵母菌一般为条件致病菌，正常阴道内有少量的假丝酵母菌，通常只有在免疫力低下或者正常菌群遭到破坏时，才致病。

**18. 什么是清洁度？几度以上是异常？**

清洁度是根据阴道分泌物上皮细胞、白细胞、阴道杆菌与杂菌的数量进行判断的，分为Ⅰ、Ⅱ、Ⅲ、Ⅳ四度，其中Ⅰ/Ⅱ为正常，Ⅲ/Ⅳ度为不清洁[3]。单纯的清洁度差，而未见病原体时，为非特异性阴道炎；若发现病原体则是相应阴道炎，如滴虫性阴道炎等。

### 19. 来月经能进行阴道分泌物检测吗？

月经期最好不进行阴道分泌物检测，经血中的红细胞，会对显微镜检查和酶化学方法造成干扰。

### 20. 阴道用药时能进行阴道分泌物检测吗？

不建议。特别是用药24小时内，残留的药物会对镜检和酶化学法造成干扰。

### 21. 白带常规检测可检出所有的病原菌吗？

不能。如HPV等病毒感染，或支原体、衣原体等感染时，单纯的白带常规无法检出。需要其他方法进行检测。

## 第二节　TCT（液基薄层细胞学检测）

### 1. TCT检测是什么？

TCT是液基薄层细胞学检测技术的简称。图14-5为检测结果原图示意。

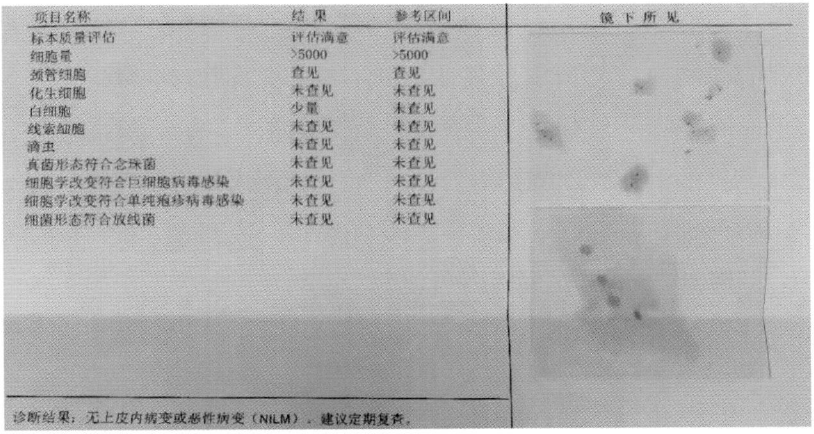

| 项目名称 | 结果 | 参考区间 | 镜下所见 |
|---|---|---|---|
| 标本质量评估 | 评估满意 | 评估满意 | |
| 细胞量 | >5000 | >5000 | |
| 颈管细胞 | 查见 | 查见 | |
| 化生细胞 | 未查见 | 未查见 | |
| 白细胞 | 少量 | 未查见 | |
| 线索细胞 | 未查见 | 未查见 | |
| 滴虫 | 未查见 | 未查见 | |
| 真菌形态符合念珠菌 | 未查见 | 未查见 | |
| 细胞学改变符合巨细胞病毒感染 | 未查见 | 未查见 | |
| 细胞学改变符合单纯疱疹病毒感染 | 未查见 | 未查见 | |
| 细菌形态符合放线菌 | 未查见 | 未查见 | |

诊断结果：无上皮内病变或恶性病变（NILM），建议定期复查。

图 14-5　TCT 检测结果示意图

## 2. 哪些人需要做TCT检测?

宫颈的细胞学筛查一般遵循美国ACOG筛查指南。指南建议21岁以下女性可不进行宫颈TCT筛查，21岁以上女性需开始进行宫颈癌筛查。一般为3年1次，必要时进行HPV-DNA联合筛查。

## 3. TCT是用来查什么的?

TCT是用来筛查宫颈癌。结合HPV分型，能早期发现宫颈病变。

## 4. 进行TCT检测有什么要求?

（1）非经期。

（2）没有急性生殖道炎症。

（3）检查前3天未使用阴道内药物及做阴道冲洗。

（4）检查前24小时内无性行为。

（5）如有盆腔放射史和（或）子宫切除及宫颈锥切病史，应注明。

## 5. 体检中，为什么建议做TCT，而不建议做传统宫颈刮片？

传统的宫颈刮片，大量的细胞在刮板上，涂抹时细胞易堆叠，分布不均，且含有较多的血液、黏液及白细胞，常使图片背景模糊，影响结果的准确性。

液基细胞则是用特制的取样器取样后，将标本浸入细胞保存液中，在几乎保留取样器上所有细胞的同时[4]，还破坏了其中的黏液、红细胞，使背景清晰，细胞分布均匀，结构清楚易见，从而提高病变的检出率。

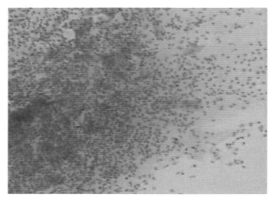

图 14-6　传统脱落细胞，HE 染色，背景白细胞多

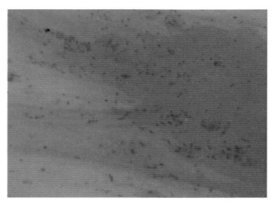

图 14-7　传统脱落细胞，HE 染色，背景黏液多

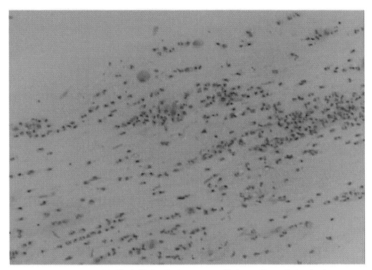

图 14-8 传统脱落细胞学，巴氏染色，背景白细胞多

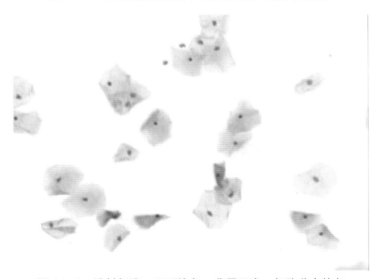

图 14-9 液基细胞，巴氏染色，背景干净，细胞分布均匀

## 6. TCT多长时间做一次比较好？

（1）不满意的标本（如阴道炎），建议2~4个月复检。最近一次TCT检查为阴性，复查的时间可适当延长。

（2）如果连续两次TCT标本不满意，或者基因分型显示HPV16或者HPV18阳性，或者30岁以上高危型HPV阳性，建议做阴道镜检查。

（3）21~29岁，HPV阴性，常规随访。

（4）大于30岁，HPV未知：首选检测HPV或者三年内重复TCT检测。

（5）大于30岁，HPV阳性：一年内复查TCT和HPV检测或者HPV基因分型检测。

## 7. TCT检测中，为什么要求细胞量？

因为细胞数量与检测到上皮病变的敏感度之间有一定的关系。细胞数量多，检测到高级别病变的可能性就会增加。但患有侵袭性癌症、经过放化疗、子宫切除或者子宫颈切除治疗或术后，应该降低对细胞数量的要求。一般以2000个细胞作为最低标准。

## 8. TCT检测中，颈管细胞是什么？

颈管细胞是子宫颈管的黏膜细胞，是正常宫颈脱落的细胞，其数量和形态能表明人体的颈管正常与否。在TCT检查时，必须要有颈管细胞，并且数量要足够，否则说明取材不满意。

## 9. TCT检测中，宫颈化生细胞是什么？

宫颈化生细胞是宫颈转化区的柱状上皮被鳞状上皮替代过程中产生的细胞，又称鳞状上皮化生。

化生细胞是在宫颈炎症恢复时出现的一种细胞，不同于非典型增生，是可以正常存在的细胞，并不是什么宫颈癌早期的先兆。

## 10. TCT检测中，白细胞有什么意义？

白细胞增多，提示有阴道炎。白细胞过多时，会遮盖鳞状上皮细胞，当被遮盖的细胞数量过多，会对TCT结果的判读产生不利影响。

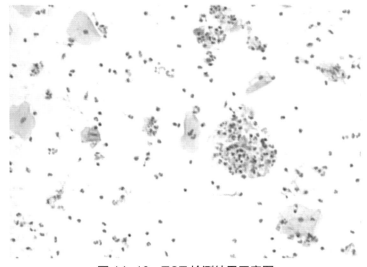

图 14-10　TCT 检测结果示意图

## 11. TCT检测中，线索细胞有什么意义？

表明阴道内出现了菌群变化，提示细菌性阴道病。出现线索细胞时，因加德纳球杆菌覆盖鳞状细胞，会对TCT结果的判读产生影响。

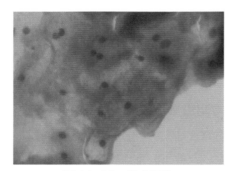

图 14-11　线索细胞

## 12. TCT检测中，放线菌有什么意思?

放线菌常见于使用宫内节育器的妇女，如果TCT标本中发现放线菌，同时该妇女存在盆腔感染的临床证据，就提示可能存在盆腔放线菌感染。

## 13. TCT检测中，滴虫的意义是什么?

提示滴虫性阴道炎，常伴有大量白细胞，会对TCT的检测结果造成影响。

## 14. TCT检测中，真菌的意义是什么?

提示出现了真菌性阴道炎。

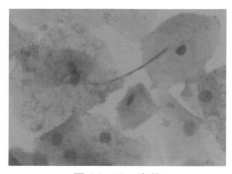

图 14-12　真菌

**15. TCT检测项目中，有与白带重复的项目，为什么TCT前仍要进行白带检测？**

白带检测能快速确定是否有阴道炎症且价格低廉。阴道炎症对TCT结果的准确性影响较大，及时治疗后再行TCT检测，能提高TCT检测的准确性。

**16. ASC-US代表什么？**

ASC-US是意义不明确的非典型鳞状上皮细胞。ASC-US表示细胞具有的异常特征比单纯反应性改变更加明显，但又没有达到诊断鳞状上皮内病变的程度[6]。多为炎症或退行性变等。

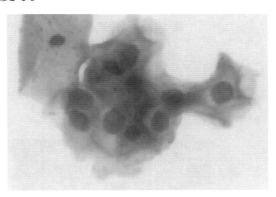

图 14-13　ASC-US

**17. LSIL是什么意思？**

LSIL是Low-grade Squamous Intraepithelial Lesion的缩写，是一种低度危险的上皮内病变，大多数由高危型HPV短暂的感染引起。

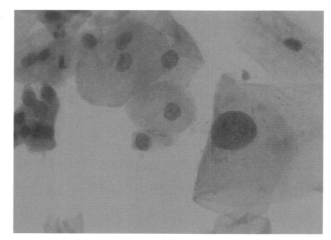

图 14-14　LSIL

## 18. ASCUS-H是什么意思?

ASCUS-H指不能确定是否存在高度病变，但是可疑高度病变。不除外高级别鳞状上皮内病变的非典型鳞状细胞。

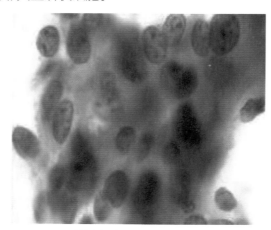

图 14-15　ASCUS-H

### 19. HSIL是什么意思？

HSIL是High-grade squamous intraepithelial lesion的缩写，具有癌变潜能，主要由高危型HPV持续感染引起，有高风险进展为浸润癌。

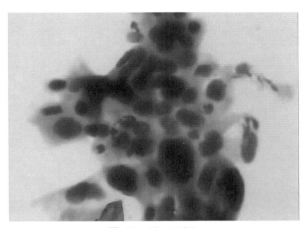

图 14-16　HSIL

### 20. TCT检查异常，就是宫颈癌吗？需要进行治疗吗？

TCT是筛查试验，并不能确诊宫颈癌。TCT检查异常时，一般建议行阴道镜检查、HPV检测和宫颈活检。根据活检结果综合判断是否需要进一步治疗或定期复查。

### 21. TCT检测异常，为什么要进行HPV检测？

高危型人乳头瘤病毒（HPV）持续性感染是宫颈癌发生的主要危险因素。

阴道镜下组织病理活检是有创性检查，虽为"金标准"，但难以广泛应用。因此，TCT、HPV筛查为临床常用的宫颈癌筛查手段。HPV感染至癌变一般5~8年，早发现，早治疗，能够有效阻止癌转变。

## 22. TCT检测，萎缩是什么意思？

由于激素的变化（如绝经、产后等出现雌激素和孕激素水平降低），TCT检测中出现了退变的细胞和基地旁层细胞。

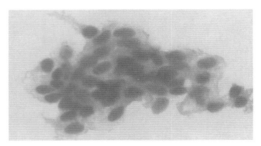

**图 14-17　萎缩性改变**

## 23. 部分细胞呈反应性改变是什么意思，正常吗？

由炎症因素、物理或化学损伤（如放化疗）、放射、使用宫内节育器以及其他的非特殊的原因引起的细胞出现的一种非肿瘤性改变。此种情况非常常见，在外因去除后（如阴道炎治愈），这种细胞的反应性改变也会随之消失。

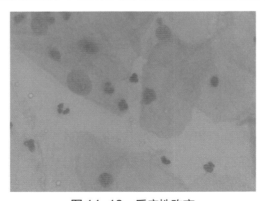

**图 14-18　反应性改变**
注：周围有白细胞，可能为炎症引起

# 第三节　人绒毛膜促性腺激素（human chorionic gonadotropin，HCG）

## 1. HCG是什么?

HCG为人绒毛膜促性腺激素（human chorionic gonadotropin）的缩写。图14-19、14-20为检测结果原图示意。

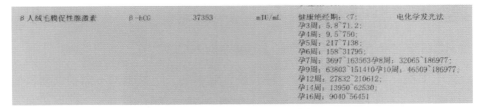

图 14-19　血 HCG 化验单

图 14-20　尿 HCG 化验单

## 2. 什么人需要做HCG检测?

怀疑妊娠或急腹症的女性。HCG的检测常用于:

（1）早期妊娠的诊断。

（2）异位妊娠的判断。

（3）滋养细胞肿瘤的诊断和检测（如葡萄胎、绒毛膜癌等）。

（4）性早熟和肿瘤的判断。

### 3. 血HCG为什么叫β-HCG，与尿中的HCG是同一种吗？

HCG是由α和β两种不同的非共价结合的亚基糖蛋白组成。检测β-HCG能最大程度地降低其他激素，如黄体生成素（LH）、促甲状腺激素（LSH）等对其的影响，保证检测结果的准确性。尿中则检测了α和β两种。

### 4. 血HCG的参考值为什么要分区段？

HCG是由胎盘的合体滋养层细胞合成，主要作用是在妊娠的前期维持卵巢黄体的分泌功能，以支持早期胚胎的发育需要[6]。因此，HCG会随着妊娠的时间产生变化，所以参考值要分区段。

### 5. 血HCG既然优于尿HCG，为什么还要做尿HCG？

血HCG检测需要专门的仪器，耗时长，成本高。而尿HCG不需要仪器，检测时间较短，因此，对于急诊患者来说，尿HCG检测是必要的。

### 6. 尿HCG阴性，有可能受孕吗？

有可能。因为尿HCG的检测下限是25~50U/L，当尿中的HCG量低于检测下限时，则可能出现假阴性。可能漏诊早妊娠或异常妊娠。

### 7. 出血对尿HCG有影响吗？

有。尿中如果存在干扰物质（蛋白质、药物、细菌、红细胞、白细胞），实验结果会出现假阳性。

# 第四节　抗米勒管激素试验（anti-Müllerian hormone，AMH）

## 1. AMH是什么?

AMH是抗米勒管激素（anti-Müllerian hormone）的简称。图14-21为检测结果原图示意。

| 申请项目:抗缪勒氏管激素2 | | | | | |
|---|---|---|---|---|---|
| 备　注: | | | | | 1003232269 |
| 项目名称 | 缩　写 | 结　果 | 单　位 | 参考区间 | 方　法 |
| 抗缪勒氏管激素 | AMH | 16.36 | ng/mL | 20-40岁: 0.24~11.78;<br>女性: 41~50岁: 0.06~1.22;<br>>51岁: 0.06~0.36 | ELISA法 |

图 14-21　抗米勒管激素检测示意图

## 2. 哪些人需要做抗米勒管激素?

月经紊乱、备孕期、围绝经期的女性。

## 3. AMH检测的意义是什么?

AMH是女性卵巢功能的主要标志物之一，常用于评价卵巢的储备功能，从而得知女性的生殖能力及更年期的开始时间。为生殖系统相关疾病的辅助诊断及其他疾病治疗中的女性生育能力评估提供依据。

## 4. 抗米勒管激素检测前，有什么注意事项?

单纯的AMH检测，没有时间及其他要求。

## 5. 抗米勒管激素，参考区间为什么要分年龄?

抗米勒管激素水平是判断女性卵巢储备功能。随着年龄的增长，该激素水平值就会下降。因此，不同年龄段，该激素的水平是不一样的。

### 6. 来月经能做抗米勒管激素检测吗？

能。AMH可在任意时间检测。月经周期对AMH影响非常小，并且不受激素类避孕药和怀孕的影响。

### 7. 抗米勒管激素是越高越好吗？

不一定。因为AMH过高，有可能存在多囊卵巢综合征，需进一步检查。但是在正常情况下，AMH数值越高，代表卵子存量越多；数值越低，说明卵巢功能越差。

# 第五节 TORCH

### 1. TORCH是什么？

TORCH是指可导致先天性宫内感染及围产期感染而引起围产儿畸形的病原体。它是一组病原微生物的英文名称缩写，T是（toxoplasma）是弓形虫，R（rubella virus）是风疹病毒、C（cytomegalo virus）是巨细胞病毒、H是（herpes virus）是单纯疱疹病毒 Ⅰ / Ⅱ 型[8]。

图14-22为检测结果原图示意。

| 项目名称 | 缩写 | 结果 | 参考区间 | 方法 |
|---|---|---|---|---|
| 弓形虫抗体 -IgM | TOX-IgM | 阴性 (-) | 阴性 (-) | ELISA法 |
| 巨细胞病毒抗体 -IgM | CMV-IgM | 阴性 (-) | 阴性 (-) | ELISA法 |
| 风疹病毒抗体 -IgM | RV-IgM | 阴性 (-) | 阴性 (-) | ELISA法 |
| 单纯疱疹病毒1型IgM抗体 | HSV1-IgM | 阴性 (-) | 阴性 (-) | ELISA法 |
| 单纯疱疹病毒2型IgM抗体 | HSV2-IgM | 阴性 (-) | 阴性 (-) | ELISA法 |
| 弓形虫抗体 IgG | TOX-IgG | 阴性 (-) | 阴性 (-)/阳性 (+) | ELISA法 |
| 巨细胞病毒抗体 -IgG | CMV-IgG | 阳性 (+) | 阴性 (-)/阳性 (+) | ELISA法 |
| 风疹病毒抗体-IgG | RV-IgG | 阳性 (+) | 阴性 (-)/阳性 (+) | ELISA法 |
| 单纯疱疹病毒1型IgG抗体 | HSV1-IgG | 阳性 (+) | 阴性 (-)/阳性 (+) | ELISA法 |
| 单纯疱疹病毒2型IgG抗体 | HSV2-IgG | 阴性 (-) | 阴性 (-)/阳性 (+) | ELISA法 |

图 14-22 TORCH 结果检测示意图

## 2. 孕妇为什么要检测TORCH?

因为这组微生物都可以造成母婴感染。由于孕妇内分泌改变和免疫力降低，易发生原发感染。如果既往有感染，那孕妇体内潜在的病毒也容易被激活而发生复发感染。当该组微生物通过胎盘或产道传播感染胎儿时，易引起早产、流产、死胎或畸胎，或者造成新生儿多个系统、多个器官的损害，影响新生儿的智力发育[8]。

## 3. TORCH的抗体，为什么要分IgM和IgG? 两者有什么区别?

IgM在感染早期出现，可维持6~12周，因此，IgM阳性作为初次感染或近期感染的诊断标准。

IgG出现晚，但可维持终生，因此，IgG阳性看作既往感染。

## 4. IgG抗体阳性，IgM阳性是什么意思?

IgG抗体阳性提示曾经感染，IgM阳性则提示现症感染。当IgG、IgM两个抗体都出现阳性时，提示孕妇以前感染过该病原体，现在再次感染了该病原体。

## 5. IgG抗体阴性，IgM阴性是什么意思?

表明从没有感染过，属于易感染人群。

## 6. IgG抗体阳性，IgM阴性是什么意思?

表明孕妇曾经感染过，或者接种过疫苗，并且已经产生了免疫力。图14-23为检测结果原图示意。

| 项目名称 | 缩写 | 结果 | 浓度 | 单位 | 参考区间 | 方法 |
|---|---|---|---|---|---|---|
| 弓形虫 –IgM抗体 | TOX-IgM | 阴性(-) | | | 阴性(-) | ELISA法 |
| 弓形虫 –IgG抗体 | TOX-IgG | 阴性(-) | 1.75 | IU/mL | >10:阳性(+) ≤10:阴性(-) | ELISA法 |
| 风疹病毒 –IgM抗体 | RV-IgM | 阴性(-) | | | 阴性(-) | ELISA法 |
| 风疹病毒 –IgG抗体 | RV-IgG | 阳性(+) | 90.67 | IU/mL | >10:阳性(+) ≤10:阴性(-) | ELISA法 |
| 单纯疱疹病毒I型-IgM抗体 | HSVI-IgM | 阴性(-) | | | 阴性(-) | ELISA法 |
| 单纯疱疹病毒I型-IgG抗体 | HSVI-IgG | 阳性(+) | | | 阴性(-)/阳性(+) | ELISA法 |
| 单纯疱疹病毒 II型-IgM抗体 | HSVII-IgM | 阴性(-) | | | 阴性(-) | ELISA法 |
| 单纯疱疹病毒 II型-IgG抗体 | HSVII-IgG | 阳性(+) | | | 阴性(-)/阳性(+) | ELISA法 |
| 巨细胞病毒 –IgM抗体 | CMV-IgM | 阴性(-) | | | 阴性(-) | ELISA法 |
| 巨细胞病毒 –IgG抗体 | CMV-IgG | 阳性(+) | 64.75 | IU/mL | >15:阳性(+) ≤15:阴性(-) | ELISA法 |

图 14-23　TORCH 结果检测示意图

## 7. IgG抗体阴性，IgM阳性是什么意思？

可能近期感染过，或为急性感染；也有可能是其他干扰因素造成IgM假阳性，需2周后复查，如IgG转阳，则为急性感染，否则判断为假阳性。

## 8. IgG抗体阴性，IgM阴性，可以养宠物吗？

因为两种抗体均为阴性，孕妇处于易感状态。若动物有携带病毒，则易传染给孕妇。若一定要养，则应避免孕妇与宠物密切接触。

## 9. IgG抗体阳性，可以养宠物吗？

虽然IgG抗体阳性表明产生了免疫力，不排除病毒可再次感染。

## 10. 孕期中，需要反复做TORCH吗？

当IgG抗体阴性，IgM抗体阴性时，孕期需要定期复查。

## 11. 做TORCH前，有什么注意事项？

单纯的TORCH检测，没有时间及其他要求。

## 12. TORCH是怎么感染的？

弓形虫病（TOX）是一种人畜共患性疾病，主要通过动物传播，如猫、狗等均可成为传染源，接触被弓形虫包囊污染的土壤、水源、蔬菜水果，食用生肉或未煮熟的肉类均易被感染。

风疹病毒（RV）是一种通过呼吸道传播的急性传染病，以春季发病为主。

巨细胞病毒（CMV）通过接触传播。如输注血液或血制品，脏器或组织移植，乳汁传播、精液传播。

单纯疱疹（HSV）通过接触传播。HSV－Ⅰ型通过接触患者溃烂疱疹或经呼吸道传播。HSV－Ⅱ型通过性接触感染。

# 第六节　人乳头瘤病毒（HPV）

**1. 子宫颈癌的病因是什么？**

高危型人乳头瘤病毒（HR-HPV）持续感染是导致子宫颈癌及其癌前病变的主要病因[9]。

**2. HPV是什么？**

HPV是人乳头瘤病毒。主要通过性行为传播，约50%的年轻女性在开始性行为后的3年内会感染HPV，约90%会在2年内自动清除。

**3. 什么人需要进行HPV的检测？**

（1）拥有多个性伴侣，或者自己的伴侣拥有多个性伴侣。

（2）男方包皮过长，或男方之前的伴侣患有宫颈癌。

（3）首次性生活年龄过早。

（4）多孕多产，或初产年龄过早。

（5）免疫力低下，如长期吸烟、经常熬夜、长期劳累、长期服用抗排斥药物等。

## 4. 为什么需要进行HPV的检测？

HPV感染通常无症状，许多感染者自始至终不知道自己感染HPV。

## 5. 感染了HPV就一定会得宫颈癌吗？

HPV的感染常为一过性感染，大部分感染者可通过自身免疫力清除。

持续性的感染高危型HPV则是宫颈癌等的高危因素。

## 6. 人GAPD基因是什么？

GAPD是3-磷酸甘油醛脱氢酶，它分布于人体各组织器官。图14-24为检测结果原图示意。

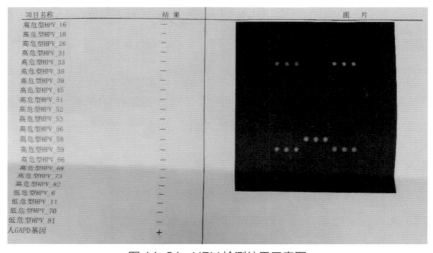

图 14-24　HPV 检测结果示意图

## 7. 人GAPD基因阳性是什么意思?

人GAPD基因是细胞量是否足够检测的判断指标。人GAPD基因阳性代表细胞采集量充足,阴性则代表细胞采集量不足。

## 8. 人GAPD基因阳性,HPV分型是阴性代表什么?

代表着标本采集合格,且无HPV感染。

## 9. 人GAPD基因阳性,HPV分型是阳性代表什么?

代表着标本采集合格,存在HPV感染。

## 10. 人GAPD基因阴性,HPV分型是阴性代表什么?

代表着标本采集不合格或者其他原因导致基因扩增异常,HPV检测结果不准确,建议隔期重新采集复查。

## 11. HPV为什么要进行分型检测?

HPV存在多种型,它们引起的疾病不尽相同,一般将其分为高危型和低危型两个大类以及多个亚型。

## 12. HPV分型检测与HPV核酸检测有什么区别?

通常说的HPV核酸检测就是HC2 HPV DNA检测,仅针对13种高危型HPV,检测结果出现阳性,则提示有高危型HPV感染,不能提示是高危型中的哪一种。HPV分型检测可以精确到是哪一型感染。图14-25为检测结果原图示意。

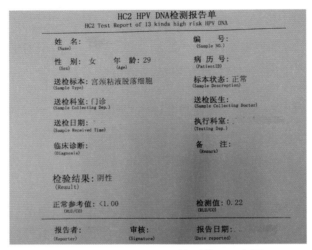

图 14-25　HPV DNA 检测结果示意图

## 13. HPV检测前需要注意什么？

48小时之内避免同房，检查前3天内不要冲洗阴道或使用阴道内药物，若有阴道用药，则应停药24~48小时再行检测。

## 14. 月经期间能不能进行HPV检测？

不能。经血会对HPV检测结果造成影响。应选择月经干净后3~7天内进行检查。

## 15. HPV检测需要间隔多长时间进行一次？

30岁以上的女性，建议最好每年做一次HPV检查。若连续2次HPV检查均为阴性，则可以3~5年后再检测一次。若再连续2次检查结果均正常，则可延长至5~8年再检查。

对于HPV感染的女性，如果采用了药物治疗，一般情况下，3个月到半年时，应进行复查。

## 16. HPV会不会再次感染?

HPV会反复感染。

## 17. HPV分型中，哪些是高危，哪些是低危?

HPV有上百种分型。常见的低危型有6，11，40，42等。高危型有16，18，31，33，35，39，45，51，52，56，58，59，68等。

## 18. HPV分型中，低危和高危有什么区别?

低危型HPV主要引起人类良性肿瘤和疣，如尖锐湿疣、寻常疣、乳头状瘤等。

持续性高危型感染，主要会引起宫颈癌、生殖器癌、口咽癌，其中HPV16和HPV18与宫颈癌关系最密切。在我国HPV16、HPV52和HPV58的感染最广泛。

## 19. HPV阳性就会发生宫颈癌吗? 能怎么治疗?

只有持续的HPV感染才可能发展为宫颈癌。HPV在正常人群中有约10%~20%阳性率，70%人群在1年内会自动消退，90%人群在2年内消退，目前尚无治疗HPV感染的特效办法，发现并治疗病灶、增强免疫力及生活方式的调整对消除HPV感染更为有效。

## 参考文献

[1]蔡小华,李晖婷,陈江玲,等.2315例妇产科阴道分泌物检测结果分析[J].中国卫生检验杂志,2017,(21):93−95.

[2]林宁,潘丽,杨立舫,等.7199例育龄妇女中细菌性阴道病筛查及结果分析[J].中国妇幼保健,2006.

[3]马庆峰,李丽.干、湿片结合检查阴道分泌物实用技术[J].医学理论与实践,2012,(8):92.

[4]张威,梅平,刘艳辉,等.液基细胞学与传统巴氏涂片对普查人群宫颈病变筛查的比较[J].广东医学,2005,(5):67-68.

[5]谢婉莹,张丽琴,张颖,等.216例宫颈细胞学为ASCUS的临床意义及处理探讨[J].国际妇产科学杂志,2011,(5):82-84.

[6]章静,李倩,杨同怀.孕酮和绒毛膜促性腺激素联合检测在异位妊娠早期诊断中的应用[J].中国基层医药,2012,(17):2.

[7]艾丽丽.我国孕前保健的现状与进展[J].护理研究,2013,(13):7-9.

[8]崔文彩,刘凤洁.370例孕前检查女性TORCH感染情况分析[J].国际病毒学杂志,2016,(1):3.

[9]杨惠霞,郝增平.人乳头瘤病毒与宫颈病变关系的研究进展[J].临床和实验医学杂志,2017,(3):4.

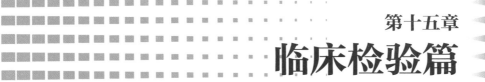

第十五章
# 临床检验篇

## 第一节  骨髓穿刺，血液寄生物

### 1. 什么是骨穿？

    骨穿是骨髓穿刺的简称，就是通过相应部位穿刺骨髓，抽取少量的骨髓液，对骨髓液进行检测和分析，从而对疾病作出诊断或者对疗效作出评价。骨髓穿刺是临床上的四大基本穿刺之一，是血液内科比较常用的一个诊断技术。

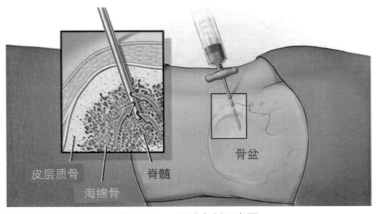

皮层质骨  海绵骨  脊髓  骨盆

图 15-1  骨髓穿刺示意图

**2. 骨穿有什么价值?**

　　用于血液系统疾病,不明原因的发热,肝脾肿大等的诊断、鉴别诊断、分期及治疗随访。

**3. 什么情况下做骨髓穿刺检查?**

　　(1)不明原因的贫血、血小板减少、白细胞减少以及红细胞、白细胞、血小板数量增多及形态学异常的诊断与鉴别诊断。

　　(2)不明原因的肝、脾、淋巴结肿大。

　　(3)不明原因发热的诊断与鉴别诊断,此时可骨髓涂片找寄生物,培养等。

　　(4)各种血液病如白血病、淋巴瘤、再生障碍性贫血、骨髓瘤、骨髓纤维化、血小板减少性紫癜等以及转移瘤的诊断、鉴别诊断、临床分期及治疗随访。

**4. 骨髓穿刺有禁忌吗?**

　　(1)严重出血的血友病禁忌。

　　(2)晚期妊娠的妇女慎做骨髓穿刺,小儿及不合作者不宜做胸骨穿刺。

**5. 有出血倾向的患者,一定不能做骨穿吗?**

　　不一定。有出血倾向或凝血时间明显延长者不宜做骨髓穿刺,但为明确诊断疾病也可做,穿刺后必须局部压迫止血5~10分钟。

**6. 做骨髓穿刺对人体有害吗?**

　　没有。骨髓检查所需的骨髓液是极少量的,正常成人的骨髓造血组织平均有2600g,每次骨髓穿刺抽取的量仅0.2~0.3g,可见骨髓穿刺检查时所抽取的骨髓液与人体总量相比是微不足道的,何况身体内每天还不断地有大量的细胞再生[1]。

### 7. 我觉得做骨髓穿刺太害怕了，不敢做，怎么办?

不用害怕。很多患者觉得骨穿是件很恐怖的事情，其实不然。骨穿的方法很简单，一般是在髂骨前（或后）上棘或胸骨部位，局部注射少量麻药，用骨穿针抽取一小滴骨髓组织就可以了[2]。一个熟练的医生操作骨穿的全部过程，也不过几分钟。抽出骨髓后，患者可以马上起床活动[2]。

### 8. 骨穿会留有后遗症吗?

不会留下任何后遗症。骨髓检查操作很简单，全过程不过几分钟。骨穿时，医生会严格消毒。

### 9. 骨穿的部位有哪些?

（1）髂前上棘：常取髂前上棘后上方1~2厘米处作为穿刺点，此处骨面较平，容易固定，操作方便安全[3]。

（2）髂后上棘：位于骶椎两侧、臀部上方骨性突出部位[3]。

（3）胸骨柄：此处骨髓含量丰富，当上述部位穿刺失败时，可作胸骨柄穿刺，但此处骨质较薄，其后有心房及大血管，严防穿透发生危险，较少选用[3]。

（4）腰椎棘突：位于腰椎棘突突出处，极少选用[3]。

### 10. 骨穿最常选择的部位是哪里?

"骨穿"最常选择的部位是髂前上棘和髂后上棘。

### 11. 为什么骨穿常选择的部位是髂骨?

因为髂骨不会损伤大的神经和血管，不会造成大出血或神经肌肉麻痹等后果。髂后上棘：位于骶椎两侧、臀部上方骨性突出部位；髂前上嵴：位于腹部下方外侧，即下腹两侧向侧前方突起的部位。

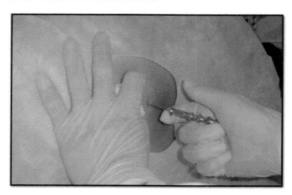

图 15-2　骨髓穿刺示意图

## 12. 骨穿疼不疼？

不疼。骨髓穿刺是采取局部浸润麻醉，也就是经皮麻醉到骨膜，穿刺骨膜、皮肤都不会产生疼痛。但一般在骨髓被抽吸时有一些酸胀感。

## 13. 骨穿算不算手术？需不需要住院？

骨髓穿刺是有创性检查，是一个小手术，但操作简单，危险度不高。骨髓穿刺术是采取骨髓液的一种常用诊断技术，一般不需住院。

## 14. 骨髓穿刺后要休息多长时间？

一般平卧位休息10~15分钟就可以。

## 15. 骨髓穿刺术后注意事项有哪些？

（1）局部穿刺点要加压按压数分钟，预防出血。

（2）局部穿刺点的敷料，24小时以后揭去。

（3）局部穿刺点3天以内不能够碰水。

## 16. 骨穿术的流程是什么？

看病→医生根据病情开具相关骨髓穿刺化验单→预约穿刺时间→穿刺→涂片→送达血液病形态学诊断室进行检验→生成检验报告。

## 17. 骨穿申请的化验单是什么样子？

图15-3为检测结果原图示意。

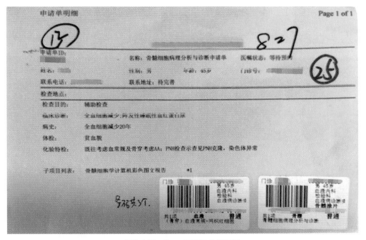

图 15-3　骨穿申请单

## 18. 急性白血病的报告单是什么样子？

要认识急性白血病的报告单，我们首先要知道正常的血常规报告单是什么样子，急性白血病的血常规报告与感染的血常规报告有什么区别。

图15-4为非白血病检测结果原图示意。

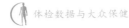

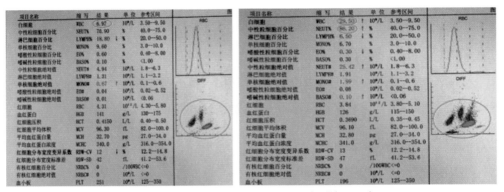

图 15-4　正常及感染血细胞分析检测结果示意

图15-5为急性白血病检测结果原图示意。

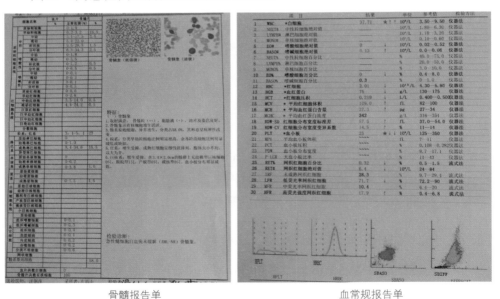

骨髓报告单　　　　　　　　　　血常规报告单

图 15-5　急性白血病检测结果示意

## 19. 慢性粒细胞白血病的报告单（图15-6为检测结果原图示意）

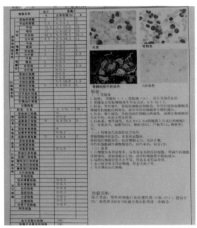
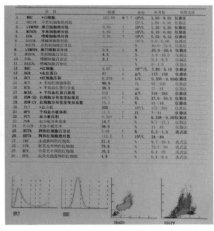

骨髓报告单　　　　　　　　　血细胞分析报告单

**图 15-6　慢性粒细胞白血病检测结果示意**

## 20. 自身免疫性溶血的报告单（图15-7为检测结果原图示意）

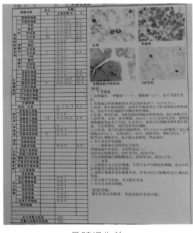
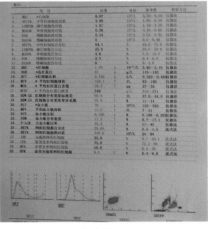

骨髓报告单　　　　　　　　　血常规报告单

**图 15-7　自身免疫性溶血检测结果示意**

## 21. 慢性淋巴细胞白血病（CLL）的报告单（图15-8为检测结果原图示意）

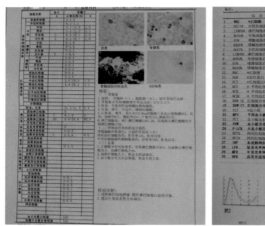

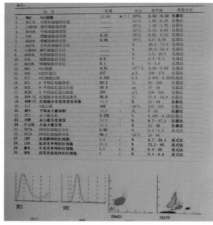

骨髓报告单　　　　　　　　　　　　　血常规报告单

**图 15-8　慢性淋巴细胞白血病检测结果示意**

## 22. 再生障碍性贫血（AA）的报告单（图15-9为检测结果原图示意）

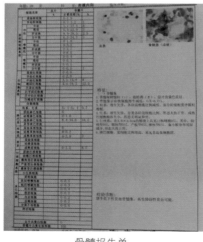

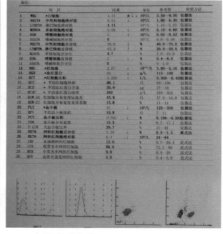

骨髓报告单　　　　　　　　　　　　　血常规报告单

**图 15-9　再生障碍性贫血检测结果示意**

## 23. 巨幼细胞性贫血的报告单（图15-10为检测结果原图示意）

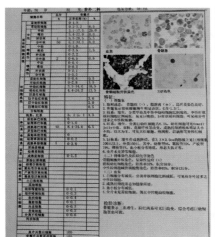
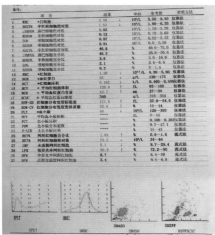

骨髓报告单 血常规报告单

**图 15-10 巨幼细胞性贫血检测结果示意**

## 24. 人体血液中常见的寄生物有哪些？

疟原虫、微丝蚴、弓形虫、杜氏利什曼原虫、回归热螺旋体等。

## 25. "打摆子"是什么病？

疟疾俗称"打摆子"。疟原虫为疟疾病原体。

## 26. 人是怎么得疟疾的？

疟原虫通过蚊虫叮咬传播给人。

## 27. 常见的疟疾有哪几种？

寄生于人体的疟原虫共有四种：间日疟原虫、三日疟原虫、恶性疟原虫、卵形疟原虫。

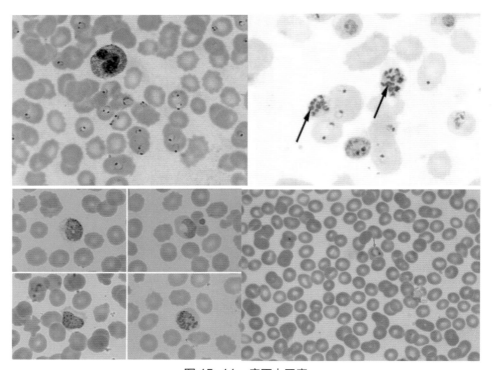

图 15-11　疟原虫示意

28. 疟原虫侵入人体后，是怎么发病的?

疟原虫经血液侵入肝细胞内寄生、繁殖，成熟后又侵入红细胞内发育，可引起周期性寒热发作、头痛、全身酸痛、大汗淋漓、颜面绯红、恶心、呕吐等症状。

29. 检测阴性，就能排除疟疾吗?

不能。需多次复查，或用基因诊断方法检查。

外周血涂片检查疟原虫是诊断疟疾的可靠方法，发现疟原虫阳性，即可确诊。

### 30. 什么是丝虫病?

丝虫病的原虫是微丝蚴，通过蚊子传播。临床早期主要为急性淋巴结炎和淋巴管炎、丝虫热、精索炎、附睾炎、睾丸炎、肺嗜酸性粒细胞浸润症，晚期淋巴结肿大和淋巴管曲张，鞘膜腔积液、乳糜尿、橡皮肿。

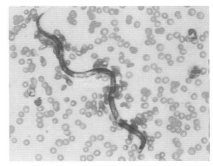

图 15-12　微丝蚴

### 31. 微丝蚴是什么?

微丝蚴为丝虫病的原虫，外周血涂片检查是诊断的主要方法，阳性结果为确诊依据。

### 32. 虱子传播的疾病是什么?

回归热。回归热的病原体是回归热螺旋体，通过人虱传播。回归热螺旋体侵入人体后经3~10天潜伏期，患者突然高热、头痛、肝脾大、反复周期性发作，引起回归热。也可经结膜、胎盘或输血而传染。

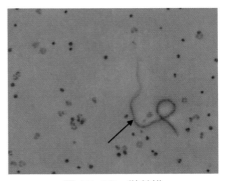

图 15-13　微丝蚴

### 33. 养猫会感染什么病?

弓形虫病。猫及猫科动物为其主要传染源。弓形虫可引起中枢神经系统损害和全身性传播感染，先天性感染常致胎儿畸形，且死亡率高。阴性结果需多次复查，或用免疫学方法及基因诊断方法检查。

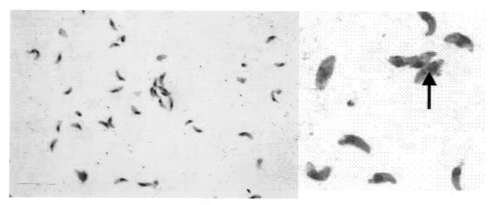

图 15-14　弓形虫

## 34. 什么是黑热病?

　　黑热病的症状是长期不规则发热、贫血、消瘦、鼻出血、肝脾进行性肿大、全血细胞减少和血清球蛋白增加。病原体是杜氏利什曼原虫的无鞭毛体，主要寄生在肝、脾、骨髓、淋巴结等造血器官的巨噬细胞内，常引起全身症状[4]。

## 35. 黑热病是什么引起的?

　　杜氏利什小体是黑热病的病原体，是鞭毛虫的一种，常可通过肝、脾穿刺液检查，也可通过骨髓和淋巴结穿刺液检查。

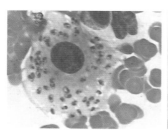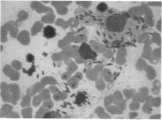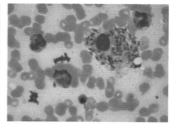

图 15-15　杜氏利什小体

**36. 和血寄虫感染患者在一起会不会被传染?**

不会。

**37. 血液里有寄生物一定要骨穿吗?**

不一定。一些寄生物也可通过外周血检查检出。

# 第二节 外周血检测

**1. 我们生病去医院看医生或者是日常的体检都少不了要做一个血常规,那什么是血常规呢?**

血常规也称作血细胞分析,是通过仪器对红细胞、白细胞和血小板等进行分析的技术。

**2. 血常规包含哪些内容?**

血常规包括白细胞总数、白细胞分类计数,红细胞总数,血红蛋白含量,红细胞比容及红细胞相关指数和血小板计数及血小板相关指数等。

**3. 血常规检查采集什么标本,需要注意些什么?**

采集静脉血。注意标本采集之后要轻柔上下颠倒混匀,不能有凝块(凝集)。

**4. 白细胞是什么? 我们一起来认识它吧!**

白细胞是无色、球形、有核的血细胞;人体中正常成熟的白细胞可以分为五类：中性粒细胞，淋巴细胞，单核细胞，嗜酸性粒细胞，嗜碱性粒细胞。白细胞是人体与疾病斗争的"卫士"，参与机体的防御反应。当病菌侵入身体时，它会聚集到病菌入侵的部位，将病菌包围、吞噬并清除。

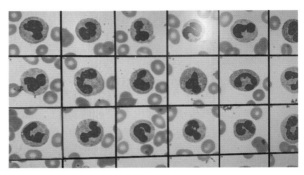

图 15-16　白细胞

## 5. 如果血常规报告单上提示白细胞升高，有什么意义呢？

白细胞计数升高一定是感染了吗？不一定。因为白细胞有明显的生理性波动：早晨，安静状态，餐前偏低；傍晚，餐后，运动、情绪激动，月经期、妊娠、分娩、哺乳期，吸烟等增高；新生儿及婴儿明显高于成人。

白细胞病理性增多常见于：急性化脓性感染，传染性单核细胞增多症、流行性乙型脑炎，组织损伤，烧伤，急性心肌梗死，急性大出血，白血病，骨髓纤维化，肝癌、胃癌、肺癌，糖尿病酮症酸中毒、尿毒症，铅、汞等中毒等。

## 6. 怎样看一张血常规报告单？

图15-17（图为检测结果原图示意），患者是一位4岁小朋友，正常参考值中性粒细胞40%，淋巴细胞60%。我们一起来分析一下这张报告单：WBC：$18.84 \times 10^9/L$，提示有感染，但是哪一类感染呢？继续看，中性粒细胞比例增高，淋巴细胞比例下降，我们预判是细菌感染；再看怎么排除病毒感染，虽然单核细胞的绝对值偏高，但单核细胞的比例并不高。因此，从报告上看还是支持细菌感染。

| | 项目编码 | 项目名称 | 结果 | 复上限 | ↕ | 参考值 |
|---|---|---|---|---|---|---|
| 1 | WBC | 白细胞 | 18.84 | | ↑ | 3.50--9. |
| 2 | NEUT% | 中性粒细胞百分比 | 50.70 | 40% | | 40.0--75 |
| 3 | LYMPH% | 淋巴细胞百分比 | 41.50 | 60% | | 20.0--50 |
| 4 | MONO% | 单核细胞百分比 | 5.70 | | | 3.0--10. |
| 5 | EO% | 嗜酸性粒细胞百分比 | 1.90 | | | 0.40--8.0 |
| 6 | BASO% | 嗜碱性粒细胞百分比 | 0.20 | | | <1.00 |
| 7 | NEUT# | 中性粒细胞绝对值 | 9.57 | | ↑ | 1.8--6.3 |
| 8 | LYMPH# | 淋巴细胞绝对值 | 7.81 | | ↑ | 1.1--3.2 |
| 9 | MONO# | 单核细胞绝对值 | 1.07 | | ↑ | 0.1--0.6 |
| 10 | EO# | 嗜酸性粒细胞绝对值 | 0.35 | | | 0.02--0.5 |
| 11 | BASO# | 嗜碱性粒细胞绝对值 | 0.04 | | | <0.06 |
| 12 | RBC | 红细胞 | 4.97 | | | 3.80--5.1 |
| 13 | HGB | 血红蛋白 | 149 | | ↑ | 120--140 |
| 14 | HCT | 红细胞压积 | 0.3650 | | | 0.35--0.4 |
| 15 | MCV | 红细胞平均体积 | 73.40 | | ↓ | 82.0--100 |
| 16 | MCH | 平均血红蛋白量 | 30.00 | | | 27.0--34.0 |
| 17 | MCHC | 平均血红蛋白浓度 | 408.0 | | ↑ | 316.0--35 |
| 18 | RDW-CV | 红细胞分布宽度变异系数 | 15 | | ↑ | 12.2--14.8 |
| 19 | RDW-SD | 红细胞分布宽度标准差 | 39 | | ↓ | 41.2--53.6 |
| 20 | NRBC% | 有核红细胞百分比 | 0.1 | | ↑ | <=0 |
| 21 | NRBC# | 有核红细胞绝对值 | 0.02 | | ↑ | <=0 |
| 22 | PLT | 血小板 | 408 | | ↑ | 125--350 |
| 23 | PCT | 血小板压积 | 0.38 | | | 0.19--0.39 |
| 24 | MPV | 平均血小板体积 | | | | |

图 15-17　血细胞分析结果示意图

再看另一个点，那就是血小板轻度增高，实际上血小板被认为是一种炎性因子，虽然没有特异性，但感染会导致血小板反应性增高。单看这个结果，是偏向细菌感染。

同时，报告还反映了红细胞数量正常，体积偏小（在缺铁性贫血的时候，红细胞体积偏小，且所含的血红蛋白含量减少），疑问来了，我们看到报告中的血红蛋白和平均血红蛋白浓度都偏高，怎么会贫血呢？我们来分析，这个年龄段的孩子，通常不配合静脉抽血，技术操作上也有难度，为了减少患儿的痛苦和家属的担心焦虑，通常会选择采取末梢血来检测；在采血的过程中，会破坏少部分红细胞，导致红细胞破裂，这就很好解释为什么红细胞数量正常，且提示小红细胞的同时，血红蛋白不低反而是高的。综合看，小患者还是存在一个生理性缺铁性贫血的，日常应加强营养和铁剂补充。

### 7. 生病发热，白细胞一定会升高吗？

发热时白细胞不一定升高。如病毒性肝炎、流感、风疹、麻疹、伤寒、副伤寒等白细胞不但不升高反而是降低的。

### 8. 血常规报告单上提示白细胞计数降低，有什么意义呢？

白细胞病理性减少见于：

（1）某些感染性疾病，如伤寒、副伤寒等。

（2）某些期寄生物感染，如黑热病、疟疾等。

（3）某些病毒感染，如病毒性肝炎、流感、风疹、麻疹等。

（4）某些血液病，如再生障碍性贫血、急性粒细胞缺乏症、巨幼细胞贫血等。

（5）自身免疫性疾病，如系统性红斑狼疮、艾滋病等。

（6）脾功能亢进（门脉肝硬化、班替综合征等）。

（7）肿瘤化疗，电离辐射（如X线）及某些药物（氯霉素、磺胺类药等）反应等。如图15-18（图为检测结果原图示意），此患者是一个肿瘤患者（放化疗治疗后），白细胞、血小板均降低；患病部位常出血，引起出血性贫血；患者表现为恶病质性贫血、营养不良性贫血。

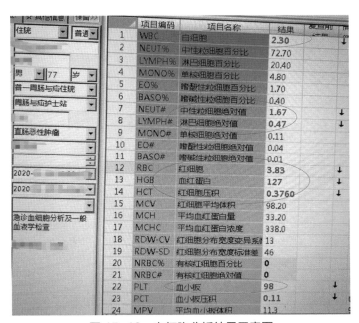

图 15-18　血细胞分析结果示意图

## 9. 血常规检查里的中性粒细胞是什么？

中性粒细胞（neutrophil）又称嗜中性粒细胞或者多形核嗜中性粒细胞，在瑞氏（Wright）染色血涂片中，其胞质中有许多弥散分布细小的（0.2~0.4微米）浅红或浅紫色，既不嗜碱也不嗜酸的中性细颗粒[5]。这些颗粒多是溶酶体，内含丰富的多种酶类，如髓过氧化酶、溶菌酶、碱性磷酸酶和酸性水解酶等，这些酶让中性粒细胞具趋化作用、吞噬作用和杀菌作用[6]。

## 10. 中性粒细胞的形态解读

（1）中性分叶核粒细胞（neutrophilic granulocyte segmented form，Neg）：正常人白细胞分类分叶核粒细胞40%~70%。

（2）中性杆状核粒细胞（neutrophilic granu locyte stab form，Nst）：正常人白细胞分类杆状核粒细胞小于5%。

（3）中性粒细胞核相变化：指中性粒细胞细胞核形态的变化情况，反映中性粒细胞的成熟程度，而核相的变化则可反映某些疾病的病情和预后。正常情况下外

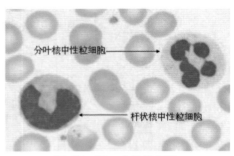

图 15-19　中性粒细胞

周血中性粒细胞杆状核与分叶核的比值约为1∶13，病理情况下可出现核左移和核右移[7]。

## 11. 什么是中性粒细胞核左移？有什么意义？

中性粒细胞核左移是指外周血中性杆状核粒细胞增多或出现晚幼粒、中幼粒、早幼粒等细胞。

核左移伴有白细胞总数增高者称再生性左移，表示机体反应性强，骨髓造血功能旺盛，能释放大量的粒细胞至外周血中。常见于感染（尤其急性化脓性感染），急性中毒、急性溶血、急性失血等。

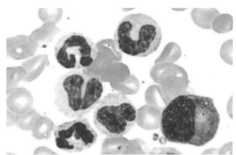

图 15-20　核左移

## 12. 中性粒细胞核左移的程度如何划分？

杆状核粒细胞大于5%，称轻度左移。杆状核粒细胞大于10%并伴有少数晚幼粒细胞时，为中度核左移。杆状核粒细胞大于25%并出现更幼稚的粒细胞时，为重度核左移，常见于粒细胞性白血病或中性粒细胞型白血病样反应。

### 13. 什么是中性粒细胞核右移?

正常人血中的中性粒细胞以3叶核为主，若5叶核者超过3%或中性粒细胞分叶过多，大部分为4~5叶或者更多，称为核右移。核右移常伴有细胞总数减少，这与造血物质缺乏或骨髓造血功能减退有关。常见于营养性

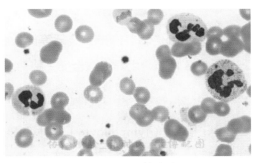

图 15-21　核右移

巨幼细胞性贫血、恶性贫血等，也可见于应用抗代谢药物如阿糖胞苷等。在炎症的恢复期可有一过性核右移。若在疾病进行期突然出现核右移变化，则多提示预后不良。

### 14. 中性粒细胞升高提示什么?

（1）急性和化脓性感染（疖痈、脓肿、肺炎、阑尾炎、丹毒、败血症、内脏穿孔、猩红热等）[8]。

（2）各种中毒（酸中毒、尿毒症、铅中毒、汞中毒等）[8]。

（3）组织损伤、恶性肿瘤、急性大出血、急性溶血等[8]。图15-22：

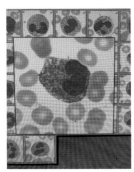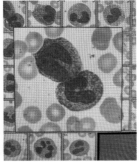

图 15-22　中性粒细胞颗粒增粗

## 15. 中性粒细胞降低提示什么?

伤寒、副伤寒、麻疹、流感等传染病,化疗、放疗,再生障碍性贫血、粒细胞缺乏症、骨髓增生异常综合征、脾功能亢进、自身免疫性疾病等[8]。

## 16. 血常规检查里的淋巴细胞是什么?

淋巴细胞(lymphocyte)是体积最小的一种白细胞。由淋巴器官产生,主要存在于淋巴液中,是机体免疫应答的重要细胞成分,是淋巴系统几乎全部免疫功能的主要执行者,是对抗外界感染和监控体内细胞变异的一线"士兵"。淋巴细胞是一类具有免疫识别功能的细胞,按其发生迁移、表面分子和功能的不同,可分为T淋巴细胞(又名T细胞)、B淋巴细胞(又名B细胞)和自然杀伤(NK)细胞。其中T细胞和B细胞都是抗原特异性淋巴细胞。

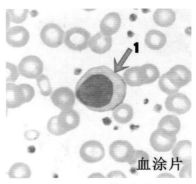

图 15-23　淋巴细胞

## 17. 淋巴细胞增高提示什么?

(1)伴异型淋巴细胞提示感染性疾病:如麻疹、风疹、水痘、流行性腮腺炎等。

(2)伴幼稚淋巴细胞见于某些血液病:如淋巴细胞性白血病、淋巴瘤等。

(3)急性传染病恢复期。

(4)器官移植后的排异反应期等。

如淋巴细胞明显增高(4~5岁前,淋巴细胞60%),提示病毒感染可能,形态学还可见到如图中所示的异型淋巴细胞，支持病毒感染。图15-24为检测结果原图示意。

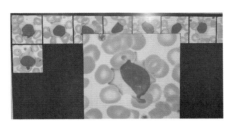

图 15-24 血细胞分析结果示意图

## 18. 淋巴细胞降低提示什么？

接触放射线，患免疫缺陷性疾病，如艾滋病（HIV）、处于某些传染病的急性期等。

## 19. 血常规报告里的嗜酸性粒细胞是什么？

嗜酸性粒细胞是白细胞的一种，来源于骨髓的造血干细胞。如图；嗜酸性粒细胞具有粗大的嗜酸性颗粒，颗粒内含有过氧化物酶和酸性磷酸酶，具有杀伤细菌和寄生物的功能，是免疫反应和过敏反应过程中极为重要的细胞。

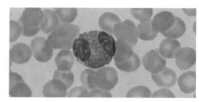

图 15-25　嗜酸性粒细胞

嗜酸性粒细胞可以释放颗粒中的内容物，引起组织损伤，促进炎症进展[9]。

## 20. 嗜酸性粒细胞升高的临床意义是什么？

如15-26检测结果原图示意所示，湿疹患者嗜酸性粒细胞明显增高。在白细胞散点图中的相应位置如图中红圈。

嗜酸性粒细胞升高可见于：

（1）变态反应性疾病：如支气管哮喘、荨麻疹、药物过敏、过敏性紫癜等[10]。

（2）寄生物感染：如血吸虫病、蛔虫病、钩虫病等[10]。

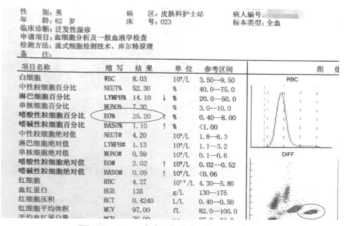

图 15-26　血细胞分析结果示意图

（3）皮肤病：如湿疹、剥脱性皮炎、天疱疮、银屑病等[10]。

（4）血液病：如慢性粒细胞白血病、多发性骨髓瘤、嗜酸性粒细胞白血病、淋巴瘤、嗜酸性粒细胞肉芽肿等[10]。

（5）恶性肿瘤：一些上皮系肿瘤如肺癌等。

（6）传染病：如猩红热等。

（7）风湿性疾病、脑腺垂体功能减低症、肾上腺皮质功能减低症、过敏性间质性肾炎等。

嗜酸性粒细胞可移行至有病原体或发生过敏反应的部位，吞噬抗原抗体复合物，杀灭病原菌和寄生物同时还能抑制过敏反应。

## 21. 嗜酸性粒细胞减少的临床意义是什么？

嗜酸性粒细胞减少可见于：伤寒、副伤寒、长期应用肾上腺皮质激素、大手术、烧伤等应激状态等。

## 22. 血常规报告里的嗜碱性粒细胞是什么？

嗜碱性粒细胞是白细胞的一种，起源于骨髓造血多能干细胞，如图15-27所示；嗜碱性粒细胞胞体呈圆形，胞质紫红色内有少量粗大、大小不均、排列不规则的黑蓝色嗜碱性颗粒，常覆盖于核面上。胞核一般为2~3叶。

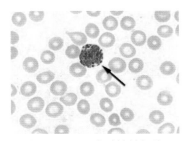

图 15-27　嗜碱性粒细胞

## 23. 嗜碱性粒细胞有什么意义？

嗜碱性粒细胞升高常见于：

（1）过敏性疾病：过敏性结肠炎、药物、食物、吸入物超敏反应、红斑及类风湿关节炎等[11]。

（2）血液病：慢性粒细胞白血病、骨髓纤维化、嗜碱性粒细胞白血病、慢性转移癌及霍奇金病，另外还有慢性溶血及脾切除后等[11]。

（3）恶性肿瘤发生转移时，其机制不清楚。

（4）糖尿病，传染病如水痘、流感、天花、结核等。

嗜碱性粒细胞在外周血中参考值很低，故其数量减少无临床意义。

### 24. 血常规报告里的单核细胞是什么？

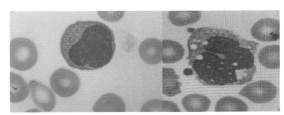

图 15-28　单核细胞

单核细胞（monocytes）是血液中体积最大的血细胞。目前认为它是巨噬细胞的前身，具有明显的变形运动，能吞噬、清除受伤、衰老的细胞及其碎片。单核细胞还参与免疫反应，在吞噬抗原后将所携带的抗原决定簇转交给淋巴细胞，诱导淋巴细胞的特异性免性反应，产生抗体；单核细胞也是对付细胞内致病细菌和寄生物的主要细胞防卫系统，还具有识别和杀伤肿瘤细胞的能力[12]。

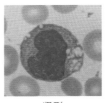
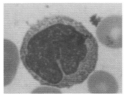
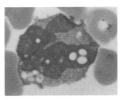

肾形　　　　　　　马蹄形　　　　　　　不规则形

图 15-29　单核细胞

### 25. 单核细胞升高的临床意义是什么？

生理性升高见于：吸烟、月经周期的卵泡期。

病理性升高见于：骨髓单核细胞综合征、传染性单核细胞增多症和单核细胞增多症、使用灰黄霉素、氨苄青霉素等。其中，单核细胞增多症可发生于恶性新生物、溶血性贫血、疟疾和黑热病，原虫感染以及梅毒、进行性结核、病毒性肝炎、败血症、心内膜炎、甲亢和结节性关节炎等疾病。图15-30为检测结果原图示意。

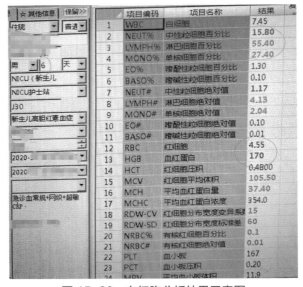

图 15-30　血细胞分析结果示意图

### 26. 单核细胞减少的临床意义是什么？

见于妊娠和高海拔地区人群以及急、慢性淋巴细胞白血病和全骨髓功能不全。

### 27. 红细胞是什么？

图15-31中粉红色数量多的就是红细胞。

红细胞也称红血球（RBC），是体内运送氧气最主要的媒介，同时还具有免疫功能。人体内成熟的红细胞没有细胞核也没有线粒体，它们通过分解葡萄糖释放能量。静脉血呈暗紫色，动脉血呈鲜红色。

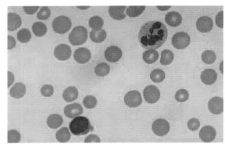

图 15-31 红细胞、中性粒细胞、淋巴细胞

### 28. 红细胞升高的临床意义是什么？

红细胞生理性增高见于：高原地区的居民、胎儿及新生儿、剧烈运动或重体力劳动的健康人。

病理性增高见于：严重呕吐、多次腹泻、大面积烧伤、尿崩症、药物（利尿药，雌激素、皮质类固醇等），慢性骨髓增殖性肿瘤，肾癌、肝细胞癌、卵巢癌、肾移植后，肺源性心脏病、慢性阻塞性肺气肿及异常血红蛋白病等，还见于家族性自发性促红细胞生成素浓度增高。

### 29. 红细胞降低的临床意义是什么？

生理性降低见于：婴幼儿、妊娠中后期孕妇以及造血功能减退的老年人等。

病理性降低见于：再生障碍性贫血、白血病、骨髓瘤、骨髓纤维化，缺铁性贫血、铁粒幼细胞贫血、巨幼细胞贫血，手术或创伤后急性失血、消化道溃疡、寄生虫病，溶血性贫血，炎症、肝病、内分泌系统疾病等。

### 30. 血常规报告里的血红蛋白是什么？

血红蛋白英文缩写为HGB或Hb。血红蛋白是红细胞内运输氧的特殊蛋白质，是使血液呈红色的蛋白，由珠蛋白和血红素组成，其珠蛋白部分是由两对不同的珠蛋白链（α链和β链）组成的四聚体。采用国际单位制，以每升（1000mL）血液中有血红蛋白多少克为准（g/L）。

## 31. 血红蛋白升高和降低有什么临床意义？

血红蛋白升高和降低的临床意义和红细胞相似。

## 32. 什么是血细胞比容（HCT）？

血细胞比容是血细胞在全血中所占的容积百分比。由于白细胞和血小板仅占血液总容积的0.15%~1%，故血细胞比容很接近血液中的红细胞比容[13]。

## 33. 血细胞比容（HCT）增大的临床意义是什么？

见于：

（1）严重脱水（大量呕吐、腹泻、失水等）。

（2）大面积烧伤。

（3）真性红细胞增多症。

（4）继发性红细胞增多症（新生儿、高原病、重症肺源性心脏病等）。

## 34. 血细胞比容（HCT）减少的临床意义是什么？

见于：

（1）贫血或妊娠稀血症。

（2）继发性纤维蛋白溶解症。

（3）流行性出血热并发高血容量综合征。

（4）妊高征。

## 35. 平均红细胞体积（MCV）是如何得来的？

是间接计算得到。是每个红细胞的平均体积，以飞升（fL）为单位，计算公式为：MCV=每升血液中血细胞比容/每升血液中红细胞数。平均红细胞体积适用于各种贫血病的诊断和治疗。升高见于缺乏叶酸和维生素$B_{12}$的大细胞性贫血。降低多见于缺铁性贫血、地中海贫血等小细胞性贫血[14]。

## 36. 平均红细胞体积（MCV）的临床意义分别是什么？

生理性变化：

（1）升高：新生儿、妊娠、饮酒、口服避孕药等。

（2）降低：激烈的肌肉活动、6个月以前的儿童。

病理性变化：

（1）大细胞性贫血：MCV大于100fL（飞升），缺乏叶酸、维生素$B_{12}$，如巨幼细胞贫血、营养性巨幼细胞贫血、妊娠期、恶性贫血等。

（2）正常细胞性贫血：MCV为82~100fL（飞升），血红蛋白、红细胞数平衡下降，如急性失血、再生障碍性贫血、白血病等。

（3）单纯小细胞性贫血：MCV小于82fL（飞升），慢性感染、中毒等，如尿毒症、肝病、风湿性疾病、恶性肿瘤等。

（4）小细胞低色素性贫血：MCV小于82fL（飞升），如慢性失血性贫血、缺铁性贫血等。

## 37. 什么是平均红细胞血红蛋白含量（MCH），如何得来？

平均红细胞血红蛋白含量（MCH）即每个红细胞内所含血红蛋白的平均量，以皮克（pg）为单位。计算公式为：每升血液中血红蛋白浓度（g）/每升血液红细胞数（个）。

举例：患者红细胞数5.47×10$^{12}$/L，血红蛋白为155g/L，MCH=155（g/L）/（5.47×10$^{12}$）/L。

### 38. MCH有什么临床意义？

MCH增高见于：大细胞性贫血（如巨幼细胞贫血）、恶性贫血、再生障碍性贫血、网织红细胞增多症、甲状腺功能减退等。

MCH降低见于：小细胞低色素性贫血、妊娠、口炎性腹泻等。

### 39. 平均红细胞血红蛋白浓度（MCHC）是什么，如何得来？

平均红细胞血红蛋白浓度（MCHC）指平均每升红细胞中所含血红蛋白浓度（g/L）。计算公式为：每升血液中血红蛋白浓度（g）/血细胞比容HCT（%）。

举例：患者红细胞比容47%，血红蛋白为155g/L，MCHC=155（g/L）/47%

### 40. 平均红细胞血红蛋白浓度（MCHC）有什么临床意义？

增高见于红细胞内血红蛋白异常浓度增高性疾病；真性红细胞增多症等。

### 41. 什么是冷凝集？

若血常规标本第一次检测的结果如图15-32（图为检测结果原图示意）：MCHC=669g/L非常高，但RBC=1.45×10$^{12}$/L，HGB=85g/L，三者严重不相符；RDW－CV=22提示有红细胞大小不均，看到这样的结果，首先，怀疑有冷凝集素，观察标本外观可见如细沙状；马上制片，显微镜下见，红细胞聚集成堆、缗钱状排列。随后用37℃水浴孵育30分钟后再测，得到下图（图为检测结果原图示意）的结果：RBC和MCHC结果已得到有效纠正。

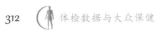

性别：女　　　　　　　病　　　区 □□血液科护士站　　　病人
年　龄：68 岁　　　　　床　　　　　　　标本
临床诊断：弥漫性大B细胞淋巴瘤 为非生发中□□待分期分组
申请项目：血细胞分析及一般血液学检查
检测方法：流式细胞检测技术、库尔特原理
备　注：

| 项目名称 | 缩写 | 结果 | | 单位 | 参考区间 |
|---|---|---|---|---|---|
| 白细胞 | WBC | 5.16 | | 10⁹/L | 3.50—9.50 |
| 中性粒细胞百分比 | NEUT% | 83.30 | ↑ | % | 40.0—75.0 |
| 淋巴细胞百分比 | LYMPH% | 6.20 | ↓ | % | 20.0—50.0 |
| 单核细胞百分比 | MONO% | 10.30 | | % | 3.0—10.0 |
| 嗜酸性粒细胞百分比 | EO% | 0.20 | ↓ | % | 0.40—8.00 |
| 嗜碱性粒细胞百分比 | BASO% | 0.00 | | % | <1.00 |
| 中性粒细胞绝对值 | NEUT# | 4.30 | | 10⁹/L | 1.8—6.3 |
| 淋巴细胞绝对值 | LYMPH# | 0.32 | ↓ | 10⁹/L | 1.1—3.2 |
| 单核细胞绝对值 | MONO# | 0.53 | | 10⁹/L | 0.1—0.6 |
| 嗜酸性粒细胞绝对值 | EO# | 0.01 | ↓ | 10⁹/L | 0.02—0.52 |
| 嗜碱性粒细胞绝对值 | BASO# | 0.00 | | 10⁹/L | <0.06 |
| 红细胞 | RBC | 1.45 | ↓ | 10¹²/L | 3.80—5.10 |
| 血红蛋白 | HGB | 85 | ↓ | g/L | 115—150 |
| 红细胞压积 | HCT | 0.1270 | ↓ | L/L | 0.35—0.45 |
| 红细胞平均体积 | MCV | 87.60 | | fL | 82.0—100.0 |
| 平均血红蛋白量 | MCH | 58.60 | ↑ | pg | 27.0—34.0 |
| 平均血红蛋白浓度 | MCHC | 669.0 | ↑ | g/L | 316.0—354.0 |
| 红细胞分布宽度变异系数 | RDW-CV | 22 | ↑ | % | 12.2—14.8 |
| 红细胞分布宽度标准差 | RDW-SD | 59 | ↑ | fL | 41.2—53.6 |
| 有核红细胞百分比 | NRBC% | 0 | | /100WBC | <=0 |
| 有核红细胞绝对值 | NRBC# | 0 | | 10⁹/L | <=0 |
| 血小板 | PLT | 254 | | 10⁹/L | 125—350 |
| 血小板压积 | PCT | 0.27 | | % | 0.19—0.39 |
| 平均血小板体积 | MPV | 10.5 | | fL | 9.2—12.0 |
| 血小板分布宽度 | PDW | 11.8 | | fL | 9.6—15.2 |
| 大血小板比率 | P-LCR | 29.1 | | % | 19.7—42.2 |
| 未成熟粒细胞百分比 | IG% | 0.4 | | % | |
| 未成熟粒细胞绝对值 | IG# | 0.02 | | 10⁹/L | |

图 15-32　血细胞分析结果示意图

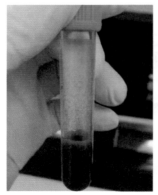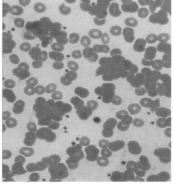

图 15-33　冷凝集

临床诊断：弥漫性大B细胞淋巴瘤 为非生发中心型待分期分组
申请项目：血细胞分析及一般血液学检查
检测方法：流式细胞检测技术、库尔特原理
备　　注：此标本为冷凝集，结果为37°C水浴后测定

| 项目名称 | 缩写 | 结果 | | 单位 | 参考区间 |
|---|---|---|---|---|---|
| 白细胞 | WBC | 5.84 | | 10⁹/L | 3.50—9.50 |
| 中性粒细胞百分比 | NEUT% | 83.40 | ↑ | % | 40.0—75.0 |
| 淋巴细胞百分比 | LYMPH% | 6.20 | ↓ | % | 20.0—50.0 |
| 单核细胞百分比 | MONO% | 10.40 | ↑ | % | 3.0—10.0 |
| 嗜酸性粒细胞百分比 | EO% | 0.00 | ↓ | % | 0.40—8.00 |
| 嗜碱性粒细胞百分比 | BASO% | 0.00 | | % | <1.00 |
| 中性粒细胞绝对值 | NEUT# | 4.87 | | 10⁹/L | 1.8—6.3 |
| 淋巴细胞绝对值 | LYMPH# | 0.36 | ↓ | 10⁹/L | 1.1—3.2 |
| 单核细胞绝对值 | MONO# | 0.61 | | 10⁹/L | 0.1—0.6 |
| 嗜酸性粒细胞绝对值 | EO# | 0.00 | | 10⁹/L | 0.02—0.52 |
| 嗜碱性粒细胞绝对值 | BASO# | 0.00 | | 10⁹/L | <0.06 |
| 红细胞 | RBC | 3.05 | | 10¹²/L | 3.80—5.10 |
| 血红蛋白 | HGB | 85 | ↓ | g/L | 115—150 |
| 红细胞压积 | HCT | 0.2590 | | L/L | 0.35—0.45 |
| 红细胞平均体积 | MCV | 84.90 | | fL | 82.0—100.0 |
| 平均血红蛋白量 | MCH | 27.90 | | pg | 27.0—34.0 |
| 平均血红蛋白浓度 | MCHC | 328.0 | | g/L | 316.0—354.0 |
| 红细胞分布宽度变异系数 | RDW-CV | 22 | | % | 12.1—14.8 |
| 红细胞分布宽度标准差 | RDW-SD | 64 | | fL | 41.2—53.6 |
| 有核红细胞百分比 | NRBC% | 0 | | /100WBC | <=0 |
| 有核红细胞绝对值 | NRBC# | 0 | | 10⁹/L | <=0 |
| 血小板 | PLT | 266 | | 10⁹/L | 125—350 |
| 血小板压积 | PCT | 0.27 | | % | 0.19—0.39 |
| 平均血小板体积 | MPV | 10.3 | | fL | 9.2—12.0 |
| 血小板分布宽度 | PDW | 12.3 | | fL | 9.6—15.2 |
| 大血小板比率 | P-LCR | 27.6 | | % | 19.7—42.2 |
| 未成熟粒细胞百分比 | IG% | 0.5 | | % | |
| 未成熟粒细胞绝对值 | IG# | 0.03 | | 10⁹/L | |

**图 15-34　血细胞分析结果示意图**

为什么会这样呢？

这是因为人体内有自身免疫性抗体，可引起免疫反应产生冷凝集素。在肺炎支原体、传染性单核细胞增多症、EB病毒、巨细胞病毒等感染约1周后，身体开始产生冷凝集素，4周左右达到高峰；冷凝集素会导致血液在低于37℃时，发生红细胞聚集。

## 42. 红细胞体积分布宽度（red blood cell volume distribution width，RDW）是什么？

RDW是反映红细胞大小不等的客观指标。图15-35为检测结果原图示意：红细胞出现了双峰并且峰底明显增宽，RDW-CV增大或者直接无结果，代表红细胞

大小不均，PLT曲线翘尾，也是有小红细胞的干扰造成的。

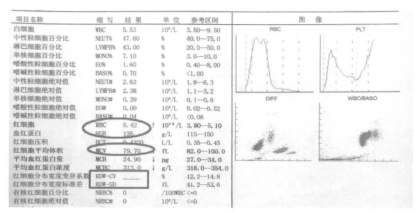

图 15-35　血细胞分析结果示意图

## 43. 红细胞体积分布宽度（RDW）的临床意义是什么？

RDW增高的意义在于：鉴别轻型β-珠蛋白生成障碍性贫血（RDW正常）与缺铁性贫血（RDW异常）；缺铁性贫血的早期诊断和疗效观察。

# 第三节　血小板、血沉

## 1. 血小板计数（PLT）有什么意义？

血小板计数是人体止血与凝血功能障碍筛查的重要指标之一，血小板减低是引起出血最常见的原因。

（1）生理性变化：正常人的血小板数随时间和生理状态而波动，通常午后略高于早晨；冬季高于春季；高原居民高于平原居民；月经后高于月经前；妊娠中晚期增高，分娩后即减低；运动、饱餐后增高，休息后恢复。小儿出生时血小板略低，两周后显著增加，半年内可达到成人水平。

（2）病理性增高见于：

①原发性增多：骨髓增生异常综合征、原发性血小板增多症、慢性粒细胞性白血病、真性红细胞增多症、特发性骨髓纤维化等。

②反应性增多：急性和慢性炎症、急性大失血、急性溶血、肿瘤、近期脾切除术后、缺铁性贫血、恶性肿瘤早期等。

③其他疾病：心脏疾病、肝硬化、慢性胰腺炎、烧伤、肾衰竭、先兆子痫、严重冻伤等。

（3）病理性降低见于：

①血小板生成障碍：再生障碍性贫血、急性白血病、急性放射病、巨幼细胞性贫血、骨髓纤维化等。

②血小板破坏增多：原发性血小板减少性紫癜、脾功能亢进、系统性红斑狼疮、血小板同种抗体等。

③血小板消耗过多：如弥散性血管内凝血、血栓性血小板减少性紫癜等。

## 2. 血小板比容（PCT）有什么意义？

血小板比容就是指外周血中血小板容积占全部血液容积的百分比。血小板比容与血小板的数量及大小呈正相关。

## 3. 血小板体积分布宽度（PDW）有什么意义？

血小板体积分布宽度主要反映外周血小板体积大小异质性。也就是说，血小板体积分布宽度高，这个人的血小板的体积就不均匀；分布宽度低，说明体内的血小板大小更均匀。

### 4. 平均血小板体积（MPV）有什么意义？

平均血小板体积是指血液中血小板体积的平均值。临床常用于鉴别血小板减少的原因。一般情况下周围血小板破坏增多导致血小板减少者，平均血小板体积增大；由骨髓病变使血小板减少者，平均血小板体积减小[15]。同时，增大还可作为骨髓造血功能恢复的早期指征。

### 5. 血小板相关参数未出是什么意思？

血小板参数未出有多重原因，常见于：

（1）有小红细胞、红细胞碎片或大血小板存在的情况。

（2）疾病：如肝硬化后胆红素增高，巨大血小板综合征，血小板减少并伴有巨大血小板干扰血小板计数。

图15-36为检测结果原图示意。

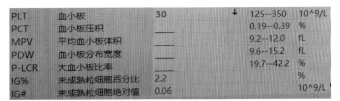

| PLT | 血小板 | 30 | ↓ | 125--350 | 10^9/L |
| PCT | 血小板压积 | —— | | 0.19--0.39 | % |
| MPV | 平均血小板体积 | —— | | 9.2--12.0 | fL |
| PDW | 血小板分布宽度 | —— | | 9.6--15.2 | fL |
| P-LCR | 大血小板比率 | —— | | 19.7--42.2 | % |
| IG% | 未成熟粒细胞百分比 | 2.2 | | | % |
| IG# | 未成熟粒细胞绝对值 | 0.06 | | | 10^9/L |

**图 15-36　血细胞分析结果示意图**

### 6. 大血小板比（P-LCR）代表了什么？

大血小板比表示大血小板的占比，大血小板的比率能够反映骨髓的造血功能。增高常见于外周血血小板破坏增多，骨髓代偿功能良好，如特发性血小板减少性紫癜等；降低常见于骨髓造血功能不良的情况，如再生障碍性贫血等。

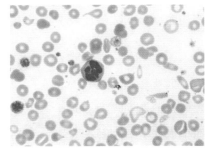

**图 15-37　大血小板**

## 7. 什么是网织红细胞（RET）？

网织红细胞是晚幼红细胞脱核后到完全成熟红细胞间的过渡细胞，是尚未完全成熟的红细胞，是反映骨髓造血功能的重要指标。

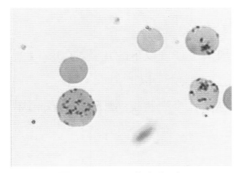

图 15-38　网织红细胞

## 8. 低荧光强度网织红细胞（LFR）、中荧光强度网织红细胞（MFR）和高荧光强度网织红细胞（HFR）有什么意义？

应用流式细胞术，我们将网织红细胞分为低荧光强度网织红细胞（LFR）、中荧光强度网织红细胞（MFR）和高荧光强度网织红细胞（HFR），荧光强度越高，网织红细胞越幼稚。这种分型常用于骨髓造血功能的评估；化疗、放疗及移植患者治疗的监测等。

## 9. 什么是血沉（ESR）？

血沉全称是红细胞沉降率，是指红细胞在一定条件下沉降的速率。临床上常用血沉作为红细胞间聚集性的指标。

### 10. 什么人需要做血沉？

血沉常用于各种急慢性炎症的辅助诊断，辅助系统性红斑狼疮、结核、风湿病等的诊断，作为疾病是否活动的监测指标。

### 11. 血沉增快有什么意义？

（1）生理性血沉增快：12岁以下的儿童或60岁以上的高龄者、妇女月经期、妊娠3个月以上。

（2）病理性血沉增快：炎症性疾病、组织损伤和坏死、恶性肿瘤、高球蛋白血症、贫血等。

### 12. 血沉减慢有什么意义？

见于红细胞增多症、球形红细胞增多症、纤维蛋白原缺乏等。

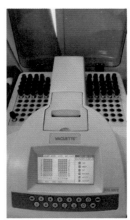

图 15-39　血沉仪

## 第四节　大便隐血，呕吐物

### 1. 常规体检，是否需要做大便检查？

一般常规体检中，没有包含大便检查。若发现自己大便性状，排便习惯发生改变或者消化道不适可要求做大便检查。

### 2. 正常的大便颜色和性状是什么？

正常大便呈黄色、性状为软便。粪便的颜色、形状、硬度、粗细常与进食的食物种类、服用的药物等有关。

**3. 当大便性状呈半稀或稀状时，是否提示有什么临床疾病？**

　　大便呈半稀或稀状时，可见于各种原因的腹泻，如肠炎、食物中毒等。若长时间呈稀状，则需及时就诊。

**4. 大便镜检有红细胞，是什么情况？需要怎么处理？**

　　健康人大便无红细胞，当镜检出现红细胞，提示下消化道炎症或出血，如溃疡性结肠炎、结肠癌、直肠息肉、痔疮等。需到消化内科或胃肠科做进一步诊治。

**5. 大便镜检有白细胞，是什么情况？需要怎么处理？**

　　健康人大便可偶见白细胞，当镜检有少量白细胞（0~3个/HP）且无其他临床症状时，可暂时自行观察；在病理情况下，白细胞的数量则与炎症轻重及部位有关，如肠炎时，白细胞一般较少；细菌性痢疾和溃疡性结肠炎时，白细胞常成堆出现。出现白细胞时，需及时就诊。

**6. 当大便镜检同时出现红、白细胞，是什么情况？需要怎么处理？**

　　由于消化系统炎症损伤出血，则大便中可同时出现红、白细胞，如细菌性痢疾时，红细胞数量少于白细胞；阿米巴痢疾时，红细胞数量多于白细胞。所以，当大便中同时出现红、白细胞，需及时就诊。

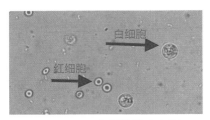

图 15-40    大便镜检示意图

### 7. 大便镜检脂肪球是什么？大便镜检有脂肪球有什么临床意义？需要如何处理？

正常人摄入的各种脂肪经胰脂肪酶的消化分解后大多吸收，大便里很少见到。当出现消化不良，胰腺疾病、肝胆疾病、小肠病变等时，大便里会出现大量脂肪球，这时需注意饮食，吃一些清淡、易消化的食物，若仍无改善且同时伴有其他临床症状则需进一步检查治疗。

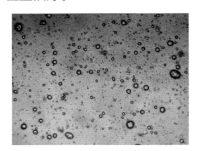

图 15-41    大便镜检示意图

### 8. 大便隐血是什么？常规体检有必要查隐血吗？

上消化道或下消化道内部慢性出血或间歇性出血，且出血量较少（每天出血量＜5mL）时，粪便颜色和形状并不会发生明显改变，同时，由于红细胞被消化分解，显微镜检查也无法见到红细胞，所以，常规体检有必要查隐血的，因为微量出血时，患者没有任何症状和体征，显微镜检测也看不到红细胞。我们可以用化学法或免疫法等来检测粪便中的微量血液。

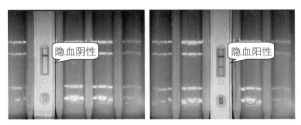

图 15-42 大便隐血实验结果示意图

## 9. 大便隐血什么情况会呈阳性？有什么临床意义？

大便隐血主要用于消化道出血、消化道肿瘤的筛检。应排除以下干扰：经期、血尿、口鼻腔大量出血等。

## 10. 大便隐血呈阳性，为什么镜检没有红细胞？

消化道少量出血时，红细胞在消化道被破坏分解，因此，会出现镜检无红细胞，但隐血呈阳性的情况。其次，就是需排除是否食用了一些会影响大便隐血结果的食物、药物等。图15-43为检测结果原图示意。

| 保留>> | | 项目编码 | 项目名称 | 结果 | 同报 | 参考值 | 单位 |
|---|---|---|---|---|---|---|---|
| 普通 ▾ | 1 | Color-ST | 大便颜色 | 黄褐色 | | | |
| | 2 | Traits | 大便性状 | 软便 | | | |
| | 3 | RBC-ST | 红细胞 | 未检出 | | 未检出 | /HP |
| 岁 ▾ | 4 | WBC-ST | 白细胞 | 未检出 | | 未检出 | /HP |
| | 5 | ZFQ-ST | 脂肪球 | 未检出 | | 未检出 | /HP |
| | 6 | JSCYC | 寄生虫 | 未检出 | | 未检出 | |
| | 7 | ParasiteEc | 虫卵 | 未检出 | | 未检出 | |
| | 8 | QXTF | 潜血 | 阳性(+) | ! | 阴性(-) | |

图 15-43 大便检测结果示意图

## 11. 大便隐血呈阳性，镜检有红细胞时，是什么情况？

当大便隐血呈阳性，同时镜检出现红细胞时，提示可能有下消化道炎症、出血或肿瘤等疾病。建议及时就诊消化内科。图15-44为检测结果原图示意。

| | 项目编码 | 项目名称 | 结果 | 同 | 参考值 | 单位 |
|---|---|---|---|---|---|---|
| 1 | Color-ST | 大便颜色 | 黄褐色 | | | |
| 2 | Traits | 大便性状 | 软便 | | | |
| 3 | RBC-ST | 红细胞 | 3-9 | ! | 未检出 | /HP |
| 4 | WBC-ST | 白细胞 | 未检出 | | 未检出 | /HP |
| 5 | ZFQ-ST | 脂肪球 | 未检出 | | 未检出 | /HP |
| 6 | JSCYC | 寄生虫 | 未检出 | | 未检出 | |
| 7 | ParasiteE | 虫卵 | 未检出 | | 未检出 | |
| 8 | QXTF | 潜血 | 阳性(+) | ! | 阴性(-) | |

图 15-44　大便检测结果示意图

**12. 常规体检，是否需要做呕吐物检查？**

呕吐物检查不作为常规体检项目。呕吐物隐血试验常用于上消化道出血及肿瘤等疾病的筛查。呕吐物隐血试验阳性，提示患者有上消化道出血。

# 第五节　如何看小便化验结果

**1. 尿糖是什么？**

主要是指尿中的葡萄糖，也有微量乳糖、果糖、蔗糖等。

**2. 尿糖在什么情况下会出现阳性？**

血糖浓度增高、内分泌失常引发糖代谢紊乱、肾小管重吸收葡萄糖能力及肾糖阈下降、进食大量碳水化合物或静脉注射大量高渗葡萄糖溶液后超过肾糖阈、应急（情绪激动、脑出血、急性心肌梗死等）时，均会出现尿糖阳性。

## 3. 尿糖和血糖之间，有什么关联？

尿中是否出现葡萄糖取决于血糖浓度、肾血流量和肾糖阈。健康人尿糖为阴性。当血糖浓度超过8.8mmol/L时，尿液中开始出现葡萄糖。

## 4. 尿糖阳性，是否就提示有糖尿病？

尿糖阳性，并不一定是糖尿病。如肾性糖尿：血糖是正常的，因为肾小管重吸收葡萄糖能力下降或肾糖阈下降引起的；一过性糖尿如进食、应激等。

只有由于胰岛素分泌不足或抵抗，使血糖浓度超过肾糖阈所致的真性糖尿，尿糖才可作为糖尿病的辅助诊断。如图15-45（为检测结果原图示意）所示，该体检者虽然尿糖呈2+阳性，但是其空腹血糖在正常范围，所以考虑非糖尿病所致的糖尿。

| 项目编码 | 项目名称 | 结果 | | 参考值 | 单位 |
|---|---|---|---|---|---|
| K | 钾 | 3.61 | | 3.50--5.30 | mmol/L |
| Na | 钠 | 140.00 | | 137.00--147 | mmol/L |
| Cl | 氯 | 105.20 | | 99.00--110. | mmol/L |
| Ca | 钙 | 2.10 | ↓ | 2.11--2.52 | mmol/L |
| TBIL | 总胆红素 | 18.0 | | ≤23.0 | umol/L |
| DBIL | 直接胆红素 | 6.2 | | ≤8.0 | umol/L |
| IDIL | 间接胆红素 | 11.8 | | ≤15.0 | umol/L |
| AMY | 淀粉酶 | 87 | | 35--135 | U/L |
| GLU | 葡萄糖 | 5.30 | | 3.20--5.60 | mmol/L |
| LDH | 乳酸脱氢酶 | 221 | | 120--250 | IU/L |
| LIPA | 脂肪酶 | 125 | | 114--286 | IU/L |
| HS-CRP | 超敏C反应蛋白 | 5.70 | | ≤6.00 | mg/L |

| 1 | GLU-U | 尿糖(GLU) | 2+ | ! | 阴性(-)/正常 |
|---|---|---|---|---|---|
| 2 | BIL | 胆红素(BIL) | 阴性(-) | | 阴性(-) |
| 3 | KET | 酮体(KET) | 阴性(-) | | 阴性(-) |
| 4 | SG | 比重(SG) | 1.020 | | 1.003--1.03 |
| 5 | BLD | 尿潜血(BLD) | 阴性(-) | | 阴性(-) |
| 6 | uPro | 尿蛋白(PRO) | 阴性(-) | | 阴性(-) |
| 7 | UBG | 尿胆原(UBG) | 阴性(-) | | 阴性(-)/正常 |
| 8 | pH | PH值(PH) | 5.5 | | 4.5--8.0 |
| 9 | NIT | 亚硝酸盐(NIT) | 阴性(-) | | 阴性(-) |
| 10 | LEU | 尿白细胞(LEU) | 阴性(-) | | 阴性(-) |
| 11 | XFS-YS | 颜色 | 黄 | | |
| 12 | CLA | 清晰度 | 清澈 | | |
| 13 | SG_RBC | 镜检：红细胞数 | 未检出 | | 0--2 | /HP |
| 14 | SG_WBC | 镜检：白细胞数 | 未检出 | | 0--4 | /HP |
| 15 | SG_EC | 镜检：鳞状上皮细胞 | 未检出 | | | /HP |

图 15-45 尿液分析结果示意图

## 5. 尿胆红素是什么？

血浆中胆红素有结合胆红素、未结合胆红素和δ-胆红素三种，以前两者为主。健康人血液中结合胆红素含量低，尿液中不能检出；当血液结合胆红素增高，超过肾阈值时，结合胆红素即可从尿液排出，即尿胆红素。

## 6. 尿胆红素在什么情况下会出现阳性?

阳性见于胆汁淤积性黄疸、肝细胞性黄疸以及某些先天性高胆红素血症。需注意在溶血性黄疸时,尿胆红素呈阴性。

## 7. 尿胆红素和血胆红素之间,有什么关联?

尿液胆红素来源于血液中的结合胆红素,当血液中结合胆红素增高,超过肾阈值时,尿液中便可出现相应含量的尿胆红素。

## 8. 尿酮体是什么?

酮体是乙酰乙酸,β-羟丁酸及丙酮的总称,是脂肪代谢的中间产物。当糖代谢发生障碍,脂肪分解增多、酮体产生速度超过机体组织利用速度时,可出现酮血症,超过肾阈值,尿液中便会出现酮体,即酮尿[16]。

## 9. 尿酮体在什么情况下会出现阳性?

尿酮阳性见于糖尿病血糖未控制,饥饿、剧烈运动、寒冷,频繁呕吐、肾脏重吸收障碍、消化系统疾病,服用双胍类降糖药等。当然,尿液中含有大量肌酐、苯丙酮、高色素等会使尿酮体呈现假阳性。如图15-46(为检测结果原图示意)体检报告,多考虑为体检者饥饿所致。

| | 项目编码 | 项目名称 | 结果 | 间 | 参考值 | 单位 |
|---|---|---|---|---|---|---|
| 1 | GLU-U | 尿糖(GLU) | 正常 | | 阴性(-)/正常 | |
| 2 | BIL | 胆红素(BIL) | 阴性(-) | | 阴性(-) | |
| 3 | KET | 酮体(KET) | 2+ | ! | 阴性(-) | |
| 4 | SG | 比重(SG) | 1.028 | | 1.003--1.03 | |
| 5 | BLD | 尿潜血(BLD) | 阴性(-) | | 阴性(-) | |
| 6 | uPro | 尿蛋白(PRO) | TRACE | | 阴性(-) | |
| 7 | UBG | 尿胆原(UBG) | 正常 | | 阴性(-)/正常 | |
| 8 | pH | PH值(PH) | 5.5 | | 4.5--8.0 | |

图 15-46　尿液分析结果示意图

## 10. 尿糖和尿酮体同时出现阳性，提示什么？

二者同时出现阳性（阳性结果可为+~4+不等），提示糖尿病血糖控制不佳引起酮症，需及时就诊。图15-47、15-48（为检测结果原图示意）所示尿液检测中，尿糖和酮体同时阳性，且该体检者空腹血糖14.84mmol/L。

| 信息 | 保留 |  | 项目编码 | 项目名称 | 结果 | 问 | 参考值 | 单位 |
|---|---|---|---|---|---|---|---|---|
|  | 普通 | 1 | GLU-U | 尿糖(GLU) | 4+ | ! | 阴性(-)/正常 |  |
|  |  | 2 | BIL | 胆红素(BIL) | 阴性(-) |  | 阴性(-) |  |
|  |  | 3 | KET | 酮体(KET) | 1+ | ! | 阴性(-) |  |
| 37 | 岁 | 4 | SG | 比重(SG) | 1.028 |  | 1.003--1.03 |  |
|  |  | 5 | BLD | 尿潜血(BLD) | 阴性(-) |  | 阴性(-) |  |
|  |  | 6 | uPro | 尿蛋白(PRO) | 阴性(-) |  | 阴性(-) |  |
|  |  | 7 | UBG | 尿胆原(UBG) | 正常 |  | 阴性(-)/正常 |  |
|  |  | 8 | pH | PH值(PH) | 5.5 |  | 4.5--8.0 |  |
|  |  | 9 | NIT | 亚硝酸盐(NIT) | 阴性(-) |  | 阴性(-) |  |

图 15-47　尿液分析结果示意图

姓　名：　　　　科　室：体检中心　　病人类型：体检　　　　样
性　别：　　　　病　区：　　　　　病人编号：　　　　　　　费
年　龄：37 岁　　病　号：　　　　标本类型：　　　　　　　检
临床诊断：
申请项目:血脂四项"空腹血糖"肝功九项"肾功三项

备　注：-

| 项目名称 | 缩写 | 结果 | 单位 | 参考区间 |
|---|---|---|---|---|
| 总蛋白 | TP | 75.8 | g/L | 65.0--85.0 |
| 白蛋白 | ALB | 44.1 | g/L | 40.0--55.0 |
| 球蛋白 | GLB | 31.7 | g/L | 20.0--40.0 |
| 白蛋白/球蛋白 | ALB/GLB | 1.4 |  | 1.2--2.4:1 |
| 丙氨酸氨基转移酶 | ALT | 73.00 ↑ | IU/L | 9.00--50.00 |
| 天门冬氨酸氨基转移酶 | AST | 32.40 | IU/L | 15.00--40.00 |
| AST/ALT | AST/ALT | 0.44 |  |  |
| 总胆红素 | TBIL | 8.7 | umol/L | ≤23.0 |
| 直接胆红素 | DBIL | 2.3 | μmol/L | ≤8.0 |
| 间接胆红素 | IDIL | 6.4 | μmol/L | ≤15.0 |
| 碱性磷酸酶 | ALP | 96.4 | IU/L | 45.0--125.0 |
| γ-谷氨酰转肽酶 | GGT | 55.4 | IU/L | 10.0--60.0 |
| 尿素 | Urea | 5.20 | mmol/L | 57.0--97.0 |
| 肌酐 | CREA | 67.4 | umol/L | 208.0--428.0 |
| 尿酸 | UA | 405.0 | umol/L | 3.20--5.60 |
| 血糖(空腹) | GLU-0 | 14.84 ↑ | mmol/L | 3.20--5.60 |
| 总胆固醇 | CHOL | 4.88 | mmol/L | <5.72 |
| 甘油三脂 | TG | 6.42 | mmol/L | <2.25 |
| 高密度脂蛋白胆固醇 | HDL-C | 0.77 ↓ | mmol/L | >0.90 |
| 低密度脂蛋白胆固醇 | LDL-C | 2.31 | mmol/L | <3.33 |

图 15-48　血糖检测结果示意图

## 11. 尿比重是什么？

尿比重指尿液在4℃时与同体积纯水重量之比，是尿液中所含溶质浓度的指标，其高低与尿液中水分、盐类及有机物含量和溶解度有关，与尿液溶质的浓度成正比，同时受年龄、饮食和尿量影响。在病理情况下，其受尿糖、尿蛋白及细胞等成分影响[17]。

## 12. 尿比重升高或降低有什么临床意义？

升高见于急性肾炎、肝脏疾病、心衰、高热、脱水或大量排汗、使用右旋糖酐、造影剂、蔗糖等；降低见于急性肾衰多尿期、慢性肾衰、肾小管间质疾病、急性肾小管坏死、尿崩症、使用氨基糖苷类、甲氧氟烷等。图15-49为检测结果原图示意。

| 1 | GLU-U | 尿糖(GLU) | 正常 | 阴性(-)/正常 |
|---|---|---|---|---|
| 2 | BIL | 胆红素(BIL) | 阴性(-) | 阴性(-) |
| 3 | KET | 酮体(KET) | 阴性(-) | 阴性(-) |
| 4 | SG | 比重(SG) | 1.034 ↑ | 1.003--1.03 |
| 5 | BLD | 尿潜血(BLD) | 阴性(-) | 阴性(-) |
| 6 | uPro | 尿蛋白(PRO) | 阴性(-) | 阴性(-) |
| 7 | UBG | 尿胆原(UBG) | 正常 | 阴性(-)/正常 |
| 8 | pH | PH值(PH) | 5.5 | 4.5--8.0 |
| 9 | NIT | 亚硝酸盐(NIT) | 阴性(-) | 阴性(-) |
| 10 | LEU | 尿白细胞(LEU) | 阴性(-) | 阴性(-) |

| | 项目编码 | 项目名称 | 结果 | |
|---|---|---|---|---|
| 1 | GLU-U | 尿糖(GLU) | 阴性(-) | 考虑饮水过多所致 |
| 2 | BIL | 胆红素(BIL) | 阴性(-) | |
| 3 | KET | 酮体(KET) | 阴性(-) | |
| 4 | SG | 比重(SG) | 1.001 ↓ | 1.003--1.03 |
| 5 | BLD | 尿潜血(BLD) | 阴性(-) | 阴性(-) |
| 6 | uPro | 尿蛋白(PRO) | 阴性(-) | 阴性(-) |
| 7 | UBG | 尿胆原(UBG) | 阴性(-) | 阴性(-)/正常 |
| 8 | pH | PH值(PH) | 5.0 | 4.5--8.0 |
| 10 | NIT | 亚硝酸盐(NIT) | 阴性(-) | 阴性(-) |
| 10 | LEU | 尿白细胞(LEU) | 阴性(-) | 阴性(-) |
| 11 | XFS-YS | 颜色 | 无色 | |
| 12 | CLA | 清浊度 | 清晰 | |

**图 15-49　尿液分析结果示意图**

## 13. 尿比重值大小的决定因素是什么？

取决于尿液中水分、盐类、有机物的含量和溶解度、年龄、饮食、尿量、尿糖、尿蛋白及细胞等有形成分。

## 14. 尿隐血是什么？

尿隐血检测的是尿中的血红蛋白和肌红蛋白。当发生血管内溶血，大量血红蛋白释放入血液形成血红蛋白血症，若血红蛋白量超过珠蛋白结合能力时，其可经肾小球滤出，即为血红蛋白尿[18]。

### 15. 尿隐血在什么情况下会出现阳性？

尿液出现血红蛋白是血管内溶血的证据之一。如大面积烧伤、剧烈运动、肌肉外伤、中毒、微血管性溶血性贫血、血栓性血小板减少性紫癜、血型不合的输血、某些药物（磺胺、非那西丁、乙酰水杨酸）等。

### 16. 尿隐血阳性，是否提示有肾脏疾病？

不一定提示有肾脏疾病，尿隐血阳性也见于剧烈运动、肌肉外伤、烧伤、中毒等。非晶型尿酸盐结晶时，会呈现假阳性。

### 17. 尿隐血呈阳性，为什么镜检没有红细胞？

尿隐血检测的干扰因素较多，如尿路感染时某些细菌产生的氧化物酶、尿液长时间放置使尿液中有非晶型尿酸盐结晶等，都会使尿隐血呈阳性。

图15-50为检测结果原图示意。

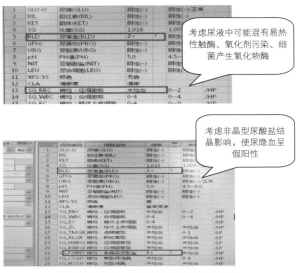

**图 15-50　尿液分析结果示意图**

**18. 尿隐血呈阳性，镜检有红细胞时，是否提示有肾脏疾病？**

二者同时出现时，提示有出血，但并不一定代表有肾脏疾病。如健康人剧烈运动、冷水浴或过度劳累后、月经期，泌尿系统炎症、肿瘤、创伤，前列腺炎、精囊炎等。图15-51为检测结果原图示意。

| | 项目编码 | 项目名称 | 结果 | 同 | 参考值 | 单位 |
|---|---|---|---|---|---|---|
| 1 | GLU-U | 尿糖(GLU) | 正常 | | 阴性(-)/正常 | |
| 2 | BIL | 胆红素(BIL) | 阴性(-) | | 阴性(-) | |
| 3 | KET | 酮体(KET) | 阴性(-) | | 阴性(-) | |
| 4 | SG | 比重(SG) | 1.016 | | 1.003--1.03 | |
| 5 | BLD | 尿潜血(BLD) | 1+ | ! | 阴性(-) | |
| 6 | uPro | 尿蛋白(PRO) | 阴性(-) | | 阴性(-) | |
| 7 | UBG | 尿胆原(UBG) | 正常 | | 阴性(-)/正常 | |
| 8 | pH | PH值(PH) | 6.0 | | 4.5--8.0 | |
| 9 | NIT | 亚硝酸盐(NIT) | 阴性(-) | | 阴性(-) | |
| 10 | LEU | 尿白细胞(LEU) | 阴性(-) | | 阴性(-) | |
| 11 | XFS-YS | 颜色 | 无色 | | | |
| 12 | CLA | 清晰度 | 清晰 | | | |
| 13 | SG_RBC | 镜检：红细胞数 | 2-5 | ! | 0--2 | /HP |
| 14 | SG_WBC | 镜检：白细胞数 | 未检出 | | 0--4 | /HP |
| 15 | SG_EC | 镜检：鳞状上皮细胞 | 未检出 | | 0--9 | /HP |
| 16 | SG_ZC | 镜检：柱状上皮细胞 | 未检出 | | 未检出 | /HP |

图 15-51 尿液分析结果示意图

**19. 尿蛋白是什么？**

当尿液中的蛋白质超过150mg/24h时蛋白定性呈阳性，称为蛋白尿。

**20. 尿蛋白在什么情况下会出现阳性？尿蛋白阳性，是否提示有肾脏疾病？**

尿蛋白阳性，不一定就代表有肾脏疾病。如剧烈运动、发热、精神紧张，体位性蛋白尿，尿液中混入血液、脓液、黏液、生殖系统分泌物，摄入过多蛋白质，妊娠等。

病理性蛋白尿：肾小球性蛋白尿、肾小管性蛋白尿、混合性蛋白尿、溢出性蛋白尿及组织性蛋白尿。

图15-52、15-53为检测结果原图示意。

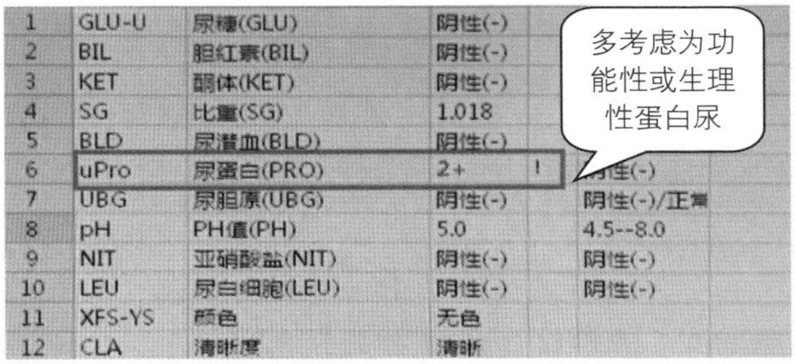

图 15-52　尿液分析结果示意图

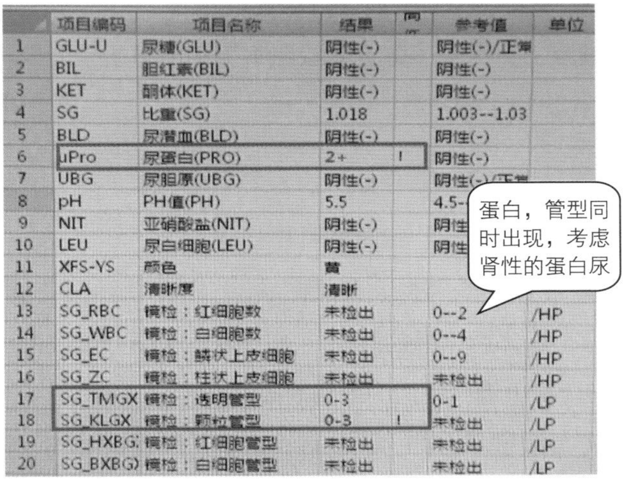

图 15-53　尿液分析结果示意图

## 21. 尿胆素原是什么？

结合胆红素随胆汁排泄进入肠道，在肠道细菌的作用下，先脱去葡萄糖醛酸基，再逐步还原为中胆素原、尿胆素原等，从肠道重吸收的尿胆素原，大部分经肝脏转化为结合胆红素再排入肠腔，小部分则从肾小球滤过或肾小管排出，即形成尿液中的尿胆素原。

## 22. 尿胆素原在什么情况下会出现阳性？其阳性有什么临床意义？

健康人尿液中可出现弱阳性的尿胆素原；溶血性黄疸及肝细胞性黄疸时，尿胆素原呈阳性，但胆汁淤积性黄疸时，尿胆素原呈阴性。

## 23. pH是什么？

pH指尿液的酸碱度，简称尿液酸度。

## 24. pH大小有什么临床意义？

答；尿液酸碱度主要用于了解机体酸碱平衡和电解质平衡情况，是诊断呼吸性或代谢性酸/碱中毒的重要指标。

## 25. 影响pH的因素是什么？

pH受食物种类、生理活动、药物等因素影响。

pH下降见于：进食过多肉类、高蛋白食物；剧烈运动、应急、饥饿及出汗等，药物如氯化钙、氯化钾、稀盐酸等；酸中毒、发热、慢性肾小球肾炎、糖尿病、痛风、低血钾性碱中毒；尿液中含酸性磷酸盐等。

pH增高见于：摄入过多含钾、钠的蔬菜水果；服用碳酸钾、碳酸镁、酵母、利尿剂等药物；碱中毒、肾小管性酸中毒；尿路感染；尿液混入血液、细菌或脓液等。

## 26. 亚硝酸盐在什么情况下呈阳性？

在尿路感染，有细菌存在时；陈旧尿、偶氮剂污染的尿液，病原菌对硝酸盐的还原反应；服用某些药物如非那吡啶。

## 27. 亚硝酸盐和尿白细胞同时呈阳性，代表什么？

单一的亚硝酸盐阳性，并不能说明有尿路感染，只有当亚硝酸盐及白细胞同时出现阳性，才说明有尿路感染。图15-54为检测结果原图示意。

| | 项目编码 | 项目名称 | 结果 | | 参考值 | 单位 |
|---|---|---|---|---|---|---|
| 1 | GLU-U | 尿糖(GLU) | 阴性(-) | | 阴性(-)/正常 | |
| 2 | BIL | 胆红素(BIL) | 阴性(-) | | 阴性(-) | |
| 3 | KET | 酮体(KET) | 阴性(-) | | 阴性(-) | |
| 4 | SG | 比重(SG) | 1.018 | | 1.003--1.03 | |
| 5 | BLD | 尿潜血(BLD) | 阴性(-) | | 阴性(-) | |
| 6 | uPro | 尿蛋白(PRO) | 阴性(-) | | 阴性(-) | |
| 7 | UBG | 尿胆原(UBG) | 阴性(-) | | 阴性(-)/正常 | |
| 8 | pH | PH值(PH) | 5.5 | | 4.5--8.0 | |
| 9 | NIT | 亚硝酸盐(NIT) | 2+ | ! | 阴性(-) | |
| 10 | LEU | 尿白细胞(LEU) | 2+ | ! | 阴性(-) | |
| 11 | XFS-YS | 颜色 | 黄 | | | |
| 12 | CLA | 清晰度 | 浑浊 | | | |
| 13 | SG_RBC | 镜检：红细胞数 | 未检出 | | 0--2 | /HP |
| 14 | SG_WBC | 镜检：白细胞数 | 1+ | ! | 0--4 | /HP |
| 15 | SG_EC | 镜检：鳞状上皮细胞 | 1+ | ! | 0--9 | /HP |
| 16 | SG_ZC | 镜检：柱状上皮细胞 | 未检出 | | 未检出 | /HP |
| 17 | SG_TMGX | 镜检：透明管型 | 未检出 | | 0-1 | /LP |
| 18 | SG_KLGX | 镜检：颗粒管型 | 未检出 | | 未检出 | /LP |

图 15-54 尿液分析结果示意图

## 28. 尿白细胞是什么？

尿白细胞检测的是中性粒细胞酯酶。因为中性粒细胞胞质内含有特异性酯酶，能使试带中吲哚酚酯产生吲哚酚，吲哚酚与重氮盐形成紫红色缩合物，其颜色深浅与中性粒细胞的多少成正比[19]。但是当尿液中白细胞以淋巴细胞为主时，白细胞酯酶则呈阴性。

## 29. 尿白细胞阳性是否有肾脏疾病？

尿白细胞主要用于诊断泌尿系统感染。其阳性也见于污染，或受高浓度胆红素、非那吡啶等物质影响。如图15-55为检测结果原图示意，此患者考虑有轻微泌尿道感染，小便中混有少许阴道分泌物。

| | | | | |
|---|---|---|---|---|
| pH | PH值(PH) | 6.5 | 4.5--8.0 | |
| NIT | 亚硝酸盐(NIT) | 阴性(-) | 阴性(-) | |
| LEU | 尿白细胞(LEU) | 2+ ! | 阴性(-) | |
| XFS-YS | 颜色 | 无色 | | |
| CLA | 清晰度 | 清晰 | | |
| SG_RBC | 镜检：红细胞数 | 未检出 | 0--2 | /HP |
| SG_WBC | 镜检：白细胞数 | 5-9 ! | 0--4 | /HP |
| SG_EC | 镜检：鳞状上皮细胞 | 1+ ! | 0--9 | /HP |
| SG_ZC | 镜检：柱状上皮细胞 | 未检出 | 未检出 | /HP |
| SG_TMGX | 镜检：透明管型 | 未检出 | 0-1 | /LP |

图 15-55 尿液分析结果示意图

## 30. 尿白细胞呈阳性，镜检有白细胞时，是否代表有肾脏疾病?

当二者同时出现时，主要用于诊断泌尿系统感染，并非表示一定有肾脏疾病。如图15-56为检测结果原图示意，此体检结果优先考虑泌尿系统有感染。

| | |
|---|---|
| 患者类别 | 体检 普通 |
| 患者编号 | |
| 姓名 | |
| 性别年龄 | 女 53 岁 |
| 科室 | 体检中心 |
| 病区 | |
| 床号 | |
| 诊断 | |
| 开立医生 | |
| 医嘱备注 | |
| 采集时间 | 2021-01-04 08:44:19 |
| 核收时间 | 2021-01-04 10:55:07 |
| 检验备注 | |
| 项目选择 | 尿常规 |

| | 项目编码 | 项目名称 | 结果 | [illegible] | 参考值 | 单位 |
|---|---|---|---|---|---|---|
| 1 | GLU-U | 尿糖(GLU) | 正常 | | 阴性(-)/正常 | |
| 2 | BIL | 胆红素(BIL) | 阴性(-) | | 阴性(-) | |
| 3 | KET | 酮体(KET) | 阴性(-) | | 阴性(-) | |
| 4 | SG | 比重(SG) | 1.008 | | 1.003--1.03 | |
| 5 | BLD | 尿潜血(BLD) | TRACE | | 阴性(-) | |
| 6 | uPro | 尿蛋白(PRO) | 阴性(-) | | 阴性(-) | |
| 7 | UBG | 尿胆原(UBG) | 正常 | | 阴性(-)/正常 | |
| 8 | pH | PH值(PH) | 5.5 | | 4.5--8.0 | |
| 9 | NIT | 亚硝酸盐(NIT) | 阴性(-) | | 阴性(-) | |
| 10 | LEU | 尿白细胞(LEU) | 4+ | ! | 阴性(-) | |
| 11 | XFS-YS | 颜色 | 无色 | | | |
| 12 | CLA | 清晰度 | 浑浊 | | | |
| 13 | SG_RBC | 镜检：红细胞数 | 未检出 | | 0--2 | /HP |
| 14 | SG_WBC | 镜检：白细胞数 | 3+ | ! | 0--4 | /HP |
| 15 | SG_EC | 镜检：鳞状上皮细胞 | 3+ | ! | 0--9 | /HP |
| 16 | SG_ZC | 镜检：柱状上皮细胞 | 未检出 | | 未检出 | /HP |
| 17 | SG_TMGX | 镜检：透明管型 | 未检出 | | 0-1 | /LP |

图 15-56 尿液分析结果示意图

## 31. 尿白细胞呈阳性，镜检没有白细胞，是什么情况?

镜下没有白细胞，干化学法白细胞却呈阳性，一般可考虑尿液标本是否被阴道分泌物或甲醛污染。镜检作为尿检“金标准”。图15-57为检测结果原图示意。

图 15-57　尿液分析结果示意图

## 32. 尿白细胞呈阳性，镜检有上皮细胞，是什么情况？

当尿白细胞呈阳性，镜检存在大量的上皮细胞而只有少许或没有白细胞时，可考虑尿液中混入分泌物，从而影响了尿白细胞的结果。图15-58为检测结果原图示意。

图 15-58　尿液分析结果示意图

## 33. 结果显示TRACE是什么意思？

　　TRACE代表少许，其结果介于阴性到一个+之间。如图15-59（图为检测结果原图示意）体检报告，尿蛋白和尿白细胞结果均为少许，达不到一个+，此时系统将结果判定为TRACE。

| | 项目编码 | 项目名称 | 结果 | 同前 | 参考值 | 单位 |
|---|---|---|---|---|---|---|
| 1 | GLU-U | 尿糖(GLU) | 正常 | | 阴性(-)/正常 | |
| 2 | BIL | 胆红素(BIL) | 阴性(-) | | 阴性(-) | |
| 3 | KET | 酮体(KET) | 阴性(-) | | 阴性(-) | |
| 4 | SG | 比重(SG) | 1.022 | | 1.003--1.03 | |
| 5 | BLD | 尿潜血(BLD) | 阴性(-) | | 阴性(-) | |
| 6 | uPro | 尿蛋白(PRO) | TRACE | | 阴性(-) | |
| 7 | UBG | 尿胆原(UBG) | 正常 | | 阴性(-)/正常 | |
| 8 | pH | PH值(PH) | 5.5 | | 4.5--8.0 | |
| 9 | NIT | 亚硝酸盐(NIT) | 阴性(-) | | 阴性(-) | |
| 10 | LEU | 尿白细胞(LEU) | TRACE | | 阴性(-) | |
| 11 | XFS-YS | 颜色 | 无色 | | | |
| 12 | CLA | 清晰度 | 清晰 | | | |
| 13 | SG_RBC | 镜检：红细胞数 | 未检出 | | 0--2 | /HP |

**图 15-59　尿液分析结果示意图**

## 34. 镜检红细胞超出参考值范围，需要怎么办？

　　首先，考虑是否受到饮食、药物、月经、剧烈运动、劳累过度等生理因素影响，若有以上因素存在可自行观察并隔期复查；若非以上因素影响则需及时就诊肾内科或泌尿外科。图15-60、15-61为检测结果原图示意。

| | 项目编码 | 项目名称 | 结果 | 同前 | 参考值 | 单位 |
|---|---|---|---|---|---|---|
| 1 | GLU-U | 尿糖(GLU) | 正常 | | 阴性(-)/正常 | |
| 2 | BIL | 胆红素(BIL) | 阴性(-) | | 阴性(-) | |
| 3 | KET | 酮体(KET) | 阴性(-) | | 阴性(-) | |
| 4 | SG | 比重(SG) | 1.016 | | 1.003--1.03 | |
| 5 | BLD | 尿潜血(BLD) | 1+ | ! | 阴性(-) | |
| 6 | uPro | 尿蛋白(PRO) | 阴性(-) | | 阴性(-) | |
| 7 | UBG | 尿胆原(UBG) | 正常 | | 阴性(-)/正常 | |
| 8 | pH | PH值(PH) | 6.0 | | 4.5--8.0 | |
| 9 | NIT | 亚硝酸盐(NIT) | 阴性(-) | | 阴性(-) | |
| 10 | LEU | 尿白细胞(LEU) | 阴性(-) | | 阴性(-) | |
| 11 | XFS-YS | 颜色 | 无色 | | | |
| 12 | CLA | 清晰度 | 清晰 | | | |
| 13 | SG_RBC | 镜检：红细胞数 | 2-5 | ! | 0--2 | /HP |
| 14 | SG_WBC | 镜检：白细胞数 | 未检出 | | 0--4 | /HP |

**图 15-60　尿液分析结果示意图**

| | 项目编码 | 项目名称 | 结果 | 同 | 参考值 | 单位 |
|---|---|---|---|---|---|---|
| 1 | GLU-U | 尿糖(GLU) | 正常 | | 阴性(-)/正常 | |
| 2 | BIL | 胆红素(BIL) | 阴性(-) | | 阴性(-) | |
| 3 | KET | 酮体(KET) | 阴性(-) | | 阴性(-) | |
| 4 | SG | 比重(SG) | 1.023 | | 1.003--1.03 | |
| 5 | BLD | 尿潜血(BLD) | 3+ | ! | 阴性(-) | |
| 6 | uPro | 尿蛋白(PRO) | 阴性(-) | | 阴性(-) | |
| 7 | UBG | 尿胆原(UBG) | 正常 | | 阴性(-)/正常 | |
| 8 | pH | PH值(PH) | 5.5 | | 4.5--8.0 | |
| 9 | NIT | 亚硝酸盐(NIT) | 阴性(-) | | 阴性(-) | |
| 10 | LEU | 尿白细胞(LEU) | 阴性(-) | | 阴性(-) | |
| 11 | XFS-YS | 颜色 | 无色 | | | |
| 12 | CLA | 清晰度 | 清晰 | | | |
| 13 | SG_RBC | 镜检：红细胞数 | 4+ | ! | 0--2 | /HP |
| 14 | SG_WBC | 镜检：白细胞数 | 0-4 | | 0--4 | /HP |

图 15-61　尿液分析结果示意图

## 35. 什么情况下，尿镜检会出现红细胞?

剧烈运动、冷水浴、过度劳累、月经期；泌尿系统炎症、肿瘤、结石、创伤，前列腺炎、精囊炎，急、慢性肾小球肾炎、肾病综合征等肾脏疾病。

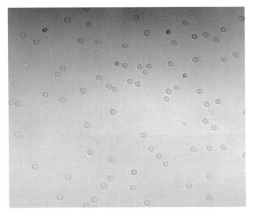

图 15-62　尿液镜检结果示意图

## 36. 镜检白细胞超出参考值范围，要怎么办?

若出现大量白细胞，有不适症状，建议及时就医。

### 37. 什么情况下，镜检会出现白细胞?

白细胞出现代表存在炎症，这时首先考虑是否存在泌尿系统感染。

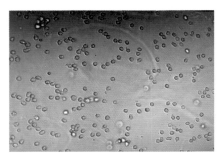

图 15-63　尿液镜检结果示意图

### 38. 镜检上皮细胞是什么?

尿液上皮细胞来源于肾小管、肾盂、输尿管、膀胱及尿道等，其包含肾小管上皮细胞、移行上皮细胞、鳞状上皮细胞。

### 39. 镜检出现鳞状上皮细胞有什么临床意义?

在检测报告中，我们一般报告的是鳞状上皮细胞。健康人尿液中可见少量鳞状上皮细胞，如大量增多并伴白细胞增多，提示有泌尿系统炎症；女性阴道分泌物可能含有大量鳞状上皮细胞，一般无临床意义。

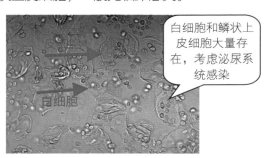

图 15-64　尿液镜检结果示意图

## 40. 透明管型是什么？

透明管型又称为玻璃管型，主要由T-H蛋白构成，呈无色透明规则的圆柱体，通常两边平行，两端钝圆，质地菲薄，大小长短不一。

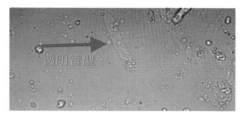

图 15-65　尿液镜检结果示意图

## 41. 什么情况下会出现透明管型？

健康人尿液中可偶见（0~3个/LP）；剧烈运动、长期发热、心衰、麻醉或服用利尿剂后可见少许；老年人尿液中可增多；明显增多见于急、慢性肾小球肾炎、肾病综合征、急性肾盂肾炎、充血性心衰及恶性高血压等。

## 42. 颗粒管型是什么？

管型中颗粒来自崩解变性的细胞残渣、血浆蛋白及其他物质。颗粒管型外形较透明管型短而宽大，容易折裂，可有不规则的断端，呈无色、淡黄褐色、棕黑色。

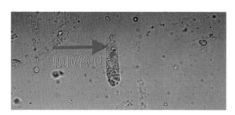

图 15-66　尿液镜检结果示意图

### 43. 什么情况下会出现颗粒管型？

剧烈运动、脱水和发热时可偶见颗粒管型；其增多提示有肾脏实质性病变，如急、慢性肾小球肾炎，肾病综合征，肾小管硬化症等；急性肾衰多尿早期可见大量颗粒管型；当颗粒管型和透明管型同时出现时，除提示严重的肾脏疾病以外，还可见于严重的感染。

### 44. 非晶型尿酸盐结晶是什么？

非晶型尿酸盐结晶是尿酸钠、尿酸钾、尿酸钙等的混合物，外观呈黄色或橙色非晶形颗粒状沉淀物。一般无临床意义，但其存在会干扰尿隐血、尿蛋白、尿白细胞等，出现假阳性。

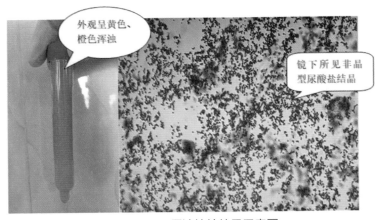

外观呈黄色、橙色浑浊

镜下所见非晶型尿酸盐结晶

图 15-67　尿液镜检结果示意图

### 45. 什么情况下镜检会出现非晶型尿酸盐结晶？

最常见于低温、尿液放置时间过长及酸性尿液。

## 46. 草酸钙结晶是什么?

草酸钙结晶是由体内的钙与食物中食物草酸相结合而产生的物质。为无色方形，闪烁发光的八面体或信封样，有时呈菱形，偶见哑铃状或饼状。其在体内容易造成泌尿系结石。

## 47. 什么情况下镜检会出现草酸钙结晶? 有什么临床意义?

健康人饮水不足、尿液浓缩时会出现，此时建议多饮水，适当减少蔬菜的摄入；当新鲜尿液有大量草酸钙结晶并伴有红细胞增多，提示肾或膀胱结石。图15-68为检测结果原图示意。

| | 项目编码 | 项目名称 | 结果 | 钙镁 | 参考值 | 单位 |
|---|---|---|---|---|---|---|
| 1 | GLU-U | 尿糖(GLU) | 正常 | | 阴性(-)/正常 | |
| 2 | BIL | 胆红素(BIL) | 阴性(-) | | 阴性(-) | |
| 3 | KET | 酮体(KET) | 阴性(-) | | 阴性(-) | |
| 4 | SG | 比重(SG) | 1.028 | | 1.003--1.03 | |
| 5 | BLD | 尿潜血(BLD) | 阴性(-) | | 阴性(-) | |
| 6 | uPro | 尿蛋白(PRO) | TRACE | | 阴性(-) | |
| 7 | UBG | 尿胆原(UBG) | 正常 | | 阴性(-)/正常 | |
| 8 | pH | PH值(PH) | 5.5 | | 4.5--8.0 | |
| 9 | NIT | 亚硝酸盐(NIT) | 阴性(-) | | 阴性(-) | |
| 10 | LEU | 尿白细胞(LEU) | 阴性(-) | | 阴性(-) | |
| 11 | XFS-YS | 颜色 | 橙色 | | | |
| 12 | CLA | 清晰度 | 重度浑浊 | | | |
| 13 | SG_RBC | 镜检:红细胞数 | 未检出 | | 0--2 | /HP |
| 14 | SG_WBC | 镜检:白细胞数 | 未检出 | | 0--4 | /HP |
| 15 | SG_EC | 镜检:鳞状上皮细胞 | 未检出 | | 0--4 | /HP |
| 16 | SG_ZC | 镜检:柱状上皮细胞 | 未检出 | | 未检出 | /HP |
| 17 | SG_TMGX | 镜检:透明管型 | 未检出 | | 0-1 | /LP |
| 18 | SG_KLGX | 镜检:颗粒管型 | 未检出 | | 未检出 | /LP |
| 19 | SG_HXBG | 镜检:红细胞管型 | 未检出 | | 未检出 | /LP |
| 20 | SG_BXBG | 镜检:白细胞管型 | 未检出 | | 未检出 | /LP |
| 21 | SG_FJXN | 镜检:非晶型尿酸盐 | 2+ | ! | 未检出 | /HP |
| 22 | SG_CSGJJ | 镜检:草酸钙结晶 | 未检出 | | 0-4 | /HP |
| 23 | SG_NSYJJ | 镜检:尿酸结晶 | 未检出 | | 未检出 | /HP |

图 15-68　尿液分析结果示意图

# 第六节　凝血功能检查

**1. 什么是凝血功能?**

凝血功能就是指血液由流动状态变成不能流动的凝胶状态的过程的一种能力。机体在血管受损时所具有的由凝血因子按照一定顺序相继激活而生成凝血酶，凝血酶最终使纤维蛋白原变成纤维蛋白，从而促使血液凝固的能力。

**2. 凝血功能对机体有多重要呢?**

在我们的身体里有两套凝血相关系统，一是凝血系统，二是纤溶系统。后者是对抗凝血系统的，二者相互抗衡，一旦打破整个平衡，就会表现出某些与凝血功能相关的疾病来。症状会有出血、止血困难、血栓、DIC等。

**3. 凝血功能检测包括哪些?**

常用的是凝血四项：血浆凝血酶原时间（PT），纤维蛋白原（FIB），活化部分凝血活酶时间（APTT）和血浆凝血酶时间（TT）。纤溶三项：D-二聚体（D-D），抗凝血酶Ⅲ（AT-Ⅲ），纤维蛋白降解产物（FDP）。

**4. 什么情况下需要做凝血功能的检测呢?**

当机体出现不明原因出血，身上出现瘀斑、瘀点，口服抗凝药，术前等。

**5. 做凝血功能相关检测的注意事项有哪些?**

凝血功能不需要空腹。更多的是对医务人员的要求：血液与抗凝剂之比符合4：1；标本储存在室温下，尽快完成检验。用枸橼酸钠抗凝。如图：

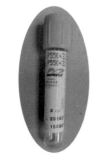

图 15-69　枸橼酸钠抗凝管

## 6. PT是什么，不正常代表什么问题？

PT主要是反映外源性凝血系统功能。PT延长：先天性凝血因子Ⅰ（纤维蛋白原）、Ⅱ（凝血酶原）、Ⅴ、Ⅶ、Ⅹ缺乏；获得性凝血因子缺乏，如严重肝病、维生素K缺乏症、纤溶亢进、DIC、使用抗凝药物（如口服抗凝剂）和异常抗凝血物质等。PT缩短：血液高凝状态如DIC早期、心肌梗死、脑血栓形成、深静脉血栓形成、多发性骨髓瘤等。监测PT可作为临床口服抗凝药物的监护。

## 7. APTT是什么，不正常代表什么问题？

APTT是内源性凝血因子缺乏最可靠的筛选试验。

APTT延长：见于Ⅷ、Ⅸ、Ⅻ、Ⅺ、HMWK（高分子量激肽原）和纤维蛋白原缺乏，尤其见于FⅧ、Ⅸ、Ⅺ缺乏以及它们的抗凝物质增多；此外，APTT是监测普通肝素和诊断狼疮抗凝物质的常用试验。

APTT缩短：见于血栓性疾病和血栓前状态。

## 8. TT不正常代表什么问题？

TT延长见于低或无纤维蛋白原血症和异常纤维蛋白原血症、血中FDP增高（DIC）、血中有肝素和类肝素物质存在（如肝素治疗中、SLE、肝脏疾病等）

## 9. FIB是什么，不正常代表什么问题？

FIB是纤维蛋白原。FIB升高，常见于急性炎症、急性心肌梗死、风湿热、恶性肿瘤、多发性骨髓瘤、缺血性脑血管病、尿毒症、弥散性血管内凝血（DIC）代偿期等；减低见于DIC消耗性低凝溶解期、原发性纤溶症、重症肝炎、肝硬化。

## 10. FDP的临床意义是什么?

增高可见于原发性纤溶亢进时，机体处于高凝状态，弥散性血管内凝血（DIC），肺栓塞，器官移植的排斥反应，妊娠期高血压疾病，恶性肿瘤，心、肝、肾疾病及静脉血栓，溶栓治疗等所致的继发性纤溶亢进[20]。

## 11. D-二聚体的临床意义是什么?

升高见于静脉栓塞、肺栓塞、弥散性血管内凝血（DIC）、重症肝炎等。

## 12. 抗凝血酶Ⅲ（AT-Ⅲ）的临床意义是什么?

抗凝血酶Ⅲ（ATⅢ）作为血液中活性凝血因子最重要的阻碍因子，控制着血液的凝固和纤维蛋白的溶解。降低见于弥散性血管内凝血（DIC）、肝疾患、肾病综合征等。降低可能会导致肝素无效治疗。

（1）病理性增高：表明血液抗凝活性增强，如口服抗凝药。

（2）病理性降低：先天性AT-Ⅲ缺乏症。血栓前状态和血栓性疾病时如心肌梗死、深静脉血栓形成、肾病综合征、严重肝病等。

## 13. 如何看凝血功能的报告单?（其一）

如图15-70为检测结果原图示意：脑出血患者，PT、APTT、TT均延长，表明患者有止血功能的缺陷。其中，PT反映外源性凝血因子，PT延长，表明患者患有血栓性疾病；APTT主要针对内源性凝血因子，当APTT延长，表明患者存在高血栓；TT延长，表明患者出现了肝脏病变；D-D二聚体升高，也支持弥散性血管内凝血的诊断。

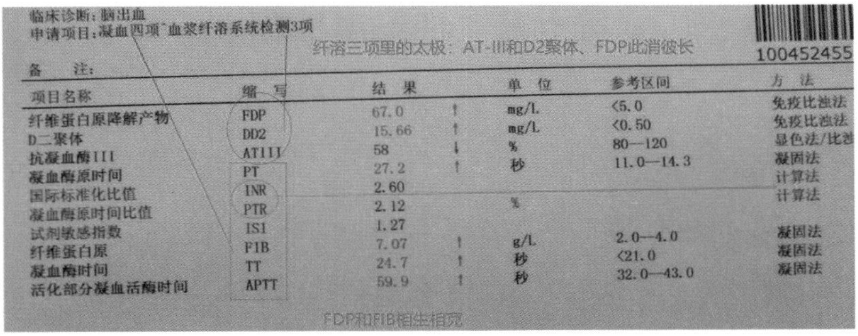

临床诊断：脑出血
申请项目：凝血四项^血浆纤溶系统检测3项
纤溶三项里的太极：AT-III和D2聚体、FDP此消彼长
100452455
备　注：

| 项目名称 | 缩写 | 结果 | | 单位 | 参考区间 | 方法 |
|---|---|---|---|---|---|---|
| 纤维蛋白原降解产物 | FDP | 67.0 | ↑ | mg/L | <5.0 | 免疫比浊法 |
| D二聚体 | DD2 | 15.66 | ↑ | mg/L | <0.50 | 免疫比浊法 |
| 抗凝血酶III | ATIII | 58 | ↓ | % | 80—120 | 显色法/比浊 |
| 凝血酶原时间 | PT | 27.2 | ↑ | 秒 | 11.0—14.3 | 凝固法 |
| 国际标准化比值 | INR | 2.60 | | | | 计算法 |
| 凝血酶原时间比值 | PTR | 2.12 | | % | | 计算法 |
| 试剂敏感指数 | ISI | 1.27 | | | | |
| 纤维蛋白原 | FIB | 7.07 | ↑ | g/L | 2.0—4.0 | 凝固法 |
| 凝血酶时间 | TT | 24.7 | ↑ | 秒 | <21.0 | 凝固法 |
| 活化部分凝血活酶时间 | APTT | 59.9 | ↑ | 秒 | 32.0—43.0 | 凝固法 |

FDP和FIB相生相克

图 15-70　凝血功能

## 14. 如何看凝血功能的报告单？（其二）

患者：2月龄，呕血，有消化道出血，怀疑是凝血因子的缺乏导致出血，血友病A就是缺乏凝血因子Ⅷ，血友病B是缺乏凝血因子Ⅸ，为了进一步排查原因，选做检查如图15-71为检测结果原图示意。

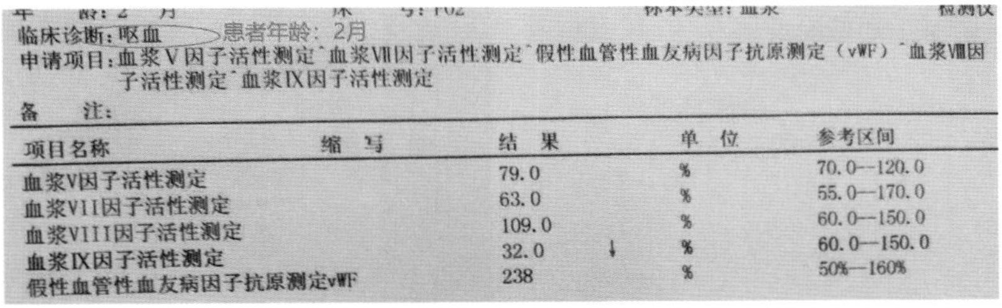

临床诊断：呕血　患者年龄：2月
申请项目：血浆Ⅴ因子活性测定^血浆Ⅶ因子活性测定^假性血管性血友病因子抗原测定（vWF）^血浆Ⅷ因子活性测定^血浆Ⅸ因子活性测定
备　注：

| 项目名称 | 缩写 | 结果 | | 单位 | 参考区间 |
|---|---|---|---|---|---|
| 血浆V因子活性测定 | | 79.0 | | % | 70.0—120.0 |
| 血浆VII因子活性测定 | | 63.0 | | % | 55.0—170.0 |
| 血浆VIII因子活性测定 | | 109.0 | | % | 60.0—150.0 |
| 血浆Ⅸ因子活性测定 | | 32.0 | ↓ | % | 60.0—150.0 |
| 假性血管性血友病因子抗原测定vWF | | 238 | | % | 50%—160% |

图 15-71　凝血因子检测报告示意图

# 第七节　血黏度检测

## 1. 为什么要做血液流变学？

　　抽血时，人们常常会问一个问题：医生我的血稠不稠？可医生不是火眼金睛，没法看出血稠不稠，要解决这个问题，就要做血液黏稠度的测定，这就是血液流变学测定（图15-73为检测结果原图示意）。会用到以下仪器：

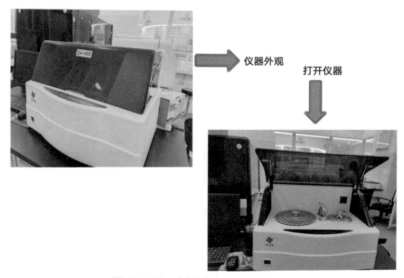

图 15-72　血液流变学检测仪示图

| 项目编码 | 项目名称 | 项目结果 | 参考范围 |
|---|---|---|---|
| WB Visc.（1s-1） | 全血粘度（1s-1） | 20.58 | 10.57--20.58 |
| WB Visc.（10s-1） | 全血粘度（10s-1） | 6.83 | 4.44--06.84 |
| WB Visc.（60s-1） | 全血粘度（60s-1） | 4.31 | 2.98--4.65 |
| WB Visc.（150s-1） | 全血粘度(150s-1) | 3.75 | 2.85--3.95 |
| WB Visc.（200s-1） | 全血粘度（200s-1） | 3.62 | 2.78--3.89 |
| WBRLV（L） | 全血低切相对指数 | 15.78 | 6.37--19.42 |
| WBRLV（H） | 全血高切相对指数 | 2.66 | 1.67--3.67 |
| WBRV（L） | 全血低切还原粘度 | 44.67 | 19.80--55.77 |
| P Visc. | 血浆粘度 | 1.36 | 1.06--1.66 |
| HCT | 压积 | 0.45 | 0.35--0.45 |
| EAI | 红细胞聚集指数 | 5.92 | 2.72--7.40 |
| WBRV（H） | 全血高切还原粘度 | 5.03 | 2.49--8.09 |
| ESI | 红细胞刚性指数 | 3.70 | 1.50--7.63 |
| WBDI TK | 红细胞变形指数TK | 0.72 | 0.41--1.16 |

图 15-73  血液流变学检测结果示意图

## 2. 血液流变学有什么意义?

这些指标的意义在于表明被检查者血液流动或黏度稠度处于何种状态，与可能发生的疾病有何种关系。图15-75为检测结果原图示意。

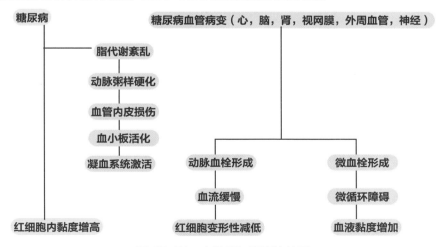

图 15-74  血黏度与疾病的关系

图 15-75　血液流变学检测结果示意图

### 3. 全血黏度测定有什么意义？

全血黏度测定时缺血性和出血性脑卒中的鉴别诊断，疗效观察，预后判断有重要的意义。在出血性脑卒中时，以全血黏度和红细胞比容降低最明显，它预示将要有出血性血管疾病的发生；红细胞比容和全血黏度升高，是造成缺血性血管病的主要原因，因此，在缺血性脑卒中时，全血黏度、血浆黏度及其他血液流变学检验指标均增高[21]。

### 4. 引起全血黏度增高的因素有哪些？

（1）血浆蛋白异常增高：巨球蛋白血症、多发骨髓瘤、先天性高纤维蛋白血症等。

（2）红细胞数量增多：原发性或继发性真性红细胞增多症、肺心病、白血病、高原境、长期缺氧等。

（3）红细胞异常：心肌梗死、冠心病；脑梗死、糖尿病、血栓闭塞性脉管炎、肺梗死、视网膜动静脉栓塞、镰状红细胞贫血、异常血红蛋白病、球形细胞增多症等。

**5. 引起全血黏度降低的因素有哪些?**

血液黏度降低主要与红细胞比积的减少有关,可分为病理性和生理性低血黏度两大类。

(1)病理性低:出血性低血黏症见于脑卒中、上消化道出血、鼻出血、功能性子宫出血等。血液黏度降低与红细胞比积的减少成平行关系,是机体失血后组织内水分向血管内转移而使血液稀释的结果。非出血性低血黏症见于各种贫血症、尿毒症、肝硬化腹水症、急性肝炎等。

(2)生理性低:月经期、妊娠期等。

**6. 血浆黏度测定有什么意义?**

血浆黏度主要由血浆的蛋白成分所形成,血浆蛋白对血浆黏度的影响决定于血浆蛋白的含量。

图15-76为检测结果原图示意。

| 血浆黏度 | 1.26 | 1.06-1.66mPa.S |
| --- | --- | --- |

图 15-76 血黏度检测结果示意图

**7. 哪些疾病会引起血浆黏度异常**

增高见于巨球蛋白血症、多发性骨髓瘤、高脂血症、球蛋白增多症、高血压等。

**8. 全血还原黏度检测有什么意义?**

(1)若全血黏度和全血还原黏度都增高,说明血液黏度大。

(2)若全血黏度高而全血还原黏度正常,说明HCT高而引起血液黏度大,但RBC自身流变性质并无异常。

（3）若全血黏度正常而全血还原黏度高，说明HCT低，但RBC对黏度贡献过大，说明全血黏度还是高。

图15-77为检测结果原图示意。

| 全血低切还原黏度 | 53.19 | 23.67-63.10mPa.S |
| 全血高切还原黏度 | 5.26 | 2.82-8.78mPa.S |

图 15-77　缺血还原黏度检测结果示意图

## 9. 红细胞比容（HCT）测定有什么意义？

增高见于：真性RBC增高症、肺心病、充血性心衰、先心病、高山病、烧伤、脱水等。HCT值能反映病情的程度，可作为疗效判断的一项重要指标。

降低：贫血、白血病、恶性肿瘤、尿毒症、肝硬化腹水、失血性贫血等疾病。

图15-78为检测结果原图示意。

| 压积 | 0.43 | 0.40-0.49L/L |

图 15-78　HCT

## 10. 测定红细胞比容（HCT）与血液流变关系

（1）HCT是影响全血黏度的决定因素之一，HCT增高常导致高浓稠血症和高黏血症，影响心、脑血流量及微循环灌注。

（2）缺血性脑血管疾病与HCT的关系：HCT的增高，脑梗死的发病率也随之升高。老年人，通常不大于78岁，适宜HCT在0.41~0.45，大于78岁，最适宜的HCT在0.36~0.40。

（3）HCT增高可使血流量减少，流速减慢，导致组织器官供血不足。

## 11. 为什么要测定红细胞沉降率（ESR）？

　　血沉测定作为血液流变学诊断指标之一，主要用于观察红细胞的聚集性。红细胞聚集可使血液流动减慢，血流阻力增大，血液黏度增高，特别是低剪切黏度明显增高，其黏度增高的程度与红细胞的叠连速度及数量有直接关系。这种血液黏度的增高来源于红细胞的聚集能力增强，而红细胞聚集性增强时又表现为血沉增快。图15-79为检测结果原图示意。

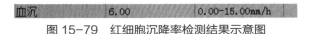

| 血沉 | 6.00 | 0.00-15.00mm/h |

图 15-79　红细胞沉降率检测结果示意图

## 12. 血沉方程K值的临床意义是什么

　　（1）ESR增快，K值大，说明红细胞聚集性高。

　　（2）ESR正常，K值大，说明HCT增高，且红细胞聚集性不一定高。

　　（3）ESR快，但K值正常，说明HCT减低，红细胞聚集性不高。

　　（4）ESR正常，K值也正常，说明红细胞聚集性不高。

　　图15-80为检测结果原图示意。

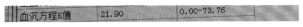

| 血沉方程K值 | 21.90 | 0.00-73.76 |

图 15-80　血沉方程 K 值检测结果示意图

## 13. 什么是RBC的变形性？

　　正常红细胞在体内能根据流场的情况和血管的粗细来改变自己的形状，这就是RBC的变形性，也称RBC的变形能力。图15-81为检测结果原图示意。

| 红细胞变形指数TK | 0.78 | 0.44-1.11 |
| 红细胞刚性指数 | 4.17 | 1.70-8.28 |

图 15-81　红细胞变形性相关检测结果示意图

## 14. 为什么要测定红细胞聚集性?

红细胞形成聚集体,使血液黏度升高,升高的程度与红细胞聚集程度之间呈正相关。升高导致血液阻力增大,血液流动性减弱,甚至使某些毛细血管、微小静脉堵塞,使循环血液灌注量不足,造成组织或器官缺血、缺氧、组织中酸性代谢产物增加,引起酸中毒[22],而酸中毒又使红细胞聚集进一步增强,变形性减退,形成恶性循环。图15-82为检测结果原图示意。

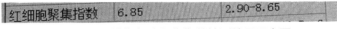

| 红细胞聚集指数 | 6.85 | 2.90-8.65 |

图 15-82　续期细胞聚集指数检测结果示意图

# 第八节　白细胞和感染相关指标

## 1. 急性时相反应是什么?

急性时相反应就是人体处于感染、炎症、手术及创伤状态时,由局部炎症所触发的身体的系统性反应。

## 2. 什么是急性时相反应蛋白?

当人体在急性时相反应时,某些血清蛋白浓度的非特异性变化。这些蛋白由肝细胞合成。

## 3. 常见急性时相蛋白有哪些?

C反应蛋白(CRP)、血清淀粉样蛋白A(SAA)、纤维蛋白原、触珠蛋白、α1酸性糖蛋白、铜蓝蛋白、α1抗胰蛋白酶等。

**4. 常用的感染相关检验指标有哪些?**

白细胞（WBC）、C反应蛋白（CRP）、降钙素原（PCT）、血清淀粉样蛋白A（SAA）、白细胞介素-6（IL-6）等。

**5. 血常规是最粗浅的化验吗? 为什么叫常规?**

血常规是一个精细而充满高科技含量的化验项目。因为实用且常用，所以叫常规。

**6. 为什么需要查这些感染相关项目?**

因为白细胞的正常范围较宽，且受很多因素影响，对细菌感染的特异性和敏感性都有一定的局限性。为了弥补这些缺陷，检测感染相关项目就变得非常必要。

**7. 什么是C-反应蛋白?**

C-反应蛋白（CRP）是机体受到微生物入侵或组织损伤等炎症性刺激时肝细胞合成的急性时相蛋白。半衰期为19小时，合成主要受白细胞介素-1（IL-1）、白细胞介素-6（IL-6）和肿瘤坏死因子（TNF-α）及糖皮质激素的调控。C-反应蛋白用来预测感染性疾病的严重程度、住院时间的长短、预后及复发。

**8. CRP的临床意义**

CRP是反应机体炎症状态的敏感指标。增高幅度反映病情变严重程度。炎性反应控制后，迅速降至正常水平，可以作为炎症恢复的评价指标。图15-83为检测结果原图示意。

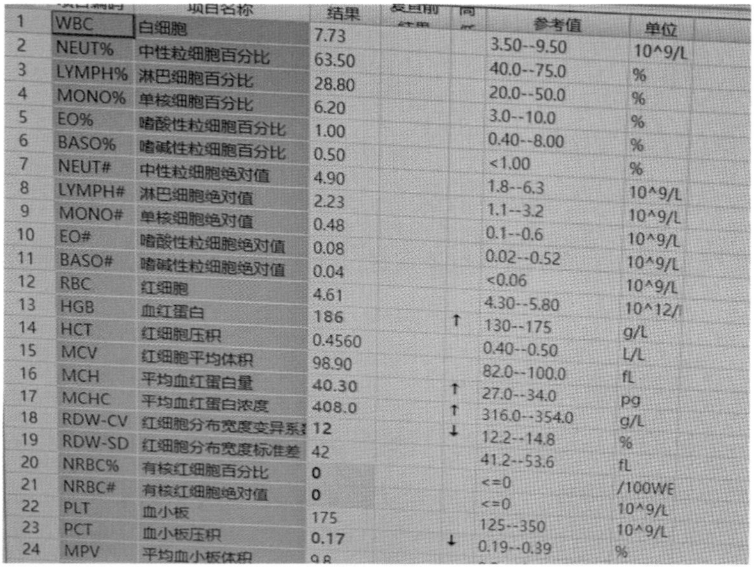

| | | 项目名称 | 结果 | 复查前结果 | 高低 | 参考值 | 单位 |
|---|---|---|---|---|---|---|---|
| 1 | WBC | 白细胞 | 7.73 | | | 3.50--9.50 | 10^9/L |
| 2 | NEUT% | 中性粒细胞百分比 | 63.50 | | | 40.0--75.0 | % |
| 3 | LYMPH% | 淋巴细胞百分比 | 28.80 | | | 20.0--50.0 | % |
| 4 | MONO% | 单核细胞百分比 | 6.20 | | | 3.0--10.0 | % |
| 5 | EO% | 嗜酸性粒细胞百分比 | 1.00 | | | 0.40--8.00 | % |
| 6 | BASO% | 嗜碱性粒细胞百分比 | | | | <1.00 | % |
| 7 | NEUT# | 中性粒细胞绝对值 | 4.90 | | | 1.8--6.3 | 10^9/L |
| 8 | LYMPH# | 淋巴细胞绝对值 | 2.23 | | | 1.1--3.2 | 10^9/L |
| 9 | MONO# | 单核细胞绝对值 | 0.48 | | | 0.1--0.6 | 10^9/L |
| 10 | EO# | 嗜酸性粒细胞绝对值 | 0.08 | | | 0.02--0.52 | 10^9/L |
| 11 | BASO# | 嗜碱性粒细胞绝对值 | 0.04 | | | <0.06 | 10^9/L |
| 12 | RBC | 红细胞 | 4.61 | | | 4.30--5.80 | 10^12/L |
| 13 | HGB | 血红蛋白 | 186 | | ↑ | 130--175 | g/L |
| 14 | HCT | 红细胞压积 | 0.4560 | | | 0.40--0.50 | L/L |
| 15 | MCV | 红细胞平均体积 | 98.90 | | | 82.0--100.0 | fL |
| 16 | MCH | 平均血红蛋白量 | 40.30 | | ↑ | 27.0--34.0 | pg |
| 17 | MCHC | 平均血红蛋白浓度 | 408.0 | | ↑ | 316.0--354.0 | g/L |
| 18 | RDW-CV | 红细胞分布宽度变异系数 | 12 | | | 12.2--14.8 | % |
| 19 | RDW-SD | 红细胞分布宽度标准差 | 42 | | | 41.2--53.6 | fL |
| 20 | NRBC% | 有核红细胞百分比 | 0 | | | <=0 | /100WE |
| 21 | NRBC# | 有核红细胞绝对值 | 0 | | | <=0 | 10^9/L |
| 22 | PLT | 血小板 | 175 | | | 125--350 | 10^9/L |
| 23 | PCT | 血小板压积 | 0.17 | | ↓ | 0.19--0.39 | % |
| 24 | MPV | 平均血小板体积 | 9.8 | | | | |

图 15-83　血细胞分析检测结果示意图

### 9. 感染时WBC和CRP的变化情况是什么？

WBC：感染后WBC升高较慢，治疗后变化缓慢，变化不能反映疾病的活动性，生理变化很大。

CRP：革兰氏阴性菌感染时升高快且明显，动态变化能反应疾病的活动性。随着治愈，1周内恢复正常。大部分病毒感染升高则不明显。CRP不受生理、免疫状态、药物治疗等影响。老年人感染后白细胞不增高，但CRP可呈阳性。

### 10. CRP有什么优势？

（1）CRP是一种急性时相蛋白，是炎症和组织损伤的灵敏指标，感染一旦控制，CRP水平迅速下降至正常水平。

（2）影响因素少。

（3）CRP比WBC更加敏感，可以弥补白细胞计数和中性粒细胞计数在病情观察中的不足。

（4）疗效观察：CRP持续升高，说明治疗无效；CRP下降，说明抗感染有效；降至正常时，停用抗菌药物。

## 11. CRP如何评估疾病活动性和疗效监控？

正常人小于10mg/L；10~50 mg/L是轻度炎症；大于100 mg/L表示炎症严重；败血症多大于148mg/L，CRP是败血症的灵敏指标。

## 12. 感染后，CRP高低与感染的严重程度有没有关系？

有的。CRP10~99mg/L提示局灶性或浅表性感染，大于等于100mg/L提示败血症或侵袭性感染[23]。

## 13. 哪种情况下的感染，CRP升高明显？

革兰氏阴性菌感染的急性期，显著升高，24~48小时达到高峰，在感染消除后其含量急剧下降，1周内可恢复正常。但细菌感染时寡聚腺苷合成酶是正常的。

## 14. 哪种情况下的感染，CRP变化不大？

绝大多数病毒感染，寡聚腺苷合成酶升高而CRP不升高，可作为细菌或病毒感染的鉴别诊断指标之一。

少数病毒，如腺病毒、疱疹病毒感染，CRP会升高。如果CRP逐渐升高，则提示合并细菌感染。

**15. 手术8天了，CRP 336mg/ L，正常吗?**

不正常。一般情况术后2~3天CRP在250~350mg/L，术后5~7天小于30mg/L。这个情况可能合并感染。

**16. 肺炎时CRP的变化情况?**

细菌感染CRP一般大于100 mg/L，病毒性肺炎一般小于50 mg/L。

**17. 看妇科门诊，医生要求检查一个CRP，有意义吗?**

有。盆腔炎和子宫附件炎时CRP升高，而盆腔肿块和子宫肌瘤不升高。

**18. 孩子刚刚出生几天，有必要检测CRP吗?**

有必要的。出生3天前CRP大于10 mg/L表示感染，是诊断新生儿败血症的一种手段。新生儿的免疫系统尚不成熟，感染性疾病缺乏特异性表现，常常不会出现发热、白细胞升高等。

**19. 看CRP结果，怎么知道小儿有感染?**

若病程大于12小时，CRP大于40 mg/L，血沉（ESR）大于30 mm/h。多考虑细菌性感染。

**20. 孩子昨天发热，化验了血常规和CRP都正常。今天还低热，医生要求再次化验，同样的项目，今天有必要再化验吗?**

有必要。如果今天CRP小于10mg/L，到现在已经超过12小时，可排除有细菌感染的可能性。

**21. 孩子昨天发热，化验了血常规，CRP升高。今天还低热，医生要求再次化验同样的项目，有这个必要吗？**

有必要。如果今天CRP小于10mg/L，到现在已经超过12小时，说明细菌已被抑制或清除。

**22. 手足口病时，CRP会升高吗？**

CRP升高不明显。因为手足口病时，机体应激炎症反应不大。

**23. CRP在辅助诊断感染性疾病上的不足之处？**

CRP的特异性并不高。创伤、手术、心肌梗死、恶性肿瘤、自身免疫性疾病都可显著升高。

**24. 结缔组织病时CRP有何变化？**

结缔组织病，如系统性红斑狼疮（SLE）、类风湿关节炎等活动期CRP可升高[24]。

CRP是类风湿关节炎早期关节破坏以及判断预后的重要预测指标之一。

**25. 糖尿病患者，为什么CRP也会升高？**

因为糖尿病也是一种由细胞因子介导的慢性低度炎症性疾病，CRP基因多态性也与糖尿病的发病相关。特别是2型糖尿病患者CRP升高明显[25]。

**26. 代谢综合征如何根据CRP来进行危险分组？**

低危险组：小于1mg/L。

中危险组：1~3mg/L。

高危险组：大于3mg/L。

### 27. 癌症患者CRP升高预示着什么？

预示预后不良或有转移。

### 28. 超敏C反应蛋白是什么？

CRP和hsCRP在化学本质上无区别，是同一种物质。只是检测的方法、灵敏度、精密度，可测定的线性范围下限不同而已。CRP不能检测出小于8mg/L的变化。hsCRP在1~10mg/L范围内更敏感，下限可小于1.0mg/L，主要用于对心血管疾病的干预，预后的评估及新生儿细菌感染监测。

### 29. CRP和hsCRP主要用途的差异？

CRP主要用于细菌/病毒感染、各种炎症过程、组织坏死与组织损伤（含外科手术）及其恢复期的筛检、监测、病情评估与药物疗效判断[26]。

hsCRP主要用于诊断和预测心血管及新生儿的细菌或病毒感染筛查、监测、评估与药物疗效判断[26]。

### 30. 为什么新生儿只测hsCRP，不测CRP？

因为CRP在新生儿感染的分界值是2mg/L。而新生儿受到感染后，CRP水平很低。CRP无法监测到这样细小的变化，但是hsCRP能做到。

### 31. 看心脏内科，医生给我做了hsCRP化验。隔期再看神经内科，医生也给我做了hsCRP化验，为什么？

CRP水平可预测将来心肌梗死及脑卒中的危险性。CRP含量大于2.1 mg/L的人与CRP小于1 mg/L者比较，将来发生心肌梗死的危险性前者为后者的2.9倍；发生缺血性脑卒中的危险性前者为后者的1.9倍；发生外周动脉血管性疾病的危险性前者为后者的4.1倍。

## 32. 发生心梗后，hsCRP如何变化？

在疼痛开始后数小时内CRP升高，3~4天达高峰。在CK-MB回到正常后7~10天也降至正常。

## 33. hsCRP是心血管疾病发生危险性的新标准吗，心血管疾病患者，如何看hsCRP的数值及变化？

是的。

国内研究认为hsCRP大于等于2.0mg/L为高危因子。

美国：hsCRP小于1mg/L为低度危险。

1~3mg/L为中度危险，建议给予抗炎治疗。隔2周后再次检测一次，取平均值作为观察的基础值。

大于3mg/L以上为高度危险，抗炎与抗栓同时治疗。

## 34. 冠心病（CHD）检测hsCRP的意义何在？

（1）监测小于10mg/L低浓度微量变化。

（2）不同时间段内二次测定结果的对比分析。

## 35. 哪些药物可以降低血清中的hsCRP的水平呢？

他汀类药物、噻唑烷二酮类抗糖尿病药、抗血小板药物等。

## 36. 今天到医院看病，主任对他的助理医师吩咐："像这个病症，考虑使用'感染诊断的三剑客'。"我是外行，听得一头雾水。请问什么是"感染诊断的三剑客"？

"感染诊断的三剑客"指的是C-反应蛋白（CRP）、SAA和降钙素原（PCT）这三个化验指标。各自起着不可替代的作用。医师可以获得快速的、特异性的辅助诊断依据。

## 37. 降钙素原（Proealeitonin，PCT）是什么？

降钙素原（PCT）是血清无激素活性的降钙素前肽物质，由甲状腺C细胞分泌产生。T1/2为20~24小时，健康人血液中PCT小于0.05ng/mL。在炎症刺激时，机体各个组织、多种细胞均可产生PCT并释放进入血液循环系统。因此，PCT可作为急性感染的早期诊断指标。高水平的PCT是机体免疫系统反应严重及全身脓毒反应持续存在的指征，对抗生素的使用也有监控作用。

## 38. 与传统炎症指标相比，PCT有什么特点？

（1）更简单快速，特异性、敏感性较高，且在体内外稳定性良好。

（2）PCT正常人体内有极少量（小于0.5ng/mL），其变化能及时反映病程，可作为微生物感染提供早期的诊断依据和观察治疗效果。

## 39. 感染时PCT的用途是什么？比CRP的优势在哪里？

PCT能区别感染是细菌性或非细菌性，并选择是否使用抗生素，以减少抗生素的泛滥，降低细菌耐药性的发生概率、减轻病患的经济负担。另外，PCT是早期诊断新生儿脓毒血症的一个主要标志物。PCT在败血症或脓毒血症时通常高于2ng/mL。浓度变化与病情发展呈正相关，PCT浓度下降表示炎症反应逐步消失[27]。PCT比CRP反应更迅速，升高和降低比CRP要快速。CRP不适合用于估计感染的严重性。图15-84是二者的敏感性和特异性研究

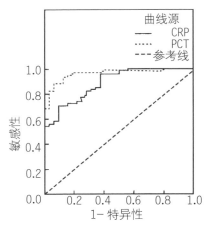

图 15-84　CRP 与 PCT 敏感性和特异性研究曲线

曲线。

## 40. PCT的临床意义

（1）用于败血症、新生儿与儿童败血症、下呼吸道感染、重度烧伤与创伤脓毒症的诊断和预后检测，抗生素的使用管理等方面。

（2）PCT是脓毒血症诊断、抗菌药物管理流程的参考指标之一。

（3）严重细菌、真菌、寄生物感染以及多脏器功能障碍综合征时PCT升高，能反映全身炎症反应的活跃程度。

（4）单纯病毒感染PCT不升高。

## 41. 降钙素原（PCT）在医生诊断中的应用价值

（1）进一步明确不明原因感染及脓毒症。

（2）PCT≥0.25μg/L的下呼吸道感染者，细菌感染的可能性大。

（3）PCT≥0.5μg/L时，有助于脓毒症诊断。

（4）PCT≥10μg/L时提示革兰氏阴性菌感染可能性。

（5）接受长期机械通气、外科手术治疗、留置动脉或静脉导管的患者，建议动态监测PCT。

（6）病原微生物检查是细菌感染诊断的"金标准"。PCT不能取代。

## 42. PCT浓度变化如何指导临床用药？

（1）根据PCT波动情况，及时评估疗效。

（2）下呼吸道感染患者，当PCT下降至0.25μg/L或峰值浓度80%以下，且病情稳定的情况下，建议停用抗菌药物[28]。

（3）正在接受抗菌药物治疗重症感染患者，当PCT下降至0.5μg/L或峰值浓度80%以下，建议停抗菌药。

## 43. PCT在呼吸道感染和社区获得性肺炎（CAP）中指导抗生素应用

表 15-1　PCT 在呼吸道感染和社区获得性肺炎中指导抗生素应用

| PCT 结果 | < 0.1ng/mL | 0. 1~0.25ng/mL | 0. 25~0.5ng/mL | > 5ng/mL |
|---|---|---|---|---|
| 抗生素使用 | 强烈反对 | 反对使用 | 建议使用 | 强烈建议使用 |
| 随访 | 若临床症状未改善，6~12小时后重新评估患者病情并检测PCT水平 | | 每2~3天重新检测PCT水平，以考虑停止抗生素使用 | |

## 44. PCT在脓毒血诊断中的应用

表 15-2　PCT 在脓毒血诊断中的应用

| PCT 结果 | < 0.5ng/mL | 0.5~2ng/mL | 2~10ng/mL | > 10ng/mL |
|---|---|---|---|---|
| 全身感染可能性 | 不可能 | 可能 | 较有可能 | 非常有可能 |
| 败血症风险 | 低风险 | 中度风险 | 高风险 | 极高风险 |
| 病情评估及PCT检测频率 | 6~24小时后确定低PCT值 | 在6~24小时后监测PCT，然后每日监测 | | 每日监测PCT |

## 45. 儿童联合检测血清SAA和CRP的好处是什么？

　　血清SAA水平可作为判断儿童病毒感染灵敏而可靠的监测指标，SAA较CRP变化更为敏感。尤其是联合检测血清SAA和CRP水平以及SAA/CRP比值的变化更有助于儿童细菌感染与病毒感染的鉴别诊断[29]。

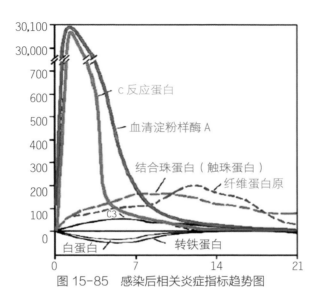

图 15-85　感染后相关炎症指标趋势图

## 46. "感染诊断三剑客"对比

表 15-3　"感染诊断三剑客"对比

|  | CRP | SAA | PCT |
|---|---|---|---|
| 特点 | 急性期反应蛋白<br>五聚体结构 | 急性期反应蛋白<br>存在5种异构体 | 无激素活性的降钙素前肽物质 |
| 合成部位 | 肝脏 | 肝脏 | 所有实体组织和器官合成<br>脂肪细胞也可分泌 |
| 临床特点 | 细菌感染升高<br>30%病毒感染升高 | 病毒感染明显升高<br>细菌感染升高幅度大<br>感染治愈下降幅度大 | 全身重症细菌感染<br>脓毒血症<br>抗生素使用监测 |
| 浓度变化 | 上升期：6~8小时<br>平台期：24~48小时<br>半衰期：18小时 | 上升期：5~6小时<br>半衰期：50分钟 | 上升期：2~4小时<br>平台期：12~48小时<br>半衰期：25~30小时 |

## 47. 有感染时只做"三剑客"就够了吗?

不够。必要时需结合血培养。

## 48. CRP、SAA、PCT、WBC四联检测有什么用?

四者联合检测,可提高对细菌感染性疾病诊断的准确性。

在诊断全身细菌感染时,WBC用于早期粗筛,PCT具有较高的诊断价值,能有效地鉴别局部细菌感染和全身细菌感染。CRP和SAA在诊断细菌感染方面是PCT的有益补充[30]。

## 参考文献

[1]汪子清,张莉.医学穿刺并不那么可怕专家和你聊聊穿刺那些事儿[J].自我保健,2013,(11):2.

[2]章必成.骨髓穿刺不可怕[J].家庭医学:上半月,2007,(5):1.

[3]韦美萍.JAK2V617F和CALR基因突变在BCRABL融合基因阴性骨髓增殖性肿瘤中的表达及临床相关性研究[D].河北:河北医科大学,2017.

[4]段明,蒋朝东,李黎,等.黑热病误诊致脾切除2例[J].寄生物病与感染性疾病,2004,(3):40.

[5]李娟娟.粒细胞减少症患者感染性腹泻的影响因素调查[D].山西:山西医科大学,2016.

[6]冯敏,常思远,徐大千.重组人粒细胞巨噬细胞集落刺激因子对脓毒症模型小鼠的治疗作用[J].中国组织工程研究,2016,(49):6.

[7]李春昌,杨丽军.外周血常规化验检查[J].中国社区医师,2002,(1):7-8.

[8]段晓阳.血液常规分析预测肺癌患者化疗耐受性的初步探讨[D].河北:河北医科大学,2015.

[9]祝笋.血嗜酸性粒细胞在慢性阻塞性肺疾病急性加重住院患者分层治疗中的临床意义[D].安徽:皖南医学院,2019.

[10]田越.白细胞分类计数的临床意义分析[J].中国健康月刊:学术版,2011.

[11]王勇.浅析白细胞增多的临床意义[J].社区医学杂志,2011,(20):13−14.

[12]张缨,周帆扬,田野,等.四周高住低训对外周血白细胞计数的影响[J].北京体育大学学报,2004,(9):66−67+81.

[13]许凡勇,绍辉,刘少强,等.左心室血液低密度诊断成人贫血的特征[J].赣南医学院学报,2013,(4):20−25.

[14]郭旭东.环境湿度对血球分析仪测定结果的影响分析[J].中国继续医学教育,2018,(15):3.

[15]郑磊.平均血小板体积联合Grace评分对急性冠状动脉综合征的预后评估价值[D].吉林:吉林大学.2015.

[16]孙玉荣.小儿尿酮体阳性结果比较[J].山西医药杂志,2012,(3):88−89.

[17]黄伟娟,黄海樱,陈波,等.不同仪器检测尿密度方法的比较[J].检验医学与临床,2013,(9):33−34.

[18]严念道,朱海波,王新,等.游离血红蛋白检测的临床应用及现状[J].检验医学与临床,2017,(21):145−148.

[19]侯向萍,魏策.尿干化学法检测尿液有形成分影响因素的原因分析[J].齐齐哈尔医学院学报,2009,(17):71.

[20]周雯雯,宋鉴清,丁奇,等.对检测纤维蛋白降解产物的两种试剂评价[J].血栓与止血学,2014,(4):41−44+47.

[21]丁艳芳.缺血性疾病96例血液流变学检测与临床意义分析[J].按摩与康复医学,2011,(6):1.

[22]陈龙岩.慢性乙型肝炎患者血液流变学与树突状细胞的研究[D].山东:山东大学.2006.

[23]董志高,陈旭艳,李华,等.C反应蛋白在血液肿瘤感染中的鉴别意义[J].临床合理用药杂志,2012,(18):26−27.

[24]张晓慧,李光韬,张卓莉.C反应蛋白与超敏C反应蛋白的检测及其临床意义[J].中华临床免疫和变态反应杂志,2011,(1):80−85.

[25]中国医药教育协会感染疾病专业委员会.感染相关生物标志物临床意义解读专家共识[J].中华结核和呼吸杂志,2017,40(4):243−257.

[26]张波,范德胜,庄楠.全程C反应蛋白在儿科疾病的临床应用附7例报告[J].临床医学,2013,(9):112-115.

[27]郭靓,王占科.降钙素原生化特征及其临床应用[J].现代诊断与治疗,2009,(4):3.

[28]中国医药教育协会感染疾病专业委员会.降钙素原指导抗菌药物临床合理应用专家共识[J].中华医学杂志,2020,100(36):2813-2821.

[29]陈捷,吴素玲.血清淀粉样蛋白A和超敏C反应蛋白在小儿呼吸道感染早期诊断中的应用[J].中华全科医学,2020(11).

[30]余珈漫,陆怡德.PCT、hsCRP及SAA检测在感染性疾病诊断中的临床应用价[J].实用检验医师杂志,2014,(4):18-22.

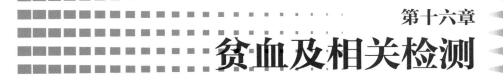

第十六章
# 贫血及相关检测

## 第一节　贫血的血常规

### 1. 什么是贫血？

　　贫血不是一种独立的疾病，一般情况下，是指外周血红细胞容量减少（包括血红蛋白含量、红细胞计数、红细胞比容），低于相同年龄、性别和地区的正常范围下限的一种常见的临床症状。虽然贫血是指外周血红细胞容量减少，但临床上常以血红蛋白浓度来代替：如男性血红蛋白（Hb）＜120g/L，女性Hb＜110g/L，临床上就诊断其为贫血。

### 2. 贫血的原因有哪些？

　　贫血的分类有多种方法，比如按红细胞大小分为大细胞性贫血、小细胞性贫血等；按血红蛋白浓度分为轻度、中度、重度、极重度贫血等。按病因和发病机制分类：

　　（1）红细胞生成减少性贫血：巨幼细胞性贫血、缺铁性贫血等。

　　（2）红细胞破坏过多性贫血：溶血性贫血。

（3）红细胞丢失过多性贫血：急性和慢性失血性贫血。

### 3. 血常规在贫血中的应用

判断有无贫血最重要的检查就是血常规中关于红细胞的检测：如红细胞计数（RBC）、血红蛋白（Hb）、血细胞比容（HCT）、平均红细胞体积（MCV）、平均红细胞血红蛋白量（MCH）和平均红细胞血红蛋白浓度（MCHC）。其中RBC和Hb、HCT常用来判断有无贫血，MCV、MCH、MCHC则用来给贫血分类。

### 4. 红细胞是什么？

红细胞也称红血球（RBC），是血液中数量最多的一种血细胞，红细胞生成于骨髓内，红细胞的主要功能是运输氧气和一部分二氧化碳。

### 5. 血常规报告里的血红蛋白是什么？

血红蛋白英文缩写为HGB或Hb。血红蛋白是红细胞内运输氧的特殊蛋白质。血红蛋白的生理性变异和病理性变异大致上与红细胞是相同的。但在各种贫血时红细胞与血红蛋白的减少不一定呈平行关系。

（1）一般成年男性血红蛋白小于120g/L、成年女性血红蛋白小于110g/L、孕妇血红蛋白小于100g/L诊断为贫血。

（2）小儿则根据年龄不同，诊断标准也不同：出生10天血红蛋白小于145g/L；1月以上婴儿血红蛋白小于90g/L；4月以上血红蛋白小于100g/L；6月至6岁血红蛋白小于110g/L；6~14岁血红蛋白小于120g/L诊断为贫血。

临床上，常按Hb将贫血分为轻度、中毒、重度、极重度贫血。轻度贫血：Hb大于90g/L、中度贫血：Hb 90~60g/L、重度贫血：Hb 60~30g/L、极重度贫血：Hb小于30g/L。图16-1为检测结果原图示意。

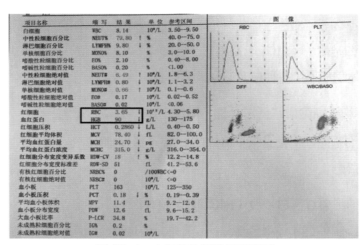

图 16-1　血细胞分析结果示意图

## 6. 贫血时红细胞和血红蛋白有什么改变?

贫血时红细胞和血红蛋白一般同时降低,但两者降低的程度根据贫血原因不同,不一定呈现平行关系。

(1)生理性减少:3个月至15岁,妊娠中后期,老年人。

(2)病理性减少:再生障碍性贫血、骨髓纤维化,缺铁性贫血、铁粒幼细胞性贫血、巨幼细胞性贫血。遗传性球形红细胞增多症、地中海性贫血、阵发性睡眠性血红蛋白尿、异常血红蛋白病、免疫性溶血性贫血、心脏体外循环的大手术及一些化学、生物因素等,急性失血或消化道溃疡、钩虫病等。

## 7. 什么是红细胞比容(HCT)?

红细胞比容是指一定容积全血中红细胞所占的百分比,又称红细胞压积。HCT的临床意义基本与RBC和Hb相同,但HCT还常用作贫血诊断和分类的指标以及是否需要补液的依据。

## 8. 平均红细胞体积（MCV）是如何得到的?

平均红细胞体积（MCV）是指每个红细胞的平均体积，通常是由计算得到。平均红细胞体积适用于各种贫血的分类和诊断。

## 9. 什么是平均红细胞血红蛋白含量（MCH）?

平均红细胞血红蛋白含量（MCH）即每个红细胞内所含血红蛋白的平均量，也是由计算得出。

## 10. 平均红细胞血红蛋白浓度（MCHC）是什么?

平均红细胞血红蛋白浓度（MCHC）指平均每升红细胞中所含血红蛋白浓度（g/L），同MCV、MCH一样，是一个计算数值。这三者常常联合应用，用于贫血的分类和诊断。

## 10. 各型贫血常见原因或疾病

表 16-1 盆血常见原因或疾病

| 贫血分类 | MCV（fL） | MCH（pg） | MCHC（g/L） | 常见疾病 |
|---|---|---|---|---|
| 小细胞低色素性贫血 | <80 | <26 | <320 | 缺铁性贫血、铁粒幼细胞贫血、地中海贫血、慢性病性贫血等 |
| 正常细胞性贫血 | 80~100 | 26~32 | 320~350 | 再生障碍性贫血、溶血性贫血、骨髓病性贫血、急性失血性贫血等 |
| 大细胞性贫血 | >100 | >32 | 320~350 | 巨幼细胞贫血、伴网织红细胞大量增生的溶血性贫血、骨髓增生异常综合征、肝疾病等 |
| 单纯小细胞性贫血 | <80 | <26 | 320~350 | 肾性贫血、慢性肝肾疾病性贫血 |

## 11. 红细胞体积分布宽度（red blood cell volume distribution width，RDW）是什么？

红细胞分布宽度（RDW）是反映红细胞体积异质性的参数，通俗来讲，就是反映红细胞体积大小的均匀程度。如果红细胞体积大小不均，该值就会增大。目前大多数仪器用RDW-CV和RDW-SD来表达。图16-2为检测结果原图示意。

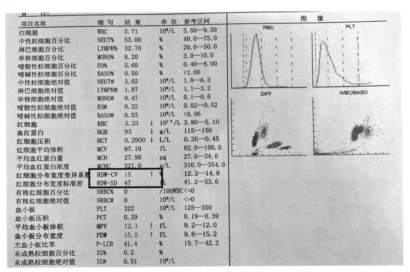

图 16-2　血细胞分析结果示意图

## 12. 红细胞体积分布宽度（RDW）的临床意义是什么？

RDW通常和MCV一起，用于对贫血进行形态学的分类。

MCV降低、RDW正常：提示为小细胞均一性贫血，常见于肾性贫血、轻型地中海贫血。

MCV降低、RDW升高：提示为小细胞非均一性贫血，常见于缺铁性贫血、β-型地中海贫血、血红蛋白H病等。

MCV正常、RDW正常：提示为正常细胞均一性贫血，常见于急性出血后贫血，脾切除术后等。

MCV正常、RDW升高：提示为正常细胞非均一性贫血，常见于血红蛋白异常的贫血、骨髓纤维化、早期或混合型营养缺乏性贫血等。

MCV升高、RDW正常：提示为大细胞均一性贫血，常见于再生障碍性贫血等。

MCV升高、RDW升高：提示为大细胞非均一性贫血，常见于巨幼细胞性、部分镰状细胞贫血。

## 13. RBC直方图（histogram of red blood cell）怎么看？

正常情况下呈钟形正态分布，如果红细胞的体积发生改变，红细胞直方图可左移（MCV变小）或右移（MCV变大），或出现双峰（存在两个细胞群），提示严重红细胞大小不均，可见于缺铁性贫血。峰底的宽度反映红细胞大小变化范围，此时，RDW值也会反映出增高的相应变化。

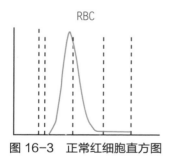

图 16-3　正常红细胞直方图　　　　图 16-4　异常红细胞直方图

# 第二节 贫血相关项目检测

### 1. 什么是有核红细胞?

成熟的红细胞是没有细胞核的,有核红细胞实际上是未成熟的红细胞。正常成人外周血中不能见到,出生1周之内的新生儿外周血中可见到少量[1]。

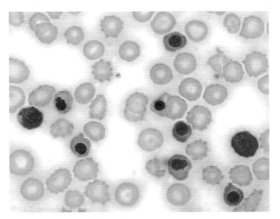

图 16-5 有核红细胞

### 2. 有核红细胞计数的临床意义是什么?

成人外周血中出现有核红细胞属病理现象。

最常见于各种增生性贫血和溶血性贫血:如急性失血性贫血、巨幼红细胞性贫血、严重的低色素性贫血、自身免疫性溶血性贫血等。这时外周血中出现有核红细胞表示骨髓中红细胞系增生明显活跃。其他如红血病、红白血病、骨髓纤维化、脾切除术后、各种白血病等,外周血中也可见到有核红细胞。

### 3. 什么是网织红细胞（RET）？

网织红细胞是晚幼红细胞脱核后到完全成熟红细胞间的过渡细胞。这种细胞属于尚未完全成熟的红细胞。网织红细胞计数是反应骨髓造血功能的重要指标。图16-6为检测结果原图示意。

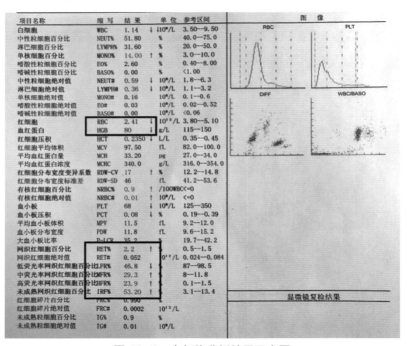

图 16-6　血细胞分析结果示意图

### 4. RET在贫血中的应用

（1）判断骨髓红细胞造血情况：RET增多，表示骨髓红细胞生成旺盛。常见于溶血性贫血、放疗及化疗后。RET减少，常见于再生障碍性贫血，溶血性贫血再障危象时。

（2）观察贫血疗效：缺铁性贫血、巨幼细胞性贫血治疗前，RET仅轻度增高（也可正常或减低），治疗后3~5天，RET开始升高，7~10天到高峰，2周左右RET逐渐下降，这表明治疗有效；如果RET不增高，则说明治疗无效。

（3）骨髓移植后监测。

（4）网织红细胞其他参数：LFR和HFR。常用于鉴别诊断，如溶血性贫血时，RET、LFR和HFR明显增高；肾性贫血时，LFR下降，HFR上升，RET不升高[2]。

RET可作为反映骨髓生成红细胞能力的指标，可协助评价骨髓的造血能力，用于区别失血或红细胞破坏导致的贫血，以及红细胞生成减少所致的贫血。

### 5. 什么是铁蛋白？

铁蛋白是体内铁的主要储存形式，其在脾脏、肝脏、骨髓中含量最高。升高见于恶性肿瘤、急性肝炎、急性感染、慢性肾病、慢性炎症性疾病等。降低见于缺铁性贫血、失血等。检测血清铁蛋白是缺铁性贫血诊断的重要依据。图16-7为检测结果原图示意。

| 备　注： | | | | | 1005642753 |
|---|---|---|---|---|---|
| 项目名称 | 缩　写 | 结　果 | 单　位 | 参考区间 | 方　法 |
| 血清铁 | Fe | 10.5 | μmol/L | 7.8--32.2 | 亚铁嗪比色法 |
| 非铁结合力 | UIBC | 30.9　↓ | umol/L | 35.0--48.0 | 亚铁嗪比色法 |
| 总铁结合力 | TIBC | 41.4　↓ | umol/L | 54.0--77.0 | 计算法 |
| 铁蛋白 | FRT | 110.2 | ug/L | 20.0--290.0 | 散射比浊法 |
| 转铁蛋白 | TRF | 2.02 | g/L | 2.00--3.60 | 散射比浊法 |

图 16-7　铁蛋白相关检测结果示意图

## 6. 什么是转铁蛋白？

转铁蛋白是血浆中主要的含铁蛋白质，负责运载由消化管吸收的铁和由红细胞降解释放的铁。升高见于缺铁性贫血、铁蛋白释放增加（急性病毒性肝炎、肝细胞坏死）。降低见于感染性疾病、风湿性关节炎、尿毒症、再生障碍性贫血、系统性红斑狼疮等。血浆中TRF水平可用于贫血的诊断和对治疗的监测。

## 7. 什么是总铁结合力？

总铁结合力（TIBC）是指能与100mL血清中全部转铁蛋白结合的最大铁量称为总铁结合力。通常用测定总铁结合力的方法来间接测定转铁蛋白的水平。降低多见于遗传性运铁蛋白缺乏症，运铁蛋白合成不足；肾病、尿毒症运铁蛋白丢失；肝硬化、含铁血黄素沉着症贮存铁蛋白缺乏。升高多见于各种缺铁性贫血、运铁蛋白合成增强。

## 8. 什么是血清铁？

铁是人体形成血红素的必需元素，血红素是合成血红蛋白和肌红蛋白的原料。缺铁会引起贫血。测定血清铁可诊断缺铁性贫血。血清铁1天内早晨最高，下午逐渐下降。应早晨空腹时候留取血标本。

检查前慎用铁剂治疗或禁食含铁高的食物，如动物肝脏等。升高见于红细胞破坏增多，如溶血性贫血；红细胞再生或成熟障碍性疾病，如再生障碍性贫血等；铁的利用率降低，如铅中毒或维生素$B_6$缺乏引起的造血功能减退；贮存铁释放增加，如急性肝细胞损害、坏死性肝炎等。降低见于机体摄取不足，如营养不良、胃肠道病变、消化性溃疡；机体失铁增加，如失血；体内铁的需要增加又未及时补充，如妊娠、婴儿生长期等。

## 参考文献

[1]张耀东,谭利娜,康文清,等.外周血有核红细胞计数与新生儿缺氧缺血性脑病相关性分析[J].实验与检验医学,2019,(2):31-34.

[2]李爱丽,朴美花,孙广杰.152例健康儿童静脉血网织红细胞6项参数参考范围调查[J].吉林医学,2007,(13):33-34.